U0165043

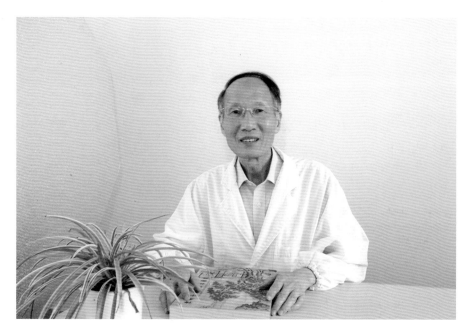

沈丕安近照

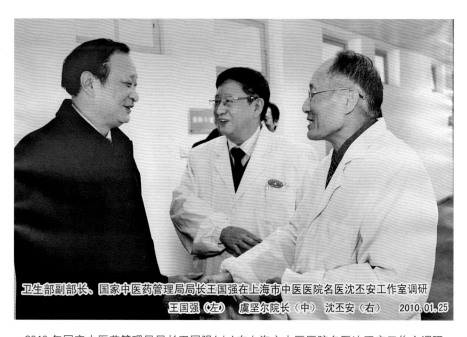

2010 年国家中医药管理局局长王国强(左)在上海市中医医院名医沈丕安工作室调研

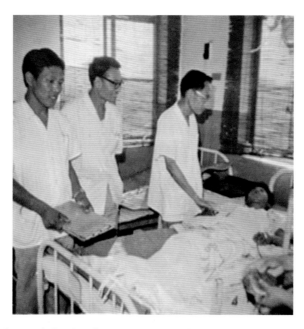

20 世纪 80 年代,沈丕安(左三)开始研究中医药诊治系统性红斑狼疮

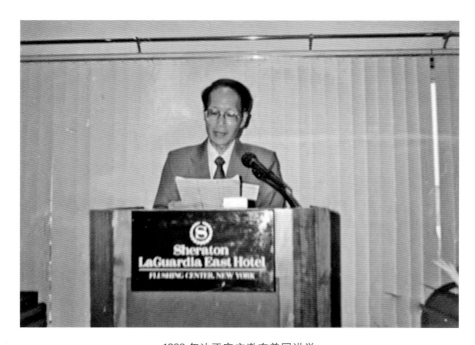

1993 年沈丕安应邀在美国讲学

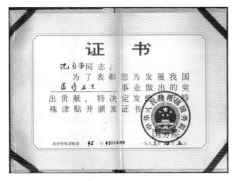
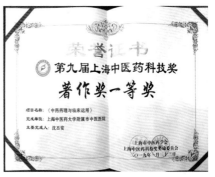

1996 年沈丕安享受国务院政府特殊津贴证书

《中药药理与临床运用》获第九届
上海中医药科技奖著作奖一等奖

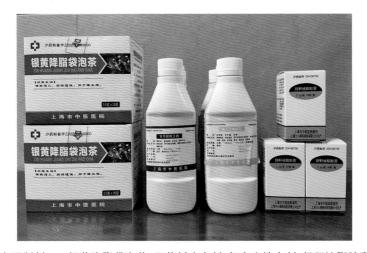

自研制剂——银黄降脂袋泡茶、贝芩新咳合剂、复方生地合剂、舒肝祛脂胶囊

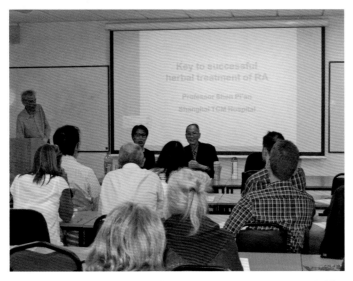

2013 年 10 月沈丕安出访伦敦进行学术交流,图为在 Regent 大学授课

Certificate

The Diakonissen-Hospital Linz

confirms, that

Prof. Shen Pi An

supports the Diakonissen-Hospital Linz in an extraordinary consultative way.

As one of the TCM doctors with highest degree's and because of his wide experience of treatment of rheumatism an excellent medical treatment can be assured to the patients of the Diakonissen-Hospital Linz.

Prim. Dr. Josef F. Macher
Director of the Diakonissen-Hospital Linz

Diakonissen-Krankenhaus Linz
Weissenwolffstraße 15
4020 Linz
Austria
www.diakonissen-krankenhaus-linz.at

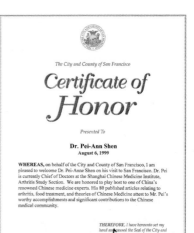

The City and County of San Francisco

Certificate of Honor

Presented To

Dr. Pei-Ann Shen
August 6, 1999

WHEREAS, on behalf of the City and County of San Francisco, I am pleased to welcome Dr. Pei-Anne Shen on his visit to San Francisco. Dr. Pei is currently Chief of Doctors at the Shanghai Chinese Medicine Institute, Arthritis Study Section. We are honored to play host to one of China's renowned Chinese medicine experts. His 80 published articles relating to arthritis, food treatment, and theories of Chinese Medicine attest to Mr. Pei's worthy accomplishments and significant contributions to the Chinese medical community.

THEREFORE, I have hereunto set my hand and caused the Seal of the City and County of San Francisco to be affixed.

Willie Lewis Brown, Jr.
Mayor

沈丕安被聘为奥地利资深百年老院
Diakonissen 医院的医疗顾问

沈丕安荣获美国旧金山市政府
颁发的荣誉市民奖状

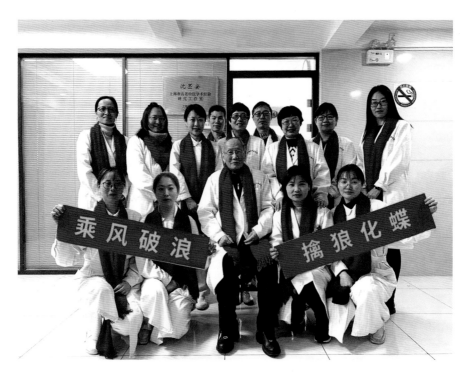

沈丕安工作室成员合影

良医丕安

名中医

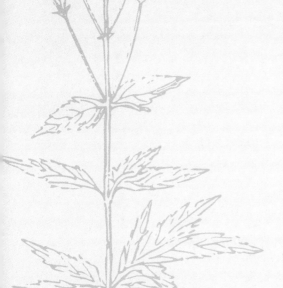

沈丕安

学术传承集

七秩强歌 杏林芳华

上海市中医医院名医学术传薪系列

总主编 主编

执行总主编 苏 晓

陆嘉惠 李 勇 陈薇薇

钟力炜

上海科学技术出版社

图书在版编目（ＣＩＰ）数据

名中医沈丕安学术传承集 / 苏晓，陈薇薇主编. --
上海 ：上海科学技术出版社，2024.6
　（七秩弦歌　杏林芳华：上海市中医医院名医学术
传薪系列）
　ISBN 978-7-5478-6547-7

　Ⅰ．①名… Ⅱ．①苏… ②陈… Ⅲ．①中医临床－经
验－中国－现代 Ⅳ．①R249.7

　中国国家版本馆CIP数据核字(2024)第050041号

名中医沈丕安学术传承集
主编　苏　晓　陈薇薇

上海世纪出版(集团)有限公司
上海科学技术出版社　　出版、发行
(上海市闵行区号景路 159 弄 A 座 9F - 10F)
邮政编码 201101　　　　www.sstp.cn
上海雅昌艺术印刷有限公司印刷
开本 787×1092　1/16　印张 15.5　插页 2
字数 240 千字
2024 年 6 月第 1 版　2024 年 6 月第 1 次印刷
ISBN 978 - 7 - 5478 - 6547 - 7/R・2970
定价：108.00 元

七秩弦歌 杏林芳华
上海市中医医院名医学术传薪系列
名中医沈丕安学术传承集

内容提要

本书是"上海市中医医院名医学术传薪系列"丛书之一,介绍了上海市中医医院名医沈丕安的从医之路、临证经验和学术影响。沈丕安是中医现代风湿免疫学科的主要奠基人,上海市名中医,他秉承传统,不泥于古,在风湿病的诊疗思路上多有创新,如提出的"阴阳是和"理论,强调"和"的中心思想,重新诠释了传统理念阴阳学说中阴阳对立制约的观点。沈丕安提出系统性红斑狼疮是由"卫气戕伐真阴,热瘀痰毒积滞"而致,并创制了红斑汤、紫斑汤等专病专方。本书中还阐述了引发痹病的"风、寒、湿、热、瘀、痰、毒"与肾虚结合的"7+1"致病新观点以及治疗类风湿关节炎的经验方"羌活地黄汤"的应用。此外,本书对沈丕安临证数十载的经典医案医话和用药经验进行了较为系统的整理和总结,可指导临床,启迪后学。

本书可供中医和中西医结合临床医师、中医院校师生及广大中医爱好者参考阅读。

本书编委会

主　审

沈丕安

主　编

苏　晓　　陈薇薇

副主编

唐华燕　　孙蓓蓓

编　委（以姓氏笔画为序）

王不易　　王海燕　　江春春　　汤志奇　　张　娜　　赵镇玺
姚重华　　夏　嘉　　黄慧萍

总 序

杏林芳华,七秩峥嵘;守正创新,再谱华章

杏林芳华,跨越七十载风霜;守正创新,开启新世纪辉煌。上海市中医医院自1954年建院以来,始终秉承传承创新的精神砥砺前行。党的二十大报告明确指出,"促进中医药传承创新发展"。作为一家中医特色鲜明、人文底蕴深厚、名医大家辈出的三级甲等中医综合医院,上海市中医医院集医、教、研于一体,矢志不渝,不断进取,设有上海市名老中医诊疗所,以及上海市中医、中西医结合专家诊疗所等服务平台,聚集了大批沪上及长三角地区高水平的中医药名家,同时致力于海派中医流派传承与研究。全院目前拥有5名全国老中医药专家学术经验继承工作指导老师,4个全国名老中医药专家传承工作室,11名上海市名中医,11个上海市名老中医学术经验研究工作室,1个上海市中药专家传承工作室,4个海派中医流派传承研究总(分)基地,5个上海中医药大学名中医工作室。近年来,医院更是加大人才培养力度,不断涌现如国家中医药管理局青年岐黄学者、上海市领军人才、浦江人才、上海市优秀学科带头人等高层次人才。

中医药源远流长,作为植根于中华文明、汇聚先贤智慧的医学宝库,在历史长河中生生不息、薪火相传。医院立足上海市,辐射长三角,肩负"承前启后,继往开来"的中医药事业发展重任。值此建院七十周

年之际,我们特别呈现"上海市中医医院名医学术传薪"系列丛书,汇集我院历年来获"上海市名中医"殊荣的11位中医名家的生平事迹、学术成就与医学贡献,深入剖析这些名中医的成长经历和职业轨迹,展示他们的医德医风和人文情怀,他们在临床实践中勤勉求精,在学术研究中开拓创新,在教育传承中桃李天下。习近平总书记指出,中医药学是"祖先留给我们的宝贵财富",是"中华民族的瑰宝",是"打开中华文明宝库的钥匙","凝聚着深邃的哲学智慧和中华民族几千年的健康养生理念及其实践经验";中医药的发展要"遵循中医药发展规律,传承精华,守正创新"。本丛书的编纂出版,正是我们贯彻总书记对中医药重要论述的一次生动实践。

本丛书通过从医掠影、学术探析、方药心得、验案撷英、匠心传承等多个维度,展现名中医们在各自专业领域的精湛医术、从医心得、卓越成就及对中医药传承发展的积极贡献;展现他们坚守传承,继承"青松传承"之志;自强不息,恪守"厚德、博学、传承、创新"的初心。他们的人生阅历、学术成就及文化自信不仅展现了个人的精彩,更折射出中医学这门古老学科的蓬勃生命力和新时代价值。

本丛书不仅是我院历届上海市名中医的成果集锦,也是医院精神财富的重要组成,更是新时代中医文化的时代印记。把中医药这一祖先留给我们的宝贵财富继承好、发展好、利用好,增强民族自信、文化自信、历史自信,相信本丛书的出版将为新一代中医人提供学习的范式、文化的支撑和前进的方向。

承前启后,绘就新篇。我们诚挚地将本丛书献给所有热爱和支持中医药发展事业的朋友们。以匠心传承,向文化致敬,既是对中医药博大精深的文化敬仰,也是对其创新发展前景的坚定信念。希望它的智慧之光能照亮求知之路,激发大家对传统医学的深切热爱,让更多人了解中医药的丰富内涵和独特魅力,让中医文化自信坚实中华优秀传统文化的自信。

凡是过往,皆成序曲;所有未来,力铸华章。愿书中诸位医者"海纳百川,有容乃大"的胸怀,激励更多有志英才,投身于中医药的创新实践之中,共创未来。

丛书编委会

甲辰年正月廿二

序 言

　　癸卯仲夏,全国著名风湿病大家、上海市中医医院沈丕安教授,携其团队编撰新作《名中医沈丕安学术传承集》,嘱余序之,颇感惶恐。沈丕安出身中医世家,业医60余载,阅读卷帙浩繁,不仅学识渊博,而且品质贵重,为师为医,皆为我辈之楷模。其弟子总结沈丕安经验所著之作,吾细细品读,深觉这部书是国内同类书籍中难得一觅的秉承经典又结合经验,且忠于实践之作,具有很高的临床指导意义。

　　本书很多方面有独到之处。对于古代中医名家的著作和观点,沈丕安尚典却不泥古,书中处处可见引经据典、深入浅出的点评,阐述了各家学说的特点和个人独到的见解,既见独木,又见森林,这也说明他具有极为深厚的中医功底和严谨的思辨能力。

　　沈丕安钟情岐黄,临证钻研,躬耕不辍,积累了无数宝贵经验。书中整理了与风湿免疫病临床相关的中医理论,详细阐述了卫气理论、津液理论、瘀血理论、辨查论治、中医治未病理论的含义,并将这些中医经典理论结合免疫病临床进一步探讨,这种守正创新的表达方式,既实用又精彩,用之得当犹济世之航,可为同道提供宝贵借鉴。

　　诚如《褚氏遗书》曰:"博涉知病,多诊识脉,屡用达药。"沈丕安秉承深厚的文化积淀,并用自己的实践彰显中医中药的特色和优势。书中心得集锦篇诚乃医家经验之谈,上继往圣,下开来学,以中医经典名著为基础,结合风湿免疫疾病特点,论述了类风湿关节炎、系统性红斑狼疮、干燥综合征的中医诊治思路,总结了临证常用经验方、对药和自制制剂。如经验方羌活地黄汤,用于活动期类风湿关节炎,消肿止痛,抑制抗体效果颇佳;再如狼疮性肾炎,沈丕安认为其病机主要是血瘀和热毒,常用经验方清肾汤,清热解毒、凉血化瘀,最终起到改善血管炎,减少尿蛋白的作用。

沈丕安曾被美国斯坦福大学邀请讲学,就治疗轻、中型红斑狼疮不用激素这一方法进行学术交流,英国出版社曾将他主编的《风湿中医诊疗手册》译成英文在英国出版,人民卫生出版社熟知沈丕安在风湿免疫病中医治疗上的成就与贡献,曾邀沈丕安先后出版了《红斑狼疮中医临床研究》《现代中医免疫病学》《中药药理与临床运用》等著作。沈丕安年虽耄耋,仍志存千里,冀望他的思想智慧和学术经验散播杏林,并由他的弟子一代代传承下去,发扬光大。

值此即将付梓之际,余有幸拜读书稿,深觉沈丕安精思发微,药施有宗,圆机活法,临床深厚。为此,欣然为序,并诚意向广大医者和中医爱好者推荐。

中华中医药学会风湿病分会主任委员 姜泉

2023 年 7 月

前 言

　　中华医药,博大精深,源远流长,千古绝艳。古今中外,历代医家上下求索,以期洞悉中医的奥妙和真谛。

　　沈丕安为明代忠烈沈青霞后裔,又是民国南社诗人沈眉若嫡孙,其曾祖父沈咏楼先生是吴江名医,以"春壶"为号,留下著作《春壶残滴》,传至沈老已是第四代。沈丕安先后师承金新海、金明渊及张氏内科传人张志雄教授,从医60余载,阅读卷帙浩繁,学识渊博,临床经验丰富,学贯中西,妙手回春。他曾先后受邀到美国、英国、德国、奥地利等国家以及中国香港、台湾地区会诊讲学,并被授予诸多荣誉。

　　沈丕安传承经典,创立新说,在风湿病的诊疗思路上多有创新。他在阐述传统辨病论治、辨证论治理论的基础上,创立辨查论治理论,又提出风、寒、湿、热、瘀、痰、毒与肾虚结合的"7+1"致病新观点,还提出痹从阴虚论治的理论,确立了"养阴清热"的治疗法则,创红斑汤、紫斑汤、清肾汤、羌活地黄汤、生芦润燥汤、牛角地黄汤、土茯苓汤等50多个方剂治疗免疫性疾病及其并发症,有继承有创新。另外,沈丕安还擅长中医治未病与养生,在治疗"五高""五低"方面有许多独到观点和创新的方剂。

　　本书汇集了沈丕安从医数十载的学术思想、经典医案医话和用药经验,以及对常见风湿免疫疾病的诊疗思路,是一本内涵丰富、临床实

用的中医风湿病著作。但因编者水平有限,书中难免有不足之处,恳请
广大同道和读者不吝指正。

编者

2023 年 6 月

目 录

第一章

从医掠影篇

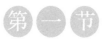

沈丕安简介

沈丕安,男,1937年12月生,江苏吴江(今属苏州)人。自1962年作为上海中医学院首届毕业生到上海市中医医院工作至今已有60余载,目前为上海市中医医院主任医师、终身教授、上海市名中医,享受国务院政府特殊津贴专家。曾任上海市中医医院大内科主任、肿瘤科主任,上海市中医医院免疫病研究室主任、免疫病研究所名誉所长,国家中医药管理局人才交流中心中医健康管理职业规范化培训专家委员会专家,上海市中医药领军人才建设项目"海上名医传承高级研修班"导师,上海市健康科技医疗卫生创新联盟首批专家智库成员。兼任世界中医药联合会风湿病专业委员会名誉会长、中华中医药学会风湿病分会顾问、上海市中医药学会风湿病分会名誉主任委员、上海药膳协会名誉会长、上海科技发展基金会顾问及特邀主讲。1999年获得美国旧金山市政府荣誉市民称号,2010年受聘奥地利Diakonissen医院兼职教授,2016年任国家中医药管理局健康管理专家委员会专家,2020年获上海市中医药杰出贡献奖。出版著作27部,总计超过1000万字,发表论文100余篇。

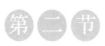

传承与发展

沈丕安为明代忠良沈炼(字纯甫,号青霞山人)后裔,又是民国南社诗人沈眉若嫡孙,其曾祖父沈咏楼先生是吴江名医,以"春壶"为号,留下著作《春壶残滴》,传至沈丕安已是第四代。1962年他毕业于上海中医学院,同年任职于上海市中医医院,工作至今,曾先后师承金新海、金明渊及张氏内科传人张志雄。20世纪80年代,我国风湿病学科发展缓慢,沈丕安临床见系统性红斑狼疮患者病重不治,遂有志于研究中药治疗系统性红斑狼疮。1983年他创办了上海市中医医院风湿科,是当时上海最早成立的风湿科之一,创办的红斑狼疮专科,在2000年被评为上海市级重点特色学科。

沈丕安出身医学世家，临床经验极其丰富，中医理论功底扎实，知识渊博。他悬壶济世60余载，学贯中西，妙手回春。先后被邀请到美国、英国、德国、奥地利等国家以及中国香港、台湾等地会诊讲学，被授予诸多荣誉。

沈丕安作为上海市名老中医研究工作室老师，深知中医传承的重要性，几十年来孜孜不倦，传道授业，不拘一格，教育培养中医传承人，指导和培养中医学术带头人和学科骨干30余人，其中不乏全国"五四"奖章获得者、上海银蛇奖提名奖获得者、上海市白玉兰人才、上海市优秀青年医师等，亦有青海、黑龙江等地，乃至海外的医师，慕名而来跟师。沈丕安2020年获颁上海市中医药杰出贡献奖，以表彰其为中医药事业传承发展做出杰出贡献。其传承人根据沈丕安"养阴清热法治疗风湿病"的学术思想，每年直接为患者提供具有中医特色和疗效的优质服务超过5 000人次，间接为患者服务超过10万人次。

耄耋之年的沈丕安希望能将他的临床经验、有效药方，真正地传承下去，继续发扬祖国中医事业。

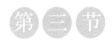

学术影响

沈丕安博览经典，勤于思考，善于阐释，从《黄帝内经》到《伤寒杂病论》，从朱丹溪的《丹溪心法》、叶天士的《温热论》《临证指南医案》，到吴鞠通的《温病条辨》，传承经典，创立新说。

沈丕安博古通今，既有深厚的中医功底，又秉承开放的态度，不断寻找中医理论与西医学的结合点，用临床和实验验证中医的科学性。他于20世纪80年代开创了免疫病的中医新治疗，首次提出《黄帝内经》卫气理论与免疫病临床相结合的"7＋1"观点，即风、寒、湿、热、瘀、痰、毒与肾虚，提出风、寒、湿、热、瘀、痰、毒这七邪是引起风湿免疫病的病因，七邪侵犯正虚之体可致卫气或滞留或逆乱或内伐等，从而出现一系列近似西医的抗原抗体复合物损伤自身的症状。

他传承各家痹本于阴虚之说，创痹从阴虚论治的理论，确立"养阴清热"的治疗法则，创红斑汤、紫斑汤、清肾汤、羌活地黄汤、生芦润燥汤、牛角地黄汤、土茯苓汤等50多个方剂治疗免疫性疾病及其并发症，有继承，有创新。风湿病辨证论治系列方药的临床及开发研究获 2007 年度中华中医药学会科学技术奖二等奖。

沈丕安首次提出现代免疫病"卫气戕伐自身"的中医新思想和"7+1"病因病机新观点,强调"本虚标实、扶正祛邪"的整体观和辨证辨病对症三结合的论治方法,重视辨病论治和对症治疗,提出辨查论治,并创立了一系列临床有效的经验方和中医特色制剂,如复方生地合剂、舒肝祛脂胶囊、贝芩新咳合剂、银黄降脂袋泡茶等。经验方羌活地黄汤课题"羌活地黄汤治疗类风湿关节炎的临床及实验研究"获 2013 年度中华中医药学会科学技术奖三等奖。

沈丕安于 20 世纪 80 年代在上海市卫生局的领导和支持下,与孟仲法、赵永汉一起,与上海西郊宾馆合作,研制了我国第一代的新型药膳——上海益寿宴,宴请了上海市领导和国家领导人品尝。在这期间,研制开发了第一代保健茶——"宁红保健茶""东方牌上海健茶",获得国家科委成果奖一等奖、部级成果奖一等奖。在 20 世纪 90 年代,宁红保健茶的升级产品风靡一时。

沈丕安至今共出版著作 27 部,总计超过 1 000 万字。包括风湿免疫病专著、阐释经典、中药药理分析与运用、健康科普作品四大类。《黄帝内经》学术思想阐释 2 部,书中对于阴阳学说的阐释,依据《易经》和《道德经》的理论,提出阴阳学说的核心思想是"和",平和,即"阴平阳秘"。专著《实用中医风湿病学》获 1998 年卫生部基础研究成果奖三等奖。于 2003 年出版的《现代中医免疫病学》获 2005 年中华中医药学会科学技术(著作)奖优秀奖。《五高五低与健康长寿》获 2016 年上海中西医结合学会科普著作奖。《中药药理与临床应用》首次将《本草纲目》中对中药的传统认识与现代的中药药理、毒理研究及临床应用三方面结合起来进行阐述,既有传承,也有发扬,该书从现代药理研究、理论研究、临床实践等方面诠释了 827 味中草药功效、主要成分、药理作用、临床应用、剂量与用法以及临床体会,是现代版《本草纲目》,该书获 2019 年上海中医药科技奖著作奖一等奖。《风湿病免疫病学术思想与临床运用》获 2020 年上海中医药科技奖著作奖三等奖。

沈丕安获国家发明专利 5 项,包括治疗红斑狼疮的中药制剂(ZL01126428.4)、治疗风湿性骨关节病的中药制剂(专利号:ZL01131932.1)等。

沈丕安 2011 年受邀主讲《科普新说》中医药全系列,共录制 100 集,包括"灵验小药方"和"说本草",该档节目是由上海市科学技术协会打造的大型科普系列讲坛节目,已在国内 100 多家电视台播放,国外 6 家电视台播放,美国斯科拉卫视播放后,受到美国观众的好评,扩大了中医中药的影响,该影像制品后来又被制作成卡通片,在上海科教电视台播放,普及给青少年。其配套的图书已于2017年9月出版。

沈丕安先后赴美国斯坦福大学,英国伦敦,德国慕尼黑,以及中国香港、台湾地区会诊讲学。其著作《红斑狼疮中医临床研究》在中国台湾地区出版,《风湿中医诊疗手册》被译成英文在英国出版,即 *Shen's Textbook on The Management of Auto Immune Diseases With Chinese Medicine*,同时吸引了美国、德国、英国、韩国、日本医生自费前来跟诊学习,打响中医治疗免疫病的国际品牌。

第二章

学术探析篇

沈丕安的学术思想汇集了他数十年中在各个方面的学术成就，大致可分为五个部分，一是阐述《内经》最主要的基础理论与历代重要的传统理论；二是阐述《内经》卫气内伐理论、津液理论，并结合风湿病免疫病中医治疗的创新观点；三是在阐述传统的辨病论治、辨证论治理论的基础上，提出辨查论治的创新观点；四是阐述中医血液理论、瘀血理论、血脉血络理论与栓塞性血管炎、血管内皮炎的传承和创新；五是阐述中医治未病与养生理论，主要在治疗"五高""五低"方面的中医观点和创新的方剂。

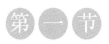

中医阴阳学说的再认识——阴阳是和

沈丕安提出中医阴阳学说的核心思想是"和"，平和与固秘，这是传承了《周易》"和"的思想。此外，《内经》尚有衡、平衡理论，为与阴阳学说并列的另一独立理论。

一、阴阳的含义

(一) 太极——内为阴阳，外为圆环

阴阳理论源于《周易》。易有太极，是生两仪，阴仪与阳仪，一阴一阳是对称的，太极内"负阴而抱阳"合在一起，外则成为一圆环。太极圆环之圈如环无端，没有端口，没有缺口，封闭固秘，秘而不宣、密而不泄。《素问·生气通天论》曰："凡阴阳之要，阳密乃固。"阴阳能分能合，分而不离，离而不分，合之则成为一个统一的整体。这就是阴平阳秘，阴阳既平又秘的含意。因而《内经》认为阴与阳的名称虽然不同，但是同一类的。《灵枢·邪气藏府病形》曰："阴之与阳也，异名同类。"

(二) 阴阳学说的核心思想是"和"

沈丕安提出阴阳学说的核心思想是一个"和"字，也就是调和、平和、和谐的意思。《内经》继承了《周易·乾》提出的"乾道变化，各正性命，保合太和"的观点，就是阴阳变化与人体的性情生命需保持太和、和合、和谐的意思。《素问·上

古天真论》提出"和于阴阳,调于四时""法于阴阳,和于术数""阴阳和,故能有子"。《素问·生气通天论》曰"因而和之,是谓圣度""内外调和,邪不能害"。《素问·五运行大论》曰"气相得则和,不相得则病""从其气则和,违其气则病"等。《内经》中对此有大量的论述。因此,阴阳调和人体才能生育繁衍,无病无患,健康长寿,这才是阴阳的含义。

(三)太极生两仪,一分为二与合而为一

《周易》曰"太极生两仪"。两仪为天地、乾坤、阴阳,太极一分为二,分化为两仪,两仪合而为一,合成太极。

《周易》明确是生成两仪,董仲舒《春秋繁露》曰:"天地之气合而为一,分为阴阳。"张景岳《类经·阴阳类》曰:"阴阳者,一分为二也。"因此,一分为二、合而为一的两种不同观点,都是从古代太极阴阳理论中的分与合而来的。《周易》尚注:"太极者中,天地定位则阴阳分两仪也。"

(四)阴阳有离有合

《内经》将"阴阳分合"称为"阴阳离合",并有专篇论述——《素问·阴阳离合论》曰:"是故三阳之离合也,太阳为开,阳明为阖,少阳为枢。""是故三阴离合也,太阴为开,厥阴为阖,少阴为枢"。离是分离、离去之意,合是闭合、合并之意。离与分,离别与分别意思是一致的,但离去与分开意思是不同的。开阖之开为开放离去,主外主出,阖为闭合,主内主入。枢为枢机、枢纽,可出可入,可内可外。

《内经》中,"阴阳离合"是指经络之气循三阳经三阴经而行,在体内有离有合,有内有外,有出有入。事物可离可合,可去可回,可出可入,才符合《周易》太极阴阳、《内经》阴阳离合之理。

阴阳离合并非随意实现,必须有第三者助力,《内经》提出针灸可予以调节,经络之气方能离合出入。故而,《灵枢·行针》云:"其阴阳之离合难。"

(五)太极不是阴阳拼装

太极一分为二是否会成为两块?阴阳合而为一是两块合成为一块,就像两块零件的拼装与拆卸。太极一块分为阴阳两块,阴阳两块合为太极一块,沈丕安认为太极一分为二,阴阳在圆环之内而分,但阴阳相抱相负在一起,太极外周的圆环是不分开的。太极之圆环可大可小,一阴一阳即使有损益有盈虚,圆环之内的阴阳仍是负抱在一起而不分离,S形曲线仍在中央,且阴阳是等大的。

二、中医阴阳学说的内容

阴阳理论的基本内容较多,据《内经》可分为六个方面。

(一) 阴平阳秘,阴阳和合

《素问·生气通天论》提出"阴平阳秘,精神乃治",包括了阴阳平和、阴阳固秘、阴阳调和三层意思。

1. **阴阳平和** 阴阳平静和谐,人体心平气和。阴阳和合成为一个太极。

2. **阴阳固秘** 固秘意为:① 藏精,精气秘藏于体内。② 固外,卫气外固于体表。《素问·生气通天论》曰:"阴者,藏精而起亟也;阳者,卫外而为固也。"

3. **阴阳调和** 人体之阴阳平和而且固秘,才能调和,仅仅是平和,而没有固秘,就不能调和,不能和合。阴阳调和才能使人免受病患侵扰。《素问·阴阳应象大论》曰:"谨察阴阳所在而调之,以平为期""顺之则阳气固,虽有贼邪,弗能害也"。《素问·至真要大论》曰:"疏其血气,令其调达,而致和平。"阴阳之平和与阴阳之固秘二者不可缺一。

4. **冲气以为和** 这是《道德经》提出来的观点。阴阳调和,阴阳和合,还需要有另一种物质来调和,这种物质就是气,有气相冲撞,才促使阴阳相和相合。

5. **阴阳不是对立与制约** 沈丕安认为对立和制约是现代的哲学概念,是矛盾论,而不是中医的阴阳论。中医应从现代的哲学理念中解脱出来,从《易经》与《内经》等著作中来诠释阴阳学说,而不是将阴阳学说去迎合现代哲学,现代哲学出现之前,阴阳学说早已存在数千年了。

腹为阴、背为阳,五脏为阴、六腑为阳,但胸与腹、脏与腑是并立而存在的,它们发挥各自的功能,既协调又和谐,既不对立,也不制约,更不会发生斗争,保障身体各功能正常运转。

6. **阴中有阳,阳中有阴** 太极分阴阳,以图形相示,阴为黑色,中有一小白圈,以示阴中有阳。阳为白色,中有一小黑圈,以示阳中有阴。《素问·金匮真言论》曰:"阴中有阳,阳中有阴……故背为阳,阳中之阳,心也。背为阳,阳中之阴,肺也。腹为阴,阴中之阴,肾也。腹为阴,阴中之阳,肝也。腹为阴,阴中之至阴,脾也。此皆阴阳表里、内外、雌雄相输应也,故以应天之阴阳也。"

有人戏说,太极之阴阳图形如黑白两条鱼,两条鱼紧密地拥抱在一起,鱼头上黑白两小圈如两条鱼的眼睛。这很形象,但两条鱼外周没有圆环包秘,因而并不正确。受此影响,有人将太极画成两块,中间有一条缝隙,可见这并不正确。

(二) 阴阳变化,阴阳动静

天地变化与动静是《内经》继承了《周易·乾》"乾道变化"与"动静有常",从而提出阴阳变化、阴阳动静的观点。张景岳《医易义》对《内经》的阴阳变化与阴阳动静进行了深入的阐述。

1. **阴阳变化** 阴有变化,阳有变化,但阴仍为阴,阳仍为阳,这是量的变化。《素问·六微旨大论》曰:"夫物之生从于化,物之极由乎变,变化之相薄,成败之所由也。"

2. **阴阳转化** 阴与阳转化是阴阳之进一步起了质的变化,或者发生了朝相反方向的转化。包含以下两方面内容。

(1) 阴阳重作:《素问·阴阳应象大论》有"重阴必阳,重阳必阴""重寒则热,重热则寒"的论述。据王冰注解"重"为太过的意思。阴太过会转化为阳,阳太过会转化为阴,寒太过则转化为热,热太过则转化为寒。

(2) 阴阳反作:病症变化到了极限,起了相反方向的转化,称为阴阳反作。阴阳反作是阴阳转化的另一种表现。《素问·阴阳应象大论》有"热极生寒,寒极生热""此阴阳反作,病之逆从也"的论述。

3. **阴阳动静**

(1) 观点来源于《周易》:天地变化与天地动静是《内经》继承了《周易·乾》"乾道变化,各正性命"与《周易·系辞上传》"动静有常,刚柔断矣"的思想,从而提出阴阳变化、阴阳动静的观点。

(2) 阴阳动静变化:一切事物都有动静变化。动静是阴阳的一种变化形式。静是动的基础,动是静的功能。动则才有变作,静则不生不化。《内经》相关的论述很多。《素问·阴阳别论》曰:"所谓阴阳者,去者为阴,至者为阳,静者为阴,动者为阳。"《灵枢·动腧》曰:"故阴阳俱静俱动。""动而不已,则变作矣"。《素问·六微旨大论》曰:"成败倚伏生乎动,动而不已,则变作矣。""不生不化,静之期也。"《素问·气交变大论》曰:"天地之动静,神明为之纪,阴阳之往复,寒暑彰其兆。"《素问·天元纪大论》曰:"动静相召,上下相临,阴阳相错,而变由生也。"

张景岳对《内经》的阴阳变化与阴阳动静进行了深入的阐述。《医易义》曰:"以变化言之,则物生谓之化,物极谓之变,阴可变为阳,阳可变为阴。""以动静言之,则阳主于动,阴主于静""静者,动之基,动者,静之机。刚柔推荡,易之动静也。阴阳升降,气之动静也,形气消息,物之动静也。昼夜兴寝,身之动静也。欲详求乎动静,需精察乎阴阳"。

（3）动易病,静则治:沈丕安认为动静还另有一层意思。因动而变,在动变状态下,容易发生病变。在清静状态下,而不易患病。《素问·至真要大论》曰:"夫阴阳之气,清静则生化治,动则苛疾起,此之谓也。"

中医主张安静才能健康,这对于现代有人提出运动才能健康的观点是相反的。究竟哪种观点正确,这需要在实践中证明,运动员常有猝死者,而且长寿者较少。有些家庭妇女,从来不参加体育运动,寿岁可到一百多。老和尚清心寡欲,坐禅念经,长寿者也很多。

4. **阴静阳躁**　阴静阳躁源自《素问·阴阳应象大论》,躁是躁动,在通常情况下这与阴阳动静的意思是一致的。躁动只可以是阳气,阴气只可安静,不可躁动。阴气在感受邪气以后,发生躁动,引起消亡。《素问·痹论》曰:"阴气者,静则神藏,躁则消亡。"

（三）阴阳盛衰,阴阳盈虚

《内经》提出阴阳有盛衰、盈虚、损益、有余不足、太过不及等变化。这是继承了《周易·损》"损益盈虚,与时偕行"的观点。这些概念后世都沿用至今。在病机上有阳盛阴衰或阴盛阳衰,治疗上有损有余,补不足。

1. **阴阳盛衰**　阴阳之气一年之中有春生夏长、秋收冬藏的变化,一日之中有晨升午盛、暮降夜衰的变化。《内经》与张景岳《类经图翼》阐述了人身之气与天地之气有同步的阴阳盛衰变化。

（1）人体有太过与不及阴阳盛衰的变化,人身之阴阳,一年四季,一日之气升降盛衰也有同步变化。春生夏长,秋收冬藏,上午气升,中午气盛,下午气降,夜晚气衰。《素问·天元纪大论》曰:"阴阳之气,各有多少,故曰三阴三阳也。形有盛衰,谓五行之治,各有太过不及也。"张景岳《类经图翼》曰:"人身之阴阳,亦与一日四时之气同,故子后则气升,升后则气降,子后则阳盛,午后则阳衰。"

（2）人体五脏六腑之精气有不足有余、强弱盛衰的变化。《素问·脉要精微论》曰:"观五脏有余不足,六腑强弱,形之盛衰。"《素问·方盛衰论》曰:"此皆五脏气虚,阳气有余,阴气不足。"

（3）人体正邪二气有盛衰的变化,《内经》提出体内正气当位时充盛,则邪气衰微,体内正气不当位时衰微,则邪气充盛。《素问·六微旨大论》曰:"盛衰何如……非其位则邪,当其位则正。邪则变甚,正则微。"

2. **阴阳盈虚**　盈是充盈有余,增益而盈,虚是虚弱不足,损害则虚。《素问·至真要大论》提出六气有盈虚,五脏有盈虚,疾病有盈虚。后世据此,朱丹溪、王纶提出"阴常不足,阳常有余",张景岳提出"阳常不足,阴常有余"的观点。

正气有虚实,邪气有盛衰。《素问·通评虚实论》曰:"邪气盛则实,精气夺则虚。"中医习惯称为邪实而正虚,邪衰而正盛,而邪气不称盈邪。至于盛,正盛、邪盛都可以。因此,中医称为邪气有盛衰,正气有虚实。

3. 阳生阴长　阴阳在太极之内,一起生长,一起消亡,是同步的。《素问·六节藏象论》曰:"生之本,本于阴阳。"《素问·阴阳应象大论》曰:"阳生阴长,阳杀阴藏。"

太极可大可小,太极之内阴阳也随之而一起增大一起缩小,大至无穷大,小至只有一点点。《素问·阴阳离合论》曰:"阴阳者……万之大不可胜数,然其要一也。"《素问·灵兰秘典论》曰:"毫厘之数,起于度量,千之万之,可以益大,推之大之,其形乃制。"太极之内的一阴一阳不会变成一大一小。这正如天地不会有大小的变化,但天地之行云流水与人身之精神气血会有多少的变化。

4. 阴阳消长　《周易·泰》曰:"君子道长,小人道消也。"《周易·否》曰:"小人道长,君子道消也。"近代哲学有敌我消长的观点。《灵枢·顺气一日分为四时》提出天地阴阳之气有盛衰,人身之正邪二气有生长衰退的变化。后世中医就用以理解正气与邪气有消长之变化。然而沈丕安认为阴阳消长的观点并不正确。

(1) 对立的双方可以消长,但不构成阴阳:君子与小人,敌方与我方,正气与邪气都是对立的双方,并非是一组阴阳。对立的双方可以消长,敌消我长,邪消正长,敌人与病邪的一方可以消减消退直至消灭消亡。自己一方可以单独存在并逐渐壮大。因此,阴阳消长不符合阴阳学说之"独阳不生,孤阴不长"的理论。

(2) 构成阴阳者并不消长:腹与背,脏与腑都是一组阴阳,但胸与背、五脏与六腑之间的关系并不会一消一长。

(3) 一生二,二生阴阳:《道德经》曰:"道生一,一生二。"阴阳是在同一个整体内,一分为二,是由一个太极所生,分为阴阳,而不是将对立的双方分为阴阳。对立的双方都是一,《素问·玉版要论》曰:"道在于一。"敌方与我方,正气与邪气,各是一方,都是一,一生二,二生阴阳。因此,敌、我、正、邪之每一方都可以分阴阳。正气可分为阴气、阳气,邪气可分为阴邪、阳邪。我方可分阴阳,敌方也可分阴阳。

(4) 既不构成阴阳,也不对立消长:体内有经系统、脉系统与经脉系统。经与脉并不构成一组阴阳,在体内是并行存在。经与脉都是一,一生二,都可分为阴阳,阴经阳经,阴脉阳脉。经与脉不是对立的双方,没有一消一长的关系。

(5)《内经》没有"阴消阳长":阴阳消长是张景岳《类经·阴阳类》提出来的:"七损八益者,乃言阴阳消长之理。"阴阳消长,一个消退、消失,一个增长、长大,对于阴消阳长可能会理解为阴阳变成了一大一小。太极之内一阴一阳有盛衰盈虚的变化,这是阴阳内部之气与精的变化,而不是阴阳变成了一大一小。太极之S形中线始终保持在中间,是不会偏到一边去的。因此,《内经》只有阳生阴长,阳杀阴藏,而没有"阴消阳长"的观点,因为消长与盛衰盈虚的概念是不一样的。

(四)阴阳互根,阴阳互为

1. 阴阳互根

(1)阴阳互根观点的提出:阴阳互根的观点是明代赵献可提出来的。《医贯·阴阳论》曰:"阴根于阳,阳根于阴。"阴阳互根是赵献可依据《内经》提出的阴阳为万物之根本,以及《素问·生气通天论》"人生之本,本于阴阳",从这些观点中衍化出来的。

《素问·四气调神大论》曰:"夫四时阴阳者,万物之根本也,所以圣人春夏养阳,秋冬养阴,以从其根,故与万物沉浮于生长之门。逆其根,则伐其本,坏其真矣。故阴阳四时,万物之终始也,死生之本也。"

(2)根的意思:根是草木之根。"根于"为"植根于"的意思,名词作动词使用。阴植根于阳,阳植根于阴。

阴阳互根是一个根还是两个根?答:是一个根,这个根就是太极,是一个太极分为两仪,一阴一阳。阴阳都植根于太极。太极就是阴阳之根。

《医贯·阴阳论》曰:"而其根则原于先天太极之真。""然此阴阳水火,又同出一根,朝朝禀行,夜夜复命,周流而不息,相偶而不离。惟其同出一根,而不相离也"。

(3)阴阳互根的意义:阴阳互根有相互依存的意思,有了根才能生长,有了根才能枝繁叶茂。《素问·阴阳应象大论》有"阳生阴长""阳化气,阴成形"的观点,说明有了阴才有阳,有了阳才有阴,才有阳生阴长,阴生阳化。临床上才有阴中求阳、阳中求阴、从阳引阴、从阴引阳的治法。

《医贯·阴阳论》曰:"无阳则阴无以生,无阴则阳无以化。从阳而引阴,从阴而引阳。各求其属而穷其根也。"

2. **阴阳互为** 阴阳二者的关系,阴在内为守,阳在外为使,《素问·阴阳应象大论》曰:"阴在内,阳之守也,阳在外,阴之使也。"王冰注,阴为阳之镇守,阳为阴之役使。意思是阴在内守卫,阳在外行使。一守一使,这是阴阳互相作为,而不是互相作用、互相使用。将"阴之使也"之"使"字理解为使用是不对的。因此,沈丕安认为"阴阳互用"的观点是不确切的。

阴阳互用的观点源于张景岳书的《类经·藏象类》:"正以阴阳之互用者,即其合一之道也。"阴阳合一是对的,但阴阳合一与阴阳互用的关系,没有解释清楚。张景岳是以精与神二者的互化关系来说明的,"精以化神,神以化精",精与神可以互相转化,精与神也可以互相作用。精与神都是一,精与神都能分阴阳,阴精阳精,阴神阳神,并有互化互用关系,但精与神二者并不构成一阴一阳。因此,精与神之间的互用关系,不能说明这就是阴阳互用关系。

(五) 阴阳胜复,阴阳顺逆

1. **阴阳胜复**　胜是胜过、过盛、超出的意思。《素问·阴阳应象大论》曰:"阴胜则阳病,阳胜则阴病,阳胜则热,阴胜则寒。"《素问·至真要大论》曰:"胜复之动,时有常乎? 气有必乎……夫气之胜也,微者随之,甚者制之。气之复也,和者平之,暴者夺之。皆随胜气,安其屈伏,无问其数,以平为期,此其道也。"复是反复、来复的意思。出自《周易·复》曰:"反复其道,七日来复。"七日一候,病有反复,正气来复,这是中医常用的术语。复还有报复的意思,有胜者就有负者,就有报复。天地之气的变化有常理,不按自然规律会遭到邪气的报复。胜复出自《素问·五运行大论》曰:"天地之气,胜复之作。"《素问·阴阳应象大论》曰:"有胜则复,无胜则否。"《素问·六微旨大论》曰:"气有胜复,胜复之作,有德有化,有用有变,变则邪气居之。"《素问·至真要大论》王冰注:"复,谓报复,报其胜也。凡先有胜,后必有复。"

《内经》还提出胜复的治法,就是著名的寒者热之、热者寒之、衰者补之、强者泻之等。《素问·至真要大论》曰:"治诸胜复,寒者热之,热者寒之……衰者补之,强者泻之。各安其气,必清必静,则病气衰去,归其所宗,此治之大体也。"

2. **阴阳顺逆**　顺逆又称从逆。人们必须顺从天地自然,顺从阴阳的变化,反逆天地就会阴阳紊乱,患病,甚至死亡。《素问·六微旨大论》提出:"应则顺,否则逆,逆则变生,变则病。"《素问·四时调神大论》曰:"从阴阳则生,逆之则死,从之则治,逆之则乱。反顺为逆,是谓内格。"

(六) 阴阳并存,阴阳离决

1. **阴阳并存**　太极生阴阳,阴阳为太极一母之双胎。太极之一阴一阳是并存并立的,而不是对立独存的。如腹背与五脏六腑一阴一阳是并存并立的,而不是对立独存的。因此,《内经》提出孤阴不生、独阳不长,没有阴就没有阳;反之,没有阳就没有阴,《灵枢·卫气失常》有"无阴无阳"之说,《伤寒论》有亡阴亡阳之说。阴阳总是并存的,缺一不可。没有腹就没有背,没有五脏就没有六腑,其理是相同的。

2. **阴阳离决** 《素问·上古天真论》提出"阴阳离决,精气乃绝""阳强不能密,阴气乃绝"。沈丕安认为有两层意思,太极之阴阳是和而不分,而且密封,一旦阴阳分离诀别,或者是太极之圆环不能密封,精气也就随之竭绝而不存在,人也随之死亡。

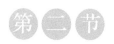

辨查论治理论

《内经》的切脉按腹,观望面色气色,闻听气味声音的变化,这些都是检查,为望、闻、问、切四诊中的三诊,在《内经》中有许多论述,只是没有明确提出辨查论治的观点。张仲景提出的辨脉论治,温病提出的望舌苔,扪汗出辨津液,查斑疹,观紫癜瘀斑出血点,据此提出治疗方法。这些都属于辨查论治的范畴。望、闻、切三诊所发现的临床表现,西医称为体征。

我国古代中医没有现代化的理化检查,都是由国外传入。许多设备仪器试剂至今还是从国外进口的,数据标准也是国际上公认的标准。在数百年前国外的西医在起步阶段,尚未发明这些仪器检查时,是依靠视、触、叩、听四诊,与中医的四诊相似。西医也注重问诊,对于理化检查领先一步。沈丕安大胆猜测,如果我国物理、化学起步早,那么中医在二三百年前就已走上理化检查、辨查论治的道路。因为古代江南的中医并不保守,温病学派和时方学派的创建就是与时俱进的。

一、理化检查是时代的要求

现代中医医院都设置了检验科、放射科、功能科、病理科,配置了相应的理化检查设备。

对于检查出来的有临床意义的异常结果,医生不能置之不理,这是时代的要求。但是传统的辨证论治没有这些内容,一些临床经验丰富的中医会按照患者的临床症状开具药方,可能有效,也可能无效,更可能是改善了症状,而对于异常的实验室指标常常无效,是因为缺少针对性。

二、传承应包含中西医两套理论

(一) 科学知识没有边界

1. **既传承中医理论又学习西医理论** 中医必须在传承中医理论的基础上,学习西医理论。如果只是传承了中医知识,可能临床经验是丰富的,但没有现代理论,对于诊治疑难疾病还是会无处下手。高水平的医生却认为他们所说的疑难杂症实际上并非是公认的医学上尚未解决的难题,只能说明他们的理论水平达到一定的高度,但不是最高的。真的高难度难题来了他们既不能诊断,在治疗方法上更是束手无策。

2. **《内经》包罗万象** 科学是没有国界的,知识是没有边线的,《内经》在这方面做出了示范。《内经》内容丰富,不仅有大量的医学知识,还有大量的易学知识、道学知识,并吸收了当时的天文地理知识、气象知识、农业知识、食品知识、酿造知识等。《神农本草经》中还吸收了外来的食物品种,如由张骞从西域带回来的葡萄,由马援从交趾带回来的薏苡子等,既作食物,又作药物。后来《本草纲目》中吸收的内容就更多了,世界各国的都有。说明我国的古人和中医从来就不拒绝外来文化,更不拒绝先进文化。

现代中医并不保守,他们大量吸收现代科学技术知识,吸收西医知识,吸收现代生物学知识,吸收基因知识,用以研究中医中药,促进中医中药向现代化科学化发展。至于有人说中青年中医严重西化,沈丕安认为现代中医在向现代化发展过程中必然会出现一些问题,这些问题也会在发展过程中逐渐得到纠正解决。中医在未来将会由一种全新的面貌出现在世人面前,《内经》的理论也会大放光彩。

(二) 免疫病临床理论的中西医认知

1. **对于免疫病病理的认识** 免疫病的病理基础是血管炎和自身免疫反应,中医辨证之病因病机为瘀血热毒、卫气阻滞,戕伐自身。治疗采用清热解毒、活血化瘀、调节卫气的方法,甚至可以借鉴现代中药药理研究成果,创新性地提出具有中医特色的治疗方法。

2. 对于自身抗体的认识 沈丕安提出对于检查出来的异常结果,如抗dsDNA抗体、抗CCP抗体、线粒体抗体M2、抗甲状腺过氧化物酶抗体(TpoAb)和抗甲状腺球蛋白抗体(TgAb)等自身抗体阳性,中医理论没有相关记载,中医应与时俱进,学习新技术、新进展。对于这些抗体,有的使用糖皮质激素和免疫抑制剂治疗有效,有些会反复,中西医结合治疗为有效之选。

3. 对于积液的认识 对于系统性红斑狼疮浆膜炎、胸腔积液、心包积液、类风湿关节炎的关节腔积液,可采用CT、MRI、B超等进行检查证实,并定量。西医主张必要时可进行穿刺引流,但引流后依然会产生新的积液。中医辨证为痰饮积聚,使用化水蠲饮的方法治疗。对患者解释,患者常会流露出怀疑的表情,因为患者听不懂痰饮积聚、化水蠲饮等术语,并会询问这是什么意思?作为医生应采用现代的机制和现代的语言进行解释和表达。这是由于微小血管炎,血管通透性改变而发生了渗水,中草药能够帮助渗出的积液回到原来的位置,1个月后B超复查,只要减少一些,患者就会信服,继续服药治疗,直到慢慢消除为止。

4. 对于各种理化检查结合临床表现的认识 对于体征和理化检查出来的临床表现,如各种肾炎的蛋白血尿、肾功能异常,肺间质性改变并发长期的咳嗽气喘,持续性发热,免疫性肝病之顽固的血清转氨酶、胆红素升高,肌炎的肌酶升高,微小血管炎之紫癜、瘀斑、红斑、皮下结节、雷诺现象、指端溃疡、肺动脉高压,顽固的免疫性血小板减少、白细胞减少、溶血性贫血,免疫性口腔、外阴和肠道的顽固性溃疡,干燥综合征并发慢性免疫性腮腺炎,B超显示腮腺肿胀、炎性改变,免疫性巩膜炎、角膜炎、虹膜炎,顽固的免疫性皮肤病,瘙痒、斑疹、脱屑或渗液等。这些病情必须得到认识和有效控制。激素和免疫抑制剂治疗仅对部分有效,且容易复发。

5. 对于无症状的异常化验结果的认识 临床上有部分免疫病,如轻症系统性红斑狼疮,轻症自身免疫性肝病,轻症多肌炎等,没有临床症状,只有化验指标异常,有的抗体阳性,滴度升高,有的少量尿蛋白,有的白细胞减少,有的酶谱升高,有的轻症肺动脉高压,有的冬天有雷诺现象,夏天缓解等。有些患者使用西药后疾病已经得到控制缓解,并没有临床症状,仅仅是要求继续治疗,以消除异常指标,以达到病情完全缓解,或者是减停西药。这些检查出来的异常指标也是临床问题,中医必须参与治疗。

6. 中医必须创新性参与 中医如何参与治疗,古方可作为参考,但仅仅依赖传统的辨证论治和传统的古方进行调理和治疗,常常无效。因为对于疾病必须进行针对性的治疗,绝对不是调理,对于自身免疫性疾病,尤其要注意避免增强免疫功能,激活抗体。

由于古代没有这方面内容的记载,因而,必须创新,包括观点创新,辨证创新,治疗创新。

三、辨查论治观点的提出

(一) 第一次提出辨查论治的观点

对于免疫性疾病临床上检查出来的各种异常改变,沈丕安第一次提出辨查论治的观点。这是建立在传统的辨病论治、辨证论治、辨脉论治、辨苔论治、症状论治基础上的创新性观点。

针对上述一系列检查出来的临床表现,沈丕安曾研制了红斑汤、紫斑汤、石膏退热汤、清肾汤、羌活地黄汤、生芦润燥汤、芩连土茯苓汤、蠲饮汤、地黄升血汤等数十个新型方剂。所用中草药在本草书上都是有记载的,创新性结合了中药药理和疾病病例,重新组合,调整剂量,加强了针对性的治疗。

(二) 提出新的君臣佐使原则

组方仍然是按照君臣佐使的原则,其君药为按照八纲辨证的用药,如阴虚用生地黄。臣药为强化君药的作用,针对各种各样主要的临床表现,针对血管炎和针对抗体而用药。佐药为针对次要的临床表现或者是辅佐增强君药、臣药的功效,以及保护胃肠功能的用药,用以消除君药、臣药可能会引起的不舒、不良反应。使药为引经药和调味药。所谓引经药的意思为引导药物在体内浓度的分布。下面以系统性红斑狼疮、类风湿关节炎常用组方为例进行说明。

1. **系统性红斑狼疮(SLE)** 以治疗系统性红斑狼疮的基本方经验方红斑汤为例,辨证为瘀血热毒,卫气戕伐,论治为清热解毒,凉血化瘀。君药生地黄30 g,养阴清热凉血,具有抗血管炎、抑制抗体的作用。臣药生石膏30 g,黄芩30 g,清热泻火解毒,具有降温和抗变态反应作用,用以增强生地黄清热凉血功效,增强抗血管内皮炎症的作用,臣药莪术30 g,郁金12 g,牡丹皮12 g,行气活血,具有抗血管炎、抗凝血、抗栓塞的作用,用以增强化瘀凉血功效,增强抗栓塞性血管炎,抑制抗体的作用。佐药金雀根30 g,忍冬藤30 g,羊蹄根18 g,辅佐增强抗血管炎,抑制抗体的作用。使药陈皮6 g,佛手6 g,甘草3 g,理气健脾,保护胃肠功能和调味。治疗轻症狼疮和狼疮稳定期。系统性红斑狼疮是终身性疾病,整方必须无毒,可以长期服药,可能有一些滑肠便稀,会很快适应的。沈丕安临床上约有 30 多例服药数十年，长期缓解的病例。

系统性红斑狼疮疾病非常复杂，沈丕安临证还有许多加减，这里不再展开，这是用以说明对于难度很大的自身免疫病，仅仅依靠传统的辨证论治是远远不够的，必须与辨病论治辨证论治、辨查论治结合才能提高疗效。

2. 类风湿关节炎(RA) 沈丕安提出类风湿关节炎的辨证为风、寒、湿、热、痰、瘀、毒＋肾虚，即"7＋1"的观点。治疗应祛风化湿，清热解毒，温经止痛，蠲饮化痰，兼顾益肾。

经验方为羌活地黄汤，君药为羌活和地黄，剂量各 30 g，祛风湿，抗炎镇痛，发汗消肿，养阴益肾，以抗血管炎。臣药制川乌 9 g，关白附 9 g，黄芩 30 g，莪术 30 g，以清热解毒，温经化瘀，具有增强抗炎镇痛、抗滑膜血管炎、抑制抗体的作用。佐药金雀根 30 g，姜黄 30 g，葶苈子 30 g，白芥子 12 g，辅佐增强化瘀镇痛、蠲饮消肿的效果。使药忍冬藤 30 g，陈皮 6 g，佛手 6 g，甘草 3 g，用以引经，保护胃肠功能和调味。

临床是复杂多变的，须随证加减。有的加用苦参、木瓜以增强抑制抗体的效果，有的加用桂枝以增强消除肿胀积液的效果，有的加用独活、细辛以引经，用以增强镇痛的效果，有的加用更多的保护胃肠功能的中药。羌活地黄汤的整方，既符合传统的辨证论治，又符合现代的药理机制，较单纯的辨证论治的效果显著提高。

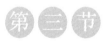

卫气理论在风湿病中的应用

一、中医卫气理论

(一) 卫气的概念性质和功能

1. 卫气是一种正气 卫为捍卫、护卫之意，卫气是人体的一种正气，属于阳气一类。古人已认识到人体内有一种重要的正气，能抵御外邪的入侵，捍卫人体的健康。

《素问·生气通天论》曰："阴者藏精而起亟也，阳者卫外而为固也。"张景岳解释"亟"为气的意思，且亟和气同音，即《内经》"精化为气"，意为阴主内而藏精，精化为气,阳主外而为卫,所以固气。

2. **卫气之浮沉** 《素问·八正神明论》曰:"是故天温日明,则人血淖液而卫气浮,故血易泻,气易行。天寒日阴,则人血凝泣而卫气沉。"王冰注解:"泣,谓如水中居雪也。"意为水中含有凝聚的颗粒状之物,凝泣为凝聚、凝结、凝滞的意思。

卫气与气象变化相关,晴天气候温和,卫气浮,则血易流动。阴天气候寒冷,则人血凝滞而卫气沉。因而,温和之日卫气浮现,卫外之力充沛而不易患病,阴冷之日卫气沉寂,卫外之力不足而易病。人之外感与气候变化有关的观点基本上是符合的。

3. **卫气具有卫外固表的功能** 《素问·痹论》曰:"卫者,水谷之悍气也,其气慓疾滑利,不能入于脉也,故循皮肤之中,分肉之间,熏于肓膜,散于胸腹,逆其气则病,从其气则愈。"王冰注:"肓膜,谓五脏之间隔中膜也。"肓膜可理解为脏腑之包膜。

卫气在人体中强悍有力,滑疾利落,守卫在体表,皮肤、肌肉之间,散布于胸腹包膜之中,具有卫外固表的功能,以抵御外邪之气,使人体不易感受外邪的侵袭。卫气剽悍,驱邪才能强大有力,卫气滑疾,祛邪才能快速利落,从而使人体不易外感,或感冒感染后也容易治愈。古代疟疾流行时期,能否抵御并康复,认为卫气强悍是非常重要的因素。现代流感期间,卫气强悍的人不易感染,并且容易治愈康复。

4. **卫气调和则不易受邪** 《灵枢·本藏》曰:"卫气者,所以温分肉,充皮肤,肥腠理,司关阖者也。志意者,所以御精神,收魂魄,适寒温,和喜怒者也。是故血和则经脉流行,营复阴阳,筋骨劲强,关节清利矣。卫气和则分肉解利,皮肤调柔,腠理致密矣。志意和则精神专直,魂魄不散,悔怒不起,五藏不受邪矣。"

卫气能使肌肉温暖,皮肤充盈,腠理盛满,并能关阖腠理,汗孔关阖,免致汗多受凉。因而卫气调和,则肌肉利索,皮肤调柔,腠理致密,不易受邪侵害。

(二) 卫气的运行和循行部位

1. **卫气源于脾** 《灵枢·五癃津液别》曰:"脾为之卫。"《灵枢·胀论》曰:"卫气之在身也,常然并脉,循分肉,行有逆顺,阴阳相随,乃得天和。五藏更始,四时循序,五谷乃化。"卫气是从水谷等食物中取得,脾气强盛,食物丰富的人群,身体健壮,因而卫气强悍。脾气虚弱,食物不足的人群,身体瘦弱,卫气虚弱。

2. **卫气起于下焦** 《灵枢·营卫生会》曰:"营出于中焦,卫出于下焦。"《类经·八卷》曰:"其气自膀胱与肾,由下而出,故卫气出于下焦。"《内经》提出卫气出于下焦,这是由于卫气在脉外循行,从足太阳膀胱经起始,日间行于阳分,入足少阴肾经,夜间行于阴分,由下而出,出于膀胱与肾。

3. **卫气运行在脉外** 《灵枢·动腧》曰:"营卫之行也,上下相贯,如环之无端。"《灵枢·卫气》曰:"五藏者……其气内干五藏,而外络肢节。其浮气之不循经者,为卫气。其精气之行于经者,为营气。阴阳相随,外内相贯,如环之无端。"《内经》提出卫气的运行只在脉外,与脉内之营气一起运行,不进入脉内,阴阳相随,外内相贯,如环无端。如果进入脉内就会患病。

4. **卫气运行于分肉皮肤五藏六府之间** 《灵枢·邪客》曰:"卫气者,出其悍气之慓疾,而先行于四末、分肉、皮肤之间,而不休者也。昼日行于阳,夜行于阴。常从足少阴之分间,行于五藏六府。"卫气与营气一起,卫气日间行于阳,先运行于四肢分肉皮肤之间,夜间行于阴,继而运行于五藏六府。

5. **卫气运行于昼夜之间** 《灵枢·营卫生会》曰:"卫气行于阴二十五度,行于阳二十五度,分为昼夜。故气至阳而起,至阴而止。"《素问·疟论》曰:"卫气者,昼日行于阳,夜行于阴,此气得阳而外出,得阴而内薄,内外相薄,是以日作。"《灵枢·口问》曰:"卫气昼日行于阳,夜半则行于阴。阴者主夜,夜者卧。"《灵枢·卫气行》曰:"故卫气之行,一日一夜五十周于身,昼日行于阳二十五周,夜行于阴二十五周,周于五藏。"《素问·疟论》曰:"卫气一日一夜大会于风府。"卫气与营气一起,日间行于阳二十五度,夜间行于阴二十五度,一日一夜五十度,周于五藏,周于全身,如环无端,一日一夜大会于风府。

总之,卫气在脉外与脉内之营气一起运行,不进入脉内,从下焦足少阴肾经出发,先巡行于四肢末端,循皮肤、肌肉之间,后巡行于胸腹、五藏六府包膜之间,循行于全身经络通行分布的部位,日行于阳二十五度,夜行于阴二十五度,一日一夜五十度,上下相贯,如环无端,最后大会于风府。

(三) 卫气内伐理论

《内经》最早提出营卫气血理论,后世医家逐渐发展形成了营卫理论、营血理论、气血理论、温病学派的卫气营血理论。

1. **卫气虚实为百病母** 《灵枢·禁服》提出"审察卫气,为百病母,调其虚实"的观点,说明卫气有两面性,卫气虚弱与卫气实滞都能患病,而需要调节。卫气虚弱者,腠理开放,卫气不循其道,六淫之邪最易入侵而外感。卫气过盛也会引起体内许多病症,因而人体的卫气并不是越实越好。

2. **卫气与正气、抵抗力的区别** 抵抗力是抵御抗击外邪之力,是对外而不是对内。正气充沛,抵抗力越强越不容易患病,正气和抵抗力虚弱,容易致病。但正气和抵抗力不会因太强而致病。因此,卫气与正气、抵抗力虽相似又有区别。

3. **卫气稽留而致病** 《灵枢·口问》提出"脉道不通,卫气稽留"而致病的观点。卫气应中正平和,并与营气一在脉外一在脉内,一起运行。如果阴阳相逆,卫气会进入脉道中,引起卫气稽留实滞,脉道不通,卫气失去正常的运行而致病。

4. **卫气内伐而致病** 《灵枢·营卫生会》提出"营气衰少,卫气内伐"而致病的观点。说明卫气在体内能够戕伐自身,卫气过实过强,在脉道内留滞逆行都能克伐自身而致病。

5. **卫气逆行而致病** 《灵枢·五乱》曰:"清气在阴,浊气在阳,营气顺脉,卫气逆行,清浊相干,乱于胸中,是谓大悗。"卫气逆行,乱于胸中,可发生胸中烦闷,引发情绪不良,如发生严重的胸闷,可能会出现心肌缺血。

二、卫气稽留、卫气内伐的病症

(一) 风湿痹病

《素问·痹论》曰:"帝曰:荣卫之气亦令人痹乎?岐伯曰……卫者,水谷之悍气也……逆其气则病,从其气则愈,不与风寒湿气合,故不为痹。""所谓痹者,各以其时重感于风寒湿之气也"。

《灵枢·寿夭刚柔》曰:"卫之生病也,气痛时来时去,怫忾贲响,风寒客于肠胃之中。寒痹之为病也,留而不去,时痛而皮不仁。"

《灵枢·寿夭刚柔》曰:"刺卫者出气,刺寒痹者内热。"

《内经》中提出风湿痹病与营气卫气运行涩滞或逆行有关。第一次外感风寒湿之邪,由于营卫之气顺畅,没有与风寒湿三邪交合而没有发病。第二次重复外感风寒湿三邪,并且与营卫之气交合相逆,才会发病。

因此,《内经》提出风湿痹病的发生,并非卫气虚弱,而是卫气稽留逆向之实滞。不仁不用为荣卫虚证,疼痛而不仁为卫之实证。在治疗方面不是补益卫气,而是刺卫出气,是祛邪外出的方法。

这些观点至今对于免疫病风湿病的治疗仍有指导意义,不是增强卫气功能,而是疏通经脉血脉,祛邪外出。

(二) 胀证

《灵枢·胀论》曰:"然后厥气在下,营卫留止,寒气逆上,真邪相攻,两气相搏,乃合为胀也。""营气循脉,卫气逆为脉胀,卫气并脉循分为肤胀"。

《灵枢·胀论》阐述了五脏六腑都有胀证,以及"营卫留止,寒气逆上"与之相合为胀的观点。

脉胀证:卫气不与营气循脉同行,卫气逆行可患脉胀证,脉胀证为血脉胀大、胀粗之血脉病症,现代常为风湿免疫病之血管炎的表现。

肤胀证:肤胀为卫气血脉逆滞之肌肤病症,出现肿胀指、肿胀皮肤、肿胀关节等,现代常为风湿免疫病弥漫性渗出的表现。

(三) 痿证

《素问·痿论》曰:"逢大热而渴,渴则阳气内伐,内伐则热舍于肾。肾者水藏也,今水不胜火,则骨枯而髓虚,故足不任身,发为骨痿。"王冰注:"阳气内伐,谓伐腹中阴气也。"《素问·痿论》提出:"调其虚实,和其逆顺,筋脉骨肉。"

《内经》提出痿证为阳气内伐所致,阳气在体内戕伐自身,则热舍于肾,耗损肾水,肾水亏损,发为骨痿等痿证。卫气为阳气之一,阳气内伐与卫气内伐是一致的。对于痿证的治疗,《内经》提出调和筋脉骨肉的虚实逆顺,并非是健脾益气,调节肾之水火更为重要。

(四) 不仁证

《灵枢·寿夭刚柔》曰:"卫之生病也……寒痹之为病也。留而不去,时痛而皮不仁。"《素问·痹论》曰:"其不痛不仁者,病久入深,荣卫之行涩。"王冰注:"不仁者,皮顽不知有无也。"

不仁为皮肤没有感觉的意思。不仁而疼痛为卫之实证。《内经》不仁证与麻证是有区别的,不仁证既有卫之实证,也有荣之虚证,荣气虚而不仁为营养性、失用性萎缩,但不一定麻。

不仁实证为风气散于分肉之间,与卫气相干,卫气凝而不行,脉道不利,故使肌肉不仁。

《素问·风论》曰:"风气与太阳俱入,行诸脉俞,散于分肉之间,与卫气相干,其道不利,故使肌肉愤膜而有疡,卫气有所凝而不行,故其肉有不仁也。"

麻、不仁、疼痛三症,可单独发生,也可同时出现,大多属于本虚标实之证,既有肾虚,又有脉络瘀滞,风瘀相搏,卫气留滞内伐。

脱髓鞘症、多发性硬化症为神经系统免疫病,早期有皮肤感觉减退、麻木、不仁和疼痛的症状,晚期有瘫痪、不痛不仁的症状。

（五）瞋目证和目不瞑证

《灵枢·寒热病》曰："阴跷阳跷，阴阳相交，阳入阴，阴出阳，交于目锐眦，阳气盛则瞋目，阴气盛则瞑目。"《灵枢·大惑论》曰："卫气不得入于阴，常留于阳，留于阳则阳气满，阳气满则阳跷盛，不得入于阴则阴气虚，故目不瞑矣。"

瞋目为瞪眼，瞑目为闭眼。目不瞑为眼睛不能闭合，如失眠而夜不瞑目。瞋目证为患者瞪眼，不能闭合。Graves病，甲状腺功能亢进，突眼，严重者不能闭合，是免疫病。瞋目证是眼睛瞪大，突眼是病理性的。卫气留于阳而不入于阴，阻滞于阳跷，阴虚阳盛，因而目不能闭合。这与卫气内伐而致病，为实证的观点是一致的。

（六）睢目证

《诸病源候论·睢目候》曰："风客于睑肤之间，所以其皮缓纵，垂覆于目，则不能开，世呼为睢目。"睢目为上眼睑下垂而睁不开来。睢目证显然是重症肌无力的临床表现，是由于风邪稽留于卫气，奇经八脉气血阻滞而致病。

（七）胁满证喘呼证

《灵枢·卫气失常》曰："卫气之留于腹中，搐积不行，苑蕴不得常所，使人支胁胃中满，喘呼逆息者，何以去之？"

卫气不行，留积腹中，能发生气滞胁满、气逆喘呼的症状。免疫病有胁满胁胀症状者多为免疫性肝病，免疫病有喘呼症状者多为间质性肺炎肺功能减退与支气管哮喘。

三、卫气理论与免疫

（一）营卫盛衰均可致病

《内经》提出营卫虚盛都可以致病的观点，符合阴阳盛衰均可致病的理论，自古以来指导着中医临床。现代中医书上阐述了营气卫气虚弱而致病一面，却忽略了营气卫气过盛也可以致病的另一面。

沈丕安认为中医教学上对于营气卫气的内容阐述过于简单，另外社会上片面强调增加营养、增强免疫。故而，营养不良性疾病确实明显减少，但营养过剩的疾病越来越多，如高脂血症、高血糖症、高尿酸血症、肥胖症等。

自身免疫性疾病发病率在增多，并且发病以后还在服用补药，用以补益卫气,增强免疫,反而增强了卫气,激活了抗体,加重了脏腑组织的损害。

(二) 卫气与免疫功能的关系

沈丕安发现中医理论中卫气与西医理论中人体的免疫功能有许多相关性。

1. 免疫与卫气的关系 近代免疫学的发展,认识到人体的免疫系统,尤其是 B 细胞系统,低下和亢进都可以致病。免疫低下抗体缺陷能引起严重的疾病,主要是感染和肿瘤。免疫过强也可以致病,产生自身抗体,引发自身免疫性疾病。

西医认为免疫低下和免疫亢进都可致病,中医认为卫气衰弱与卫气实滞都可致病,说法不同,其两面性观点是一致的。

2. 自身抗体与卫气的关系 风湿免疫性疾病,免疫亢进主要是自身抗体亢进而损伤自身组织脏腑,免疫复合物造成血管内栓塞,并引起血管内皮炎、关节炎、脏腑炎症等,从而发生一系列的自身免疫性疾病,最常见的如类风湿关节炎表现为类风湿因子(RF)、抗 CCP 抗体升高,系统性红斑狼疮表现为抗 Sm 抗体阳性、抗 dsDNA 抗体升高,干燥综合征表现为抗 SSA、抗 SSB 抗体阳性,自身免疫性肝病表现为抗 M2 线粒体抗体升高,桥本甲状腺炎表现为抗甲状腺过氧化酶抗体、抗甲状腺球蛋白抗体升高等。这类疾病大多属于中医痹证,西医属于风湿免疫性疾病。

根据《内经》的观点,痹证是由于卫气阻滞经脉血脉,内伐脏腑所引起,属于实证,而不是卫气虚弱所引起。

患者也会出现虚弱等诸多表现,但这是先天不足和慢性病长期消耗引起,主要是肾虚,待病邪祛除,经脉血脉疏通后,身体会逐渐康复,配合中医调理则速度更快。如果以扶正为主,则易碍邪,造成阻滞。

西医认为自身抗体产生、血管栓塞引起自身免疫性疾病,《内经》认为卫气阻滞血脉经脉,卫气内伐引起风湿痹证,理论虽然不同,但观点却是一致的。

3. 风湿免疫性疾病的中西医认识 西医认为风湿免疫性疾病是全身性系统性损害,五脏六腑,皮肤黏膜、浆膜、纤维、肌肉、骨骼、关节、腺体、血管、血液细胞,脑和神经系统等都会有损害,都可以进行理化检查以明确诊断。

中医古代虽然没有理化检查,可通过临床仔细观察,《内经》提出风湿痹证侵犯的部位有全身皮肤、纤维、肓膜、肌肉、血脉、经脉、筋骨和关节,以及五脏六腑,虽然比较宏观,但记载是明确的。

痹证为全身性广泛性损害,而不仅仅是单一的关节酸痛,因而《内经》记载有肢体痹、五脏痹等一系列的痹证。

现代中医引入了西医的设备和技术,进行各种检查以明确诊断,并开展实验研究,促使中医现代化、科学化。沈丕安相信若干年以后,当中医高度发展时,中医与西医的某些理论观点,一定会殊途同归,并将再次出现更高层次的分歧。

4. 抑制免疫和疏通卫气经脉 在治疗方面,西医使用糖皮质激素、免疫抑制剂、生物制剂等多种药物,以抑制免疫、消除炎症、抗血管炎、抗栓塞,对免疫功能具有抑制作用。糖皮质激素的效果非常显著,能够抢救许多急性危重症患者,但不良反应也非常多。当剂量逐渐减少,或者停用后,病情容易出现反跳。

历代中医留下了大量的治疗风湿痹证有效的方药,为现代中医所借鉴,进一步创新研制了许多新型的方药,疏通卫气经脉、养阴清热补肾等,并协助糖皮质激素等西药减量和停用,使许多患者临床症状得到改善。

5. 增强卫气和疏通卫气 由于中医过去对营卫理论阐述上的不足,现代临床上对于增强卫气还是疏通卫气发生了争论。增强卫气的主要方剂为玉屏风散、参苏饮,用以防治虚人外感,补中益气汤用以治疗气虚发热,其君药均为人参与黄芪。

痹证是否可以使用人参、黄芪,古代就有争论。清初的叶天士、徐灵胎早就提出痹证历节使用人参、黄芪是不宜的。《临证指南医案·痹》沈案:"从来痹症……若温补而图速效,又非壮盛所宜。"叶天士明确痹证不宜温补。周案:"参药不可与也,从行痹治。"但叶天士在痹证的康复阶段是使用参芪温补的。徐灵胎对此提出了批评。徐评:"用人参及温补之药者,十居二三,恐有留邪之患。"徐灵胎明确提出参芪温补留邪,即使在痹证的康复阶段也不宜使用。

沈丕安提出避免使用人参治疗系统性红斑狼疮,相关研究证实人参能够激活抗体,加重病情。因而对于风湿免疫性疾病不用人参,中医没有发生过争论。

至于黄芪争论较多,沈丕安曾多次提出黄芪能激活抗体,加重病情,这是从临床上观察而来的。有专家提出使用黄芪是病情的需要,也有人提出双方都是片面性的,沈丕安认为是否使用应服从辨证论治,每种说法都有道理,争论会促进中医的发展。

根据《内经》对于卫气理论的论述,沈丕安提出痹证、脉胀证等风湿免疫性疾病不应增强卫气,而应疏通经脉血脉。使用黄芪增强卫气,促进了卫气阻滞、戕伐自身,因而会加重痹证的病情。

现代中药药理研究证实人参、黄芪能全面增强免疫功能,包括非特异性免疫、特异性免疫、细胞免疫、体液免疫、补体免疫、分子免疫、T 细胞、B 细胞、NK

细胞等功能都具有增强作用。古代中医解释人参、黄芪有扶持正气,增强卫气、扶正托毒的功效,其实质就是增强免疫功能。

6. **调节卫气**　在增强人体抵抗力方面,西医免疫理论与中医卫气理论观点一致。中药与西药相比,有相似之处,更有不同之处。

中医有没有抑制卫气的方药?中医没有抑制卫气的理论,中医理论是调节卫气,意思是中医能使卫气虚弱者得到增强,卫气阻滞者得到疏通,而不是抑制卫气。因此,不会因为长期服用中药而引起卫气虚弱,导致机体弱不禁风,而是身体康健,不易被外邪侵袭。这是中医与西医理论上的不同,中药调节卫气的观点与西药免疫抑制剂的应用是治疗理念、治疗方法上的最大区别。

中医有疏通经脉气血、疏通卫气阻滞的治法,养阴生津、清热解毒、活血化瘀、祛风化湿等大类中就有一些中草药,如地黄、沙参、麦冬、黄芩、黄连、苦参、秦皮、金银花、忍冬藤、山豆根、土茯苓、徐长卿、牡丹皮、赤芍、白芍、川芎、郁金、姜黄、莪术、鬼箭羽、接骨木、金雀根、虎杖、羊蹄根、羌活、独活、制川乌、制关白附、白芥子、葶苈子,等等。这些都是沈丕安临床的常用药,用来疏通经脉气血,疏通卫气阻滞。沈丕安的经验方有红斑汤、清肾汤、羌活地黄汤等在我院广泛使用。在临床实践中观察到上述方药不但对于缓解病情有效,而且还有降低抗体和免疫球蛋白的效果。这些中草药药理研究报道,其中许多中药具有抑制体液免疫、抑制抗体的作用,并且不影响细胞免疫和分子免疫功能,从而不会使人体变得容易感冒或感染,部分中药还具有消除炎症、抗血管炎、抗凝血、抗栓塞,减少渗出,以及镇静解痛等多方面的作用。中药的力度虽然不及西药强劲快速,但不良反应也很轻微或是没有,可以长期服用,远期疗效较为可观,甚至能够达到完全缓解的效果,这是西药所不及的。

7. **风湿病痹证有三类**　风湿病有三类,第一类是免疫性风湿病,这是最常见的一类,该类疾病都与免疫有关,其中许多疾病已能检测抗体,定性并定量,如ANA、抗dsDNA、抗Sm、抗CCP等。中医经典方药如桂芍知母汤、防己地黄汤、羌活胜湿汤、宣痹汤等,使用祛邪宣通的方法治疗,而不用补法。

第二类是中老年人常见的关节肌肉酸痛的痹证,为退行性病变,也属于风湿病,如骨质增生症、骨质疏松症、肩周炎等,这些痹证与免疫关系不大。许多中老年人免疫功能减退,长期使用人参、黄芪,并与祛风活血药同用,不但对于缓解关节酸痛有效,而且对于增强体质、增强精神、增强免疫、增强抵抗力、延缓衰老和延年益寿都是有效果的,如独活寄生汤方中用人参,《备急千金要方》记载是用以治疗老年人腰背酸痛。三痹汤方中用人参、黄芪,用以治疗手足拘挛,虽然也是风湿病,但不是免疫性风湿病。

第三类为代谢性风湿病,如痛风性关节炎等,属于与免疫抗体无关的风湿病。如果是急性发作有红肿热痛,辨证属于湿热痰瘀的风湿痹痛,则不符合人参、黄芪补气的适应证。慢性期,只要符合辨证,参、芪并不禁忌。

由于痹证概念比较宏观,免疫性风湿病与退行性风湿病两类风湿病都属于痹证范畴,是由风湿阻滞关节脉络所致,均可以使用祛风活血的治疗方法,因而临床上常将两类风湿病混为一谈,在治疗上混淆不清。因此,有必要进一步认识卫气理论,并在理论上和治疗方法上做进一步的阐述,除共同性外,在免疫方面尚有完全相反的理论和治法。

临床上确实存在使用人参、党参、黄芪等加重了关节肿痛的情况,也观察到这类药物激活抗体的现象,这为沈丕安不主张使用这类中药找到了中医的理论根据。

四、阳气内伐理论与神经性免疫病

神经系统疾病归入中医痿证一类,痿证的病因病机方面,许多医家主要阐述《内经》肺热叶焦的观点。本书主要阐述后世医家较少提到的《内经》阳气内伐理论与痿证以及与神经系统免疫病的关系。

(一) 阳气的作用
《素问·生气通天论》曰:"阳气者,若天与日,失其所则折寿而不彰,故天运当以日光明。"

王冰注:"日不明则天境暝昧,阳不固则人寿夭折。"

《素问·生气通天论》曰:"阳气者,精则养神,柔则养筋。"王冰注:"此又明阳气之运养也。然阳气者,内化精微,养于神气,外为柔软,以固于筋。"

《内经》提出阳气若天之日光,日不明则天地昏暗,人体如缺少阳气则人寿夭折。阳气正常运行则能护卫人的正气,精神充足,筋骨柔软而坚固,才能健康长寿。

(二) 阳气与卫气的关系
《素问·生气通天论》曰:"阳者,卫外而为固也。"

《素问·生气通天论》曰:"是故阳因而上,卫外者也。"

王冰注:"此所以明阳气运行之部分,辅卫人身之正用也。"

《内经》提出卫气属于阳气一类。阳气充沛的人则卫气充实,卫外功能健全而坚固,阳气能辅佐人身正常的防卫功用。

(三) 阳气内伐而致痿

1. **阳气内伐** 阳气内伐与卫气内伐是一致的。阴阳有盛衰虚实之变化,阳气过盛过实,则阳气内伐,说明阳气能够戕伐自身而致病。

2. **阳气内伐引起痿证** 《素问·痿论》曰:"逢大热而渴,渴则阳气内伐,内伐则热舍于肾。肾者水藏也,今水不胜火,则骨枯而髓虚,故足不任身,发为骨痿。"王冰注:"阳气内伐,谓伐腹中阴气也。"

《内经》提出阳气内伐自身引起的病证,主要是痿证。痿是痿软、痿废,不是萎缩。萎缩是枯萎体积缩小。痿、萎二字不能混淆。《内经》有五痿,为脉痿、筋痿、骨痿、肉痿、足痿。阳气内伐则热舍于肾而火旺伤肾,耗损肾水,肾水亏损,发为骨痿等痿证。历代许多医家重视《内经》提出的肺热叶焦则生痿躄的观点,忽略了阳气内伐而致痿的观点。王冰注解痿躄为足痿废软弱不能行走,不一定有肌肉萎缩。

3. **阳气内伐与卫气内伐** 阳气内伐则为痿证,痿躄证。卫气内伐则为痹证、胀证、不仁证,卫气不行内伐同时阳气卫气内伐则为痿痹证、肿胀证、不仁证。《灵枢·刺节真邪》曰:"卫气不行,则为不仁。"

(四) 肺热叶焦的观点

1. **肺热叶焦引起痿躄** 《素问·痿论》曰:"五藏因肺热叶焦,发为痿躄。"王冰注:"痿,谓痿弱无力以运动。""躄,足不得伸以行也。"《类经·十七卷》曰:"痿者,痿弱无力,举动不能也。""躄者,足弱不能行也。"

关于肺热叶焦则生痿躄的观点,历代许多医家都有阐释。痿躄为下肢痿软不能行走。据《素问·痿论》记载,外感从皮毛而入,并有发热,并且是高热,以至于肺叶像树叶那样热得枯萎。焦并不是肺叶被烧焦,而是高热时伤津脱液,肺叶变得干枯。

2. **关于五痿** 《素问·痿论》曰:"黄帝问曰:五藏使人痿,何也?岐伯对曰:肺主身之皮毛,心主身之血脉,肝主身之筋膜,脾主身之肌肉,肾主身之骨髓,故肺热叶焦,则皮毛虚弱急薄着,则生痿躄也。"《类经·十七卷》曰:"五脏所主不同,故痿生亦异。筋膜者,按全元起曰:人皮下肉上筋膜也。凡肉理脏腑之间,其成片联络薄筋,皆谓之膜,所以屏障血气者也。凡筋膜所在之处,脉络必分,血气必聚,故又谓之膜原,亦谓之脂膜。"

五痿为脉痿、筋痿、肉痿、骨痿、足痿,五痿中没有皮痿,肺主皮毛,肺热叶焦并不是引起皮痿,而是皮毛虚弱急薄,引起痿躄。

3. 关于痿证发热 《素问·痿论》曰:"骨痿者,生于大热也。"《类经·十七卷》曰:"远行劳倦,最能生热,阳盛则内伐真阴,水不胜火,故生于肾。"

部分痿证有发热症状,肺热叶焦即有发热、高热的意思。《内经》还提出肉痿骨痿逢大热,生于大热,其意思为骨痿有大热的症状,或者是逢暑天大热而生骨痿,二者虽然都可以解释,但痿证一年四季都可发生,而并非仅生于暑天。张景岳诠释大热为发热。

部分神经系统感染性疾病有发热症状,部分痿证急性期初发阶段由上呼吸道感染诱发,或在继发感染时,才有高热的症状,但这些都与六淫外邪有关。免疫病之重症肌无力和多发性硬化症都是慢性病,一般没有发热,只有在与系统性红斑狼疮重叠时才会出现发热。风湿免疫病中的嗜酸性筋膜炎、结节性脂膜炎、狼疮性脂膜炎,可出现发热、高热等症状,这与阳气内伐有关,与感受六淫外邪诱发也有关。

(五)因于湿热和劳倦的观点

1. 因于湿热 《素问·生气通天论》曰:"因于湿,首如裹,湿热不攘,大筋缦短,小筋弛长,缦短为拘,弛长为痿。"《素问·痿论》曰:"肉痿者,得之湿地也。""居处相湿……发为肉痿。"湿热不除,大筋缩短,小筋弛长,筋脉拘挛而弛长,成为痿证,主要是肉痿、筋痿。

2. 因于劳倦 《素问·痿论》曰:"有所远行劳倦,逢大热而渴……发为骨痿。"古代远行必然劳倦,劳倦易于发热,并容易患骨痿证。可能与感染性疾病之痿证有关。

3. 因于入房 《素问·痿论》曰:"入房太甚,宗筋弛纵,发为筋痿。"

《类经·十七卷》曰:"宗筋者,前阴所聚之筋也。"宗筋弛软则为阳痿之证,宗筋弛软,并且腰部带脉不能牵引,则为足痿不用之证。王冰注:"引,谓牵引。"

古代常将房事太甚作为发病因素,宗筋会聚于前阴,房事频繁,可发生宗筋弛纵而阳痿。阳痿属于筋痿一类。但男性阳痿证,中医虽然也属于痿证,但与神经系统之痿躄不同。

（六）与五脏相关的观点

1. 与五脏经络相关 《素问·痿论》曰："心气热，则下脉厥而上，上则下脉虚，虚则生脉痿，枢折挈，胫纵而不任地也。肝气热，则胆泄口苦，筋膜干，筋膜干则筋急而挛，发为筋痿。脾气热，则胃干而渴，肌肉不仁，发为肉痿。肾气热，则腰脊不举，骨枯而髓减，发为骨痿。"王冰注："肾气主足，故膝腕枢纽如折去而不相提挈，胫筋纵缓而不能任用于地也。"

由于肺热叶焦所引起的痿躄为五痿，脉、筋、肉、骨与心、肝、脾、肾之经络相联系，因而可从经证发展至脏证，累及心、肝、脾、肾四脏，发热则与肺、与皮毛相关联，五脏都可以累及，这是痿证晚期和重症的表现。

2. 其本在肾 《素问·痿论》曰："内伐则热舍于肾，肾者水藏也，今水不胜火，则骨枯而髓虚，故足不任身，发为骨痿。"《类经》曰："热甚则精髓干涸，故骨枯而痿，病生于肾也。"《内经》提出痿证与五脏相关，为阳气内伐所致，阳气在体内戕伐自身，则热舍于肾，肾热则耗损肾水，肾水亏损，水不胜火，骨枯髓虚，发为骨痿等痿证。因而痿证其本在肾。

3. 肺胃为标 《素问·痿论》曰："肺者，藏之长也，为心之盖也，有所失亡，所求不得，则发肺鸣，鸣则肺热叶焦。故曰：五藏因肺热叶焦，发为痿躄。"按：肺鸣为气喘之吼声。《素问·痿论》曰："阳明者，五藏六府之海，主润宗筋，宗筋主束骨而利机关也。""故阳明虚则宗筋纵，带脉不引，故足痿不用也。"《景岳全书·痿证》曰："五脏之证，又总于肺热叶焦，以致金燥水亏，乃成痿证。"痿证肺热叶焦而发热，痿证发热与皮毛虚弱急薄有关，有虚有实。阳明主润宗筋，阳明虚则宗筋弛软，阳明实为发热，也是有虚有实。但肺胃是痿证之标。张景岳提出痿证为金燥水亏，是指肺金干燥为标，肾虚水亏为本。

4. 与奇经八脉相关 《素问·痿论》曰："冲脉者，经脉之海也，主渗灌溪谷，与阳明合于宗筋，阴阳摠宗筋之会，会于气街，而阳明为之长，皆属于带脉，而络于督脉。故阳明虚则宗筋纵，带脉不引，故足痿不用也。"按：摠同总。《内经》提出痿证与冲、任、督、带四脉有关，主要引起足痿和阳痿。因此，足痿和阳痿的治疗必须与奇经八脉相联系，这在《临证指南医案》有记载。

5. 痹传之痿 《素问·痿论》曰："大经空虚，发为肌痹，传为脉痿。""筋痿者，生于肝，使内也。有渐于湿，以水为事，若有所留，居处相湿，肌肉濡渍，痹而不仁，发为肉痿。"《内经》有病传理论，提出肌痹可传为脉痿，痹而不仁可发为肉痿。患者先有肌肉酸痛而不仁，随之而传变为痿证，这在临床上是存在的。如脱髓鞘症的症状酸痛、麻木、不仁都有，最后不能行走成为痿证。

6. **似痹似痿** 《素问·痹论》曰:"痹在于骨则重,在于脉则血凝而不流,在于筋则屈不伸,在于肉则不仁,在于皮则寒,故具此五者,则不痛也。凡痹之类,逢寒则虫,逢热则纵。"王冰注:"虫,谓皮中如虫行,纵,谓纵缓不相就。"

《类经》曰:"具此五者,则筋骨肉血脉之间,气无不痹,故不得为痛也。""虫,《甲乙经》作急,于义为得。盖逢寒则筋挛,故急。逢热则筋弛,故纵也"。痹有五种病情可以不痛,如痹而不仁,但不仁可为肉痿,痹而筋纵,但筋纵可为筋痿,痹而胫纵而足不任地,但胫纵可为脉痿,痹在骨则重,但骨重而枯可为骨痿。这似痹似痿实际上已经是痿痹和痿的表现。《内经》虽然写在《素问·痹论》的最后一段中,但已出现了痿的早期表现,接下去就是《素问·痿论》之五痿。因而后世有痿痹或痹痿这一病证。关于虫字,王冰注为如皮中虫行。张景岳据《针灸甲乙经》诠注为急,逢寒则筋脉挛急,逢热则筋弛纵。

(七) 阳气内伐的病症

1. **痿证和痿痹证** 《素问·痿论》曰:"大经空虚,发为肌痹,传为脉痿。""入房太甚,宗筋弛纵,发为筋痿。""居处相湿,肌肉濡渍,痹而不仁,发为肉痿。""则骨枯而髓虚,故足不任身,发为骨痿。""故阳明虚则宗筋纵,带脉不引,故足痿不用也。"阳气内伐,足不任身,则为骨痿等五痿证。痿为脉痿、筋痿、肉痿、骨痿、足痿,总称为痿躄,但没有皮痿。此外尚有痿痹证、不仁证,也与阳气内伐有关。

2. **睢目证** 《诸病源候论·睢目候》曰:"若血气虚则肤腠开而受风。风客于睑肤之间,所以其皮缓纵,垂覆于目,则不能开。世呼为睢目,亦名侵风。"《诸病源候论》记载之睢目,为眼睑皮肤缓纵松弛,上眼睑下垂覆目,不能张目仰视。睢目证显然是重症肌无力的临床表现,是由于风邪稽留于卫气,奇经八脉气血阻滞而致病。这些症状的描述与眼肌型重症肌无力较为一致。影响到四肢全身则属于痿证、痿躄证范畴。眼眶属于奇经八脉所分布,眼睑下垂与奇经阻滞有关。脱髓鞘症和多发性硬化症中医属于痿证、痿痹证范畴。

(八) 痿证的治疗

《内经》提出的治疗原则有如下的三个方面。一是独取阳明;二是调节阳气,调节肾之水火;三是调和筋脉骨肉的虚实逆顺。

1. **关于独取阳明** 《素问·痿论》曰:"论言治痿独取阳明,何也。"《灵枢·根结》曰:"故痿疾者,取之阳明。"王冰、张景岳对"独"字没有解释。《内经》同样的一句话,一句有"独"字,一句无"独"字,说明这"独"字为一可有可无的虚字。

"独取阳明"之"独"为语助词之其,其取法阳明,并非是单一治疗阳明,因而"独"字不能解释为单独,独一无二。后世许多医家强调独取阳明,阳明经之病证有虚有实,阳明实证有发热,对于痿证急性期是正确的,这是解决发热的重要治法。

2. 调节阴阳水火 《素问·痿论》曰:"今水不胜火,则骨枯而髓虚,故足不任身,发为骨痿。"对于阳明虚证,宗筋弛软,带脉不引,足痿不用,仅从足阳明经脉论治远远不够。对于慢性痿证,骨枯而髓虚的患者,还需要调节阴阳,调节水火,滋阴抑阳,以水制火,这些更为重要。

3. 调节筋脉骨肉的虚实 《素问·痿论》曰:"调其虚实,和其逆顺,筋脉骨肉。"沈丕安根据内经理论,强调对于筋脉骨肉之痿证,还需要结合筋脉骨肉的虚实逆顺,这样才能更全面地治疗痿证。如骨枯髓虚之骨痿,当为虚证,"大热而渴"当为实证。骨痿既有骨枯髓虚,又有大热,则为虚实兼有之证。

(九)神经系统免疫病的治疗体会

沈丕安临床上常有系统性红斑狼疮合并重症肌无力、脱髓鞘症、多发性硬化症的患者。

1. 关于中医病证范畴 《诸病源候论》上提出睢目证,症状的描述与眼肌型重症肌无力较为一致,影响到四肢全身则属于痿证、痿躄证范畴。脱髓鞘症和多发性硬化症中医属于痿证,痿痹证范畴。

2. 关于病机和治则 张景岳提出痿证以金燥水亏为主,为肺燥肾虚之证。《景岳全书·痿证》曰:"五脏之证,又总于肺热叶焦,以致金燥水亏,乃成痿证。"治疗采用朱丹溪等的方药大补阴丸、鹿角胶丸、六味丸、八味丸等。主要药为地黄、知母、鹿角、龟甲等。叶天士提出痿症与"热瘀湿滞"有关,清热化湿化瘀是重要的治法,常用药有萆薢、防己、薏苡仁、当归、牛膝等。叶天士并提出痹证和痿证采用奇经八脉辨证,与肝肾虚损有关,而与脾胃气虚关系不大。

沈丕安认同张、叶二人的观点和治法,痿证的病机为肝肾虚损,奇经瘀热湿滞。治疗方法如果以补气扶正为主,极易碍邪,增加热瘀湿滞。

3. 关于治疗 对于重症肌无力、脱髓鞘症、多发性硬化症的治疗,沈丕安的体会有三点。

第一是使用阳气内伐、卫气内伐理论,调节阴阳,调节卫气的观点,用以抑制抗体,如抗乙酰胆碱抗体,降低免疫球蛋白。沈丕安以清热化瘀为主,常用生地黄、黄芩、黄连、苦参、秦皮、忍冬藤、金雀根、土茯苓、莪术、郁金、姜黄、牡丹皮、赤芍、水牛角等中药治疗。

第二是由叶天士提出的痹证、痿证使用奇经八脉辨证的观点。部分免疫病早期并不侵害内脏，奇经八脉只与肝肾经脉有关，与脾经关系不大，但肝肾经脉只分布于阴面，奇经八脉分布于全身之阴面和阳面，头面部，口眼周围。因而，对于肌软乏力的治疗方法当以补益肝肾，宜用地黄、山茱萸、龟甲、鹿角等，而不是健脾益气。疏通奇经八脉则用清热化瘀，佐以祛风化湿，如防己、厚朴、萆薢、白附子等。中后期重症侵害内脏的患者，则宜中西医结合治疗。

第三是平肝息风，患者有肢体麻木、疼痛、震颤等症状，辨证为肾虚肝风，补肾是治本，临床还需要平肝息风，使用具有镇静镇痛、抗惊厥作用的中药，如天麻、钩藤、天南星、半夏、白蒺藜、蔓荆子等，后五味中药可大剂量至 30 g，能改善早期轻症患者的头晕、头痛、震颤等症状，是经验方清脑汤的主要用药。僵蚕、蝉蜕、全蝎、蜈蚣，与之同用能增效。但需注意全蝎、蜈蚣易引发过敏。忍冬藤、防己、厚朴有松弛肌肉的作用，可以改善胸背四肢绷紧僵硬的症状，厚朴还能改善流涎。白附子镇痛镇静力强，根据《本草纲目》记载可治缓弱顽痹，能够增强皮质功能，有利于痿证、痹证治疗。

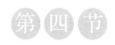

津液理论在风湿病中的应用

水液和津液都是人体内正常的体液。水液和津液都有正常的流动管道，水道、津管液道，分布在上中下三焦，五脏六腑，四肢百骸。水液不能通调而积聚过多或泛溢则患肿胀、鼓胀、积液等病证，水气上迫则患喘呼等病证，膀胱排泄不畅则患癃闭、遗尿等病证，水液变成水邪，成了致病因素。

水液干涸则患口渴、咽干、尿少、便干之证，但水液并没有变成为水邪，可能是生理性的，饮水即可改善。伤津脱液则属于病理性的燥证范畴——失水和电解质紊乱。上液之道堵塞则患口眼干燥之证，三焦管道堵塞则可能会损害五脏六腑。

一、津液理论溯源——肾水为本，肺胃为标

中医津液理论是肾命学说、脾胃学说的一个组成部分。源于《内经》的津液

论述,由清代温病学派的叶天士、吴鞠通、王孟英继承和发扬。内科杂病燥证由邵新甫、石寿棠等所阐述。这些都为风湿病免疫病口眼干燥之证、治疗用药和创新提供参考。

(一) 津和液概说

1. **津和液概念** 古代津和液是两个概念,《灵枢·决气》记载:"何谓津……腠理发泄,汗出溱溱,是谓津。何谓液……谷入气满,淖泽注于骨,骨属屈伸,泄泽,补益脑髓,皮肤润泽,是谓液。"但《内经》津液常合在一起统称的。《素问·逆调论》曰:"肾为水藏,主津液。"

现代理解,液是指水液,津是指津液。津液由水谷食物之精华而形成,为全身器官和组织的正常水液和腺体分泌液、黏液。津液共有九种,包括泪液、唾液、涎液、涕液、汗液、胃液、肠液、尿液、关节液,以及以津液为基质的五种重要体液,如血液、精液、髓液、胆液,以及经水。

2. **津液的功能** 津液是正常的生理功能,对全身器官起到濡润作用。濡养润泽器官和组织的液体都称为津液。水液、津液不可以减少和干涸,减少或干涸都是病理性改变,常由疾病引起。

3. **水液与津液** 水液可遍布全身,津液必须以水液为基质,有了水液,津液也随之而来。没有水液就没有津液。水液干枯,津液则无法化生。但是局部没有津液,全身的水液还是存在的。例如唾液、泪液、胃液、肠液减少了,干燥了,全身的水液或其他部位的水液还是存在的,不一定会减少。津液减少可能是生理性的,也可能是病理性的。水液增多能致病,会出现肿胀和积液,是病理性的,中医称水邪、饮邪、积饮、痰饮。因此,水液和津液是有所区别的两个概念,不可混为一谈。

4. **水液津液的脏器** 水液津液的生成、输布、运行、排泄,主要为肺、脾、肾三脏,胃、大肠、小肠、三焦、膀胱也都参与。古代有汗血同源论,夺液无汗论,血燥津枯论,提出人体血液被夺,则汗液被夺,汗液被夺,则血液被夺,血液与津液同时失去,血燥和津枯同时发生的观点。

(1) 肾:《素问·逆调论》曰:"肾者水藏,主津液。"唾液为口津,为肾水上润之津液。因此,古人说"肾液为唾"。

(2) 脾胃:脾主运化,化生运行水谷之精微。《素问·太阴阳明论》曰:"脾与胃以膜相连耳,而能为之行其津液。""今脾病不能为胃行其津液"。说明脾胃为津液生成、输布、运行的器官。

（3）肺：《素问·经脉别论》记载："肺朝百脉,输精于皮毛。"又载："通调水道,下输膀胱。"因此,肺对水液津液的功能是宣发肃降,起着濡润经脉、皮肤的作用,为水液输布、运行的器官。

（4）皮肤、腠理：《灵枢·决气》曰："津脱者,腠理开,汗大泄。"

腠理包括皮肤、毛孔、汗腺,皮部为十二经脉、络脉在皮表分布的部位。皮肤腠理为患之人,或腠理不密,或腠理闭塞。腠理不密则汗出过多,津液耗失,这是常见症状,腠理闭塞则液流不畅,血脉瘀滞,津液流通受阻,从而发生肤色不华、皮肤干燥、开裂、红斑、紫斑、皮疹、结节、瘙痒、脱屑、萎缩、毛发枯萎等皮肤病变,这些都是风湿免疫病常见的临床表现。

5. 津液的主要组成

（1）血液：血液为津液所化生而来,"津液和调,变化而赤为血"。血液为津液最主要的成分,或者说津液为血液的组成部分。血液、津液都是由脾胃吸取水谷之精微,营气营养化生而来。《灵枢·邪客》曰："营气者,泌其津液,注之于脉,化以为血,以荣四末,内注五藏六府。"故此,中医有"津血同源"之论。营气不足则津液不足,津液不足则血液虚损。

（2）唾液：唾液属于水液、津液之一种,唾在口内,唾液归于肾,为肾水上润之组成部分。《难经·三十四难》曰："肾液为唾。"唾液为肾精、肾水所化。因此,唾液属肾,唾液亏损的本质是肾水不足。唾液亏损与胃阴不足也有关,《杂病源流犀烛》曰："唾为肾液,而肾为胃之关,故肾家之唾为病,必见于胃也。"唾液与脾胃和肺的功能间接相关,所以干燥综合征的治疗应以益肾壮水为主,养胃润肺为辅。

（3）泪液：《素问·宣明五气》曰："肝为泪",说明泪液为肝之液,为肝血所化。泪水减少,眼睛干涩,为肝血不足所引起。中医有肝肾同源论,肝血不足的实质为肾水不足,肾精亏损。因此,眼睛干涩,甚至没有泪水,其本质是肝肾虚损。血液、唾液、泪液不足,其本质为肝肾虚损。

（4）汗液：汗液为津液所化,有润泽皮肤的功能。汗液受损而缺乏时,则皮肤干燥、开裂、瘙痒、脱屑。在风湿免疫病中,如系统性红斑狼疮、皮肌炎、硬皮病、类风湿关节炎、干燥综合征、白塞综合征、银屑病关节炎、过敏性皮炎等,常见这类临床表现。

（5）尿液：《素问·灵兰秘典论》曰："膀胱者,州都之官,津液藏焉,气化则能出矣。"膀胱储藏的尿液,是津液的一个组成部分。尿液是正常的体液,虽然是人体的废液,但是清洁的。体内水液不足,全身津液减少,尿量也会随之而减少。

肾病泡沫尿,或有气泡,或有蛋白,排尿乏力,精华流失,为肾虚之证。干燥综合征肾小管酸中毒酸性尿,早期没有临床症状,为实证。

(6)关于废液和水邪:作为废物排泄出体外的,如粪液、痰液,这些都是水液的一部分,是废水废液,而不是津液。大肠、小肠、膀胱为水液以及废水废物排泄的通道。涕液、尿液既是津液之一,又是废液,须正常排泄。肿胀、浮肿、腹水、胸水、积液、水肿、尿潴留、痰多、涕多等,这是水液增多,排泄不畅,为疾病引起,属于病理性改变,中医称为水邪、饮邪、积饮、痰饮、积液。

(二)叶天士创建胃阴津液内伤理论

脾胃学说的发展有四大内容,包括脾虚内伤发热理论、脾肾两虚与肾命虚损理论、脾虚与五脏虚损理论和胃阴津液内伤理论。胃阴津液内伤理论是脾胃学说的第四部分内容,是清初温病学派叶天士所创建,阐述了温病时和温病后的津液亏损、正气虚弱,以及饮食康复等问题。相关著作有《临证指南医案》,由叶氏门人华岫云等采辑并阐述。叶案和华论等成为该书的一个整体。

叶天士的学术观点,由吴鞠通、王孟英所继承发展。他们的著作有《温病条辨》《温热经纬》《随息居饮食谱》等,组成了温病学说的完整体系。一方面阐述了叶天士所创建的温病辨证论治的学术思想,同时还发扬了叶天士所创建的胃阴津液理论。

肾主先天之津液,胃主后天之津液。肾虚为先天之津液不足,胃虚为后天之津液耗失。肾虚津液不足理论与胃阴津液内伤理论,二者构成了中医津液理论的完整体系。

1. **脾胃、胃虚与脾虚**　胃主受纳,脾主运化,胃和脾都是消化器官。后人又进一步提出脾胃为后天之本,气血生化之源。《临证指南医案》上阐述了脾胃一系列对后世影响很大的观点。

(1)脾胃性质有阴土阳土之分:脾胃性质不同,有阴阳之分。脾胃皆属土,胃属阳土,脾属阴土,阳土易燥,阴土易湿。在病变方面,胃病则受纳失常而纳食减少,脾病则运化失常而水谷不化。胃虚则津液耗损而有口干便燥之症,脾虚则水湿积滞而有泄泻肿满之症。脾病和胃病虽都是消化病,但自叶天士阐述后,明确提出了脾和胃是消化道病症的两个不同方面。

(2)脾胃功能有燥湿升降之分:叶天士提出了胃喜凉、喜柔润而恶燥,脾喜燥、喜刚烈而恶湿。胃宜降,以通为补,脾宜升,以运为健的观点。

2. **胃阴虚的概念与津液损耗**　胃阴虚的概念是阴虚之体或热病伤阴所引

起的津液耗损的内热之症,是由叶天士提出来的。《临证指南医案》记载有三个方面的内容。① 肾虚体质,又有胃阴虚之症,津液不足。② 热病伤阴,胃津损耗,或热病后津液未复。③ 久病火旺,耗损胃阴津液。胃阴虚损已经超越了消化系统范围。这是全身性疾病和发热疾病所引起的全身津液损耗和消化道症状的表现。消化道症状是全身性疾病的一个部分,本质还是津液不足、津液损耗。

3. 风湿免疫病胃阴虚的临床表现　系统性红斑狼疮、干燥综合征等许多风湿免疫病,往往存在胃阴虚损、津液不足的临床表现。如低热内热、面部升火、五心烦热、口干咽燥、涕泪暗耗、齿浮鼻衄、大便干结、舌红无津、脉细数等表现。可辨证为胃阴不足,但其本质是肾阴不足。

对风湿免疫病之高热,现代医疗可以通过输液补充电解质、维生素等,解决患者体液不足和酸碱平衡的问题,即改善温病"口焦唇裂"的脱水现象。但患者阴虚内热、伤津干燥的症状还会存在一段时间,这是由于胃阴渐复,肾津仍亏,标易治本难复的缘故。

(三) 胃阴虚津不足的治疗

《临证指南医案》和《温病条辨》上有系统的治疗方法。《温病条辨》中论述:"近代以来,惟喻氏始补燥气论,其方用甘润微寒,叶氏亦有燥气化火论,其方用辛凉甘润。"

喻嘉言有清燥救肺汤一方,以生石膏、麦冬、胡麻仁等为主药,以治疗秋天肺燥发热之证。

叶天士有养胃汤一方,以沙参、麦冬、玉竹等为主药,以治疗胃阴不足口干少纳等症。《温病条辨》有增液汤一方,由生地黄、麦冬、玄参三药组成,以治疗温病伤津脱液。实际上,增液汤也是叶天士《临证指南医案》的处方,吴鞠通取了方名。

清初的三位医家确立了中医燥气致病,甘寒濡润、养胃生津的理论和治疗方法。其方药对于干燥综合征虽不宜照搬,但具有重要的启发作用和参考价值。

1. 甘寒濡润、养胃生津

(1) 养胃生津:《临证指南医案》曰:"甘平或甘凉濡润,以养胃阴,则津液来复。"叶天士提出对阳明经证,热盛津亏者,对胃阴不足,咽干舌红者,宜用养胃生津、甘凉濡润的治法,促进津液恢复。

(2) 代表方剂:养胃生津、甘寒濡润的代表方剂有养胃汤、沙参麦冬汤、增液汤、清燥救肺汤等。药物有生地黄、麦冬、玄参、沙参、生石膏等。

（3）辛热香燥之品伤阴劫津：《临证指南医案》曰："不宜用辛开苦降，也不宜苦寒下夺，以损胃气。"辛热香燥之品，如附子、桂枝、干姜、高良姜、吴茱萸、木香、砂仁、乌药、苍术、厚朴等。热药伤阴，燥药伤津，这些中药能伤阴劫津，使患者更加干燥，往往会加重便秘，甚至会引动胃火而出血，因此不宜使用。

半夏、天南星性温，化痰燥湿，也属于温燥之品。临床常看到由于误用加重了口干的情况。

对阳明腑证，高热便燥者或肠液亏少，大便干结者，也不宜使用燥烈之品。

辛开苦降是治疗胃病的一个重要治法，其代表方剂是左金丸。吴茱萸为温中止痛的良药。《本草纲目》记载吴茱萸："辛热，走气动火，昏目发疮。"患者胃痛时可小剂量使用。中医主张吴茱萸不过钱，与黄连配伍组成左金丸，其剂量为1∶6，即黄连 3～9 g，吴茱萸 1～3 g。

与此相反，对于脾虚湿重者，宜使用燥药、刚药燥湿，不宜使用养阴助湿药。

2. 通降为补、通降为用

（1）叶天士的论点：这是叶天士对脾胃的另一重要治疗法则。《临证指南医案》曰："脾宜升则健，胃宜降则和""六腑者传化物而不藏，以通为用""仲景急下存津，其治在胃，东垣大升阳气，其治在脾""胃阳受伤，腑病以通为补"。

（2）六腑病证都需通降：伤寒阳明腑证用通降攻下和急下存津的治疗方法，当时是用于外感实证。叶天士将伤寒通降法扩大了应用范围，对内科六腑之证均使用通降之法。这种治法现已被临床广泛采用。

临床上治疗六腑病证滥用补法的情况并不在少数。

通降之法用于腑病，而不用于脏病。对胃本身疾病需用通降法之外，并能普遍应用于免疫病各种疾病的治疗上。

（3）风湿免疫病之通降：风湿免疫病之干燥，多属胃阴虚，津液不足，除养胃生津外，通降也是重要的。通降除了泻下通便以外，还包括清热、消导、利水、理气、活血、通络等。

肾阴虚，津液不足，则不宜使用通降之法。如果津液不足，肾阴虚与胃阴虚同时存在，养阴生津与通降之法可以同用，其中清热化瘀为常用之法。

3. 宜升与宜降

（1）升与降：李东垣提出胃气升发理论，叶天士又提出胃气通降理论。那胃气究竟是升还是降。升发胃气是脾胃之气，是土气，后天之本，升的是气火和精血，论的是人体的正常生理功能。降胃是指胃的运动功能，是治法。降的是浊气，是气、湿、食、痰、热、瘀，得以通畅下达。这一升一降就是脾升胃降的功能，实质上是正与邪的问题。正气宜升,邪气宜降。

（2）风湿免疫病的升与降：风湿免疫病之风、寒、湿、热、瘀、痰、毒七邪复合,为实证,属于宜降不宜升的范围。风湿免疫病肾虚和脾虚,为虚证,属于宜升不宜降的范围。

4. 宜补与宜清

（1）脾宜补,胃宜清：胃病宜清宜降,不宜补,不宜升,脾病宜补宜升,不宜清,不宜降。补药滋腻呆胃,升药引吐伤胃。清药助湿难化,降药伤脾易泻。

（2）风湿免疫病的补与清：许多风湿免疫病需长期服药,有的需终身治疗。处方用药时,要时刻注意保护胃气。苦寒伤脾损阳,甘寒呆胃助湿。临床上滥用苦寒、甘寒,引起患者食欲减退、胃痛腹胀、大便溏薄的情况还是屡见不鲜的。

风湿免疫病常使用生地黄、熟地黄、麦冬、生石膏、芦根、黄芩、苦参等滋阴药、清热药、生津药,此诸类药物谓之清,容易引起患者胃痛、腹泻。因此,必须保护好患者的胃肠功能。二陈汤、左金丸、藿香正气散、理中汤等都有保护脾胃功效,可与之配伍。

5. 增液 增液是增加津液。轻度伤津脱水可以服用盐水、果汁、茶水、牛奶、豆浆、糖水等,适量补充,水液得以补充,能够快速改善口干。伤津脱水甚者可以采用输液、输血、输血浆、输蛋白、输维生素、输电解质等方式,基本可以纠正水液平衡,改善脱水状态。

但补液不能解决阴虚津亏的慢性问题,须结合辨证标本兼治,使用养阴生津的方法才能解决。

（四）脾胃学说津液理论小结

脾胃学说告诉我们,胃宜凉、宜通、宜降,脾宜温、宜健、宜升。为了解决干燥综合征、红斑狼疮的干燥,以及风湿免疫病高热时的伤津,在使用甘寒、苦寒的滋阴药、生津药、清热药、化瘀药、祛风湿药、化痰药等的时候,必须注意保护正气和滋养津液。

津液理论是中医的重要理论。《内经》有肾主水、肾主唾、肾主津液的理论。

清初叶天士、吴鞠通等人,是在治疗大量温病发热的同时,提出了发热时和发热后患者还存在伤津脱液的问题。叶天士创立的胃阴理论,用胃阴受伤、津液耗损来指导,提出了甘凉濡润、以养胃阴的方法,并设计了养胃汤、增液汤,以及提出了一系列养胃生津的药物和食物。

叶天士养胃理论的建立,使李东垣提出的脾胃学说得以最后完成,并且使

《内经》提出的津液理论,肾主先天之津液,胃主后天之津液,将脾胃学说与津液理论发展成为一个完整的体系。

中医肾水理论、津液理论,以及滋水、生津、增液、润燥的治法,对现今风湿免疫病,肾水不足,津亏液损,津亏血燥,津亏血瘀,津亏血虚,所发生的临床表现,有口眼干燥,肺燥干咳,肠燥便结,皮肤干裂,指端溃疡,脱屑瘙痒,毛发干枯,筋骨酸痛,屈伸不利,板滞僵硬等,都需要使用养阴生津、滋润化瘀的方法来治疗。

(五) 饮食养胃理论的发展

中医理论在药物治疗的同时还重视食疗药膳的方法。

1. 食疗与药膳发展的雏形

(1) 中医食疗学的雏形。《素问·至真要大论》曰:"谷肉果菜,食养尽之。"《素问·藏气法时论》曰:"五谷为养,五果为助,五畜为益,五菜为充,气味合而服之,以补益精气。"这些记载是中医食疗学的萌芽。

所谓食疗学就是将食物作为药物或食物与药物结合,进行治病养生的学科,长期以来从属于本草学的一个组成部分。

食疗方法古已有之。唐代《备急千金要方》食治篇和孟诜《食疗本草》专著的出现,都是将食物作为药物用以治病的。

《备急千金要方》食治篇曰:"是故食能排邪而发脏腑,悦神爽志,以资血气。若能用食平疴,释情遣疾者,可谓良工。"书中分果实类、蔬菜类、谷米类、鸟兽类共四类,计有174种食物。每一种食物还都作为中药,按照中药的性味功效主治而编写。这是反映了唐代以前的数千年,中华民族赖以生存、健康、繁衍的生活保障。

明代《本草纲目》记载的1892味中药中食物有300多种。分谷部、菜部、果部,动物类食物则混杂在虫部、鳞部、介部、禽部、兽部之中,作为药物一起编写,并且都是作为药物治病而使用的。

因此,从孙思邈到李时珍的近一千年中,中医食疗药膳一直是从属于本草学,仅作为中药学的一小部分。尚没有形成作为人们营养生活的一门独立的理论、独立的学科。

(2) 中医药膳学的雏形:元代忽思慧1330年著《饮膳正要》是宫廷饮食,有北方蒙古族人的特点。记载了七大类,230多种食物,238个药食同用的食疗和药膳的处方。据该书的记载,药物与食物已经初步得到了分离,发展成为中医药膳学的雏形。

（3）中医食疗药膳学的形成：叶天士创立的胃阴学说，还包括使用饮食方法来协助胃气的恢复。吴鞠通和王孟英，不但系统地发展了叶天士的温病理论，还系统地发展了他的饮食养胃理论，滋养胃气、药食并举的观点得到了完整的发展，成为脾胃学说和养胃理论的补充，并成为一门独立的学科——中医食疗药膳学。

2.《温病条辨》的药食并举思想 吴鞠通著《温病条辨》，书中制定了一系列方剂来处理热病时的津液问题，发展了胃阴津液理论、药食并举治疗方法和大量的方药。

对于温病秋燥证，由于感染性发热常有失水的情况，古代没有输液条件，伤津脱液是使用中药和食疗来解决的。中医有生津增液的治法、方药和食疗，药食并举，虽然比较慢，但既补充了水液，又补充了津液，还补充了营养和能量。从而使患者逐渐得以康复。

《温病条辨》的大量方剂中所用的药食并举的方剂，如雪梨浆、五汁饮、牛乳饮等，药食结合的方剂如清络饮、小定风珠、桃花粥、苦酒汤等，以及中药方剂如增液汤、清热保津汤、养胃汤、沙参麦冬汤等，都可与食物相结合。

具有养阴生津、清热通络功效的药物和食物，书中记载有生地黄、麦冬、玄参、沙参、石斛、玉竹、天花粉、桑叶、生扁豆、冰糖、知母、人中黄、鲜茅根、芦根汁、鲜苇根汁、麦冬汁、银花露、生梨汁、梨皮、山栀皮、杏仁、香豉、火麻仁、生白芍、何首乌、乌梅肉、五味子、鸡子黄、龟甲、鳖甲、阿胶、童便、鲜荷叶边、鲜银花、西瓜翠衣、鲜扁豆花、丝瓜皮、鲜竹叶心、荸荠汁、麦冬汁、藕汁、甘蔗浆、牛乳等，以及稀粥、肉汤、菜汤等。

这些药疗和食养的方法，可为现代正常人的健康生活，以及发热疾病、风湿免疫病、烧伤、肿瘤放疗等引起的阴虚内热、津液耗损，起到辅助治疗的效用。

患者的长期生存和康复主要还需依靠进食。选择营养丰富的可口食品，以帮助患者胃气恢复。"得谷者昌，绝谷者亡""有胃气则生，无胃气则亡"，这些经典的论断，对绝大多数重危患者和老年患者的生命和健康还是非常重要的。

3.《随息居饮食谱》的饮食谱 王孟英著《温热经纬》《随息居饮食谱》等，他继承和发展了温病学说的同时，还传承发展了叶天士重视饮食养胃的理论方法。

王孟英对于饮食养胃的贡献是将传统食疗发展成为一门独立的饮食学，在食疗发展史中，第一次将饮食学与本草学完全分离开来，饮食是人们日常生活赖以充饥、生存、健康、营养所必需的。

在《随息居饮食谱》中提出了"饮食之精华，能化气归筋，化血归脉，能滋养胃气,滋益精髓,长养肌体"的观点。这已经超出了中药学的范围,是饮食学的观点,已具有了营养学的含义。使食疗学超出了中药学分支学科的范畴。

书中记载的饮料和食物,计单味331种,附35种,共计366种饮料和食物,分成水饮类、谷食类、调和类、蔬食类、果食类、毛羽类、鳞介类共七大类,全部是我国民间丰富多彩的食物。这构成了我国各族人民生存繁衍、健康长寿的生活基础。该书是具有中医特色的营养学著作。

王孟英所提出的观点和记载的大量食物,丰富了脾胃学说饮食养胃、滋养胃气的部分。并且对于书中食物的分类方法,也构成了现代食品分类方法的基础。在现代食物非常丰富的时代,这些能滋养胃气的七大类331种单味食物和饮料,仍然是当代人们日常生活所必需的、常用的营养食品。并且都是中华民族经历了五千多年,世代相传,不断筛选,不但口味适合,人体已经完全适应,不会引起不良反应和疾病的食物,可能已经深入至中华民族的遗传基因之中。

中医食疗学、辨证施食的方法,是脾胃学说的一个组成部分,现代已被广泛使用于许多疾病的辅助治疗和康复。

对于温病秋燥证,由于感染性发热常有失水的情况,古代没有输液条件,伤津脱液是使用中药和食疗来解决的。中医有生津增液的治法、方药和食疗,例如五汁饮、牛奶饮、增液汤、清热保津汤、养胃汤、沙参麦冬汤等。主要药物和食物有生地黄、麦冬、玄参、石斛、沙参、梨汁、荸荠汁、藕汁、麦冬汁、鲜苇根汁、牛奶,以及稀粥、肉汤、菜汤等。虽然比较慢,但既补充了水液,又补充了津液,还补充了营养和能量,从而使患者逐渐得以康复。

二、中医燥病理论的发展

燥为六气之一,燥邪是否能致病,古代是有争议的。清之前长期以来有人认为《内经》病机十九条中独遗燥气,是由于燥邪不致病,因而没有燥病。但也有人认为燥邪致病是《内经》提出来的,十九条中可能有文字脱漏,否则就成了五淫,而不是六淫了。

在《素问·至真要大论》中有"嗌干""嗌燥",即咽喉干燥症状的记载。《金匮要略》《备急千金要方》目录中没有燥的病证。《诸病源候论》在疮病诸候中有一燥病疮候提到了干燥:"其病则干燥但痒,搔之白屑出,干枯拆痛。"其症状类似于银屑病。

津液之本在肾,其标在肺。《素问·藏气法时论》曰:"肾苦燥,急食辛以润之,开腠理,致津液,通气也。"通气是指肺气与肾气相通。肾气不足,则津液缺少而干燥,肺肾相通,则水道津液畅通而滋润。

金元之前历代各家虽然也有提到燥的病证,但都比较简略,至刘完素对燥和燥证有了初步的认识,直到清代时期由温病学派和内科医家的推动,才发展成一个完整的燥病理论,包括温病秋燥和内科燥证的辨证论治。

(一) 刘完素对燥的认识

刘完素《素问玄机原病式》,书中有燥类一篇,提出了一些观点,对燥证有了初步的认识,其目的是补充《内经》病机十九条,成为第二十条。

1. **燥的定义** 刘完素仿照病机十九条提出燥的定义为枯、涸、干、皱。"诸涩枯涸,干劲皱揭,皆属于燥""枯,不荣王也,涸,无水液也,干,不滋润也,劲,不柔和也"。

2. **秋天与燥的关系** 刘完素提出了秋天与燥的关系,尚没有提出秋燥的概念。"春秋相反,燥湿不同故也""皱揭,皮肤启裂也。乾为天而为燥金,坤为地而为湿土。天地相反,燥湿异同,故燥金主于紧敛,所以秋脉紧细"。

3. **燥的病因与热、风、寒、亡液有关** "燥渴之为病,都兼于热。""皱揭为风者,由风能胜湿而为燥也""如病寒吐利,亡液过极,则亦燥而渴也"。因此,燥有风燥、热燥、寒燥之分,亡液的概念是仲景提出的,有些含糊,后世提出的伤津脱液概念则更为清晰。

4. **手足发麻是燥,并提出治法** "若亡液为燥,或麻无热证,即当此法,或风热胜湿为燥,因而病麻,则宜以退风散热、活血养液、润燥通气之凉药调之,则麻自愈也"。

刘完素对燥的定义与病因的认识是正确的,填补了《内经》病机十九条的空白。但刘完素尚没有提出燥证、燥病的概念,也没有提出系统的理论,更不是温病秋燥证。因此,只能说对燥有了初步的认识。

(二) 燥病理论的发展

1. **喻嘉言为燥病理论的倡导人** 清顺治时的喻嘉言,著《医门法律》,认为燥邪化火而发热。著名方剂清燥救肺汤为治疗燥证的第一方。喻嘉言为燥病理论最早的倡导人。

2. **叶天士是燥病理论的奠基人** 清康熙时的叶天士,《临证指南医案》中有燥篇。最先提出秋燥病症的概念,分外感和内伤,上燥和下燥。"夏热秋燥致伤,都因阴分不足""秋燥复伤,宿恙再发""外感者由于天时风热过胜,或因深秋偏亢之邪""内伤者,乃人之本病,精血下夺而成"。

叶氏提出外感之燥为上燥,在上焦气分,内伤之燥为下燥,在下焦阴分。又提出"上燥治气,下燥治血"。上燥"其法以辛凉甘润肺胃为先"。下燥"其法以纯阴静药,柔养肝肾为宜"。

叶氏明确提出燥证有外燥、内燥之分。外燥有病邪,内燥无病邪。外燥为外感风热燥火之邪,耗损津液而干燥。外感之燥治在肺胃,以清燥救肺汤为主。内燥为内伤阴虚火旺,津液暗耗而干燥。内伤之燥治在肝肾,以六味地黄汤为主。这些理论一直指导着中医的临床。

《温病条辨·补秋燥胜气论》一篇中谈到:"案古方书,无秋燥之病。近代以来,惟喻氏始补燥气论,其方用甘润微寒,叶氏亦有燥气化火之论,其方用辛凉甘润。"因此,早在康雍乾时期已经肯定了刘完素为燥病理论的开创人,喻嘉言为燥病理论的倡导人,叶天士是燥病理论的奠基人。

3. 吴鞠通继承发扬了温病秋燥证 《温病条辨》是乾嘉时期的著作,吴鞠通可能是叶天士门人或再门人。在书中系统地论述了温病秋燥证理论和辨证论治。其内容基本上在叶天士的著作中都有记载,由吴鞠通进行了继承,系统化阐述和发扬,提高到理论上来认识,温病秋燥证的辨证论治成了中医温病学派的一项重要理论。

4. 邵新甫、沈目南为秋燥证向杂病燥证的过渡 邵新甫可能为叶天士门人,在《临证指南医案》中有他的综述。他有一段与《临证指南医案》相近的观点和内容转载在石寿棠《医原》中。邵新甫的生活年代早于石寿棠,邵新甫是最先将温病秋燥证引用到内科杂病燥证之中的倡导人。

沈目南是乾隆年间的名医,他写有一篇燥病论,附在《温病条辨》秋燥胜气论中,提出燥病分寒燥、热燥两类。

邵沈二人只有论文,没有专著,虽有观点,但没有形成系统的理论。

5. 吴、王二人继承发扬了饮食养胃治燥理论 吴鞠通在《温病条辨》中论述了大量的饮食养胃治燥的理论和方药。王孟英著《随息居饮食谱》系统地论述了饮食养胃理论。

燥病理论及其辨证论治经叶天士、吴鞠通、王孟英、石寿棠等一批医家的发展,才成为中医一门独立的理论。

6. 石寿棠继承发扬了内科杂病燥证 石寿棠《医原》是清咸丰年间的著作。

书中有燥气论一篇，系统阐述了内科杂病燥证的理论和辨证论治。

（三）津液亏损的表现

燥病理论本是津液理论的一个组成部分，是在津液亏损的情况下所出现的病症。并在津液理论指导下进行辨证论治。水液不足、津液亏损、伤津脱液是温病秋燥证、内科燥证和燥痹证的病机。

1. 干燥和燥证是两个不同概念

（1）干燥：津液的分布是全身性的，是人体的正常生理功能。津液不足而口干，是生理性的，一般不需要治疗。饮茶是我国民间传统最佳的解渴饮料，一年四季可服。

夏天口渴，饮水后能调节。古代人家常备有芦根汤、乌梅汤，以清暑生津解渴。秋天气候干燥，绝大多数正常人都会感到口干和皮肤干燥，这不是疾病，不需要治疗，解渴可用茶水、饮料和水果。皮肤干燥可外用润肤剂。

（2）燥证：燥病，是病理性的，包括温病秋燥、内科杂病燥证、风湿病燥痹，以及血燥证。这些病证的干燥，都是疾病所引起，有全身性，也有局部性，需要治疗才会康复。

病理性的全身性干燥，如高热时的伤津脱液，局部性的干燥，如大便干结。燥痹证之口眼干燥是局部性的，但有系统性的损害和关节痛。

因此，中医在治疗方面就有生津、增液、润燥三个直接的治法。其他尚有间接的治法，如清热、祛风、化瘀等也能治疗干燥，治内燥与治外燥相结合。

2. 津液的耗损　体内津液的损耗有程度上的不同，可分津液不足、津液亏损、伤津脱液、津液干枯四个层次。临床表现也有所不同。

（1）水液不足、津液亏损：水液不足、津液亏损，这是病理性的，为疾病所引起，尚为轻症。常见于温病秋燥证和内科燥证，以及慢性病阴虚内热的患者中，红斑狼疮、皮肌炎等疾病中尤为常见。

（2）伤津和脱液：临床上只伤津不脱液的情况是存在的。但津是以水液为基础的，脱液之人必伴伤津，如夏天出汗过多之人，轻度脱水，饮水即可纠正。病理性脱液如高热、失血、失水、大汗、腹泻、饥饿等，水液大量丢失，中医辨证为伤津与脱液同时发生，需要补液来纠正。

最严重的病情为津液干枯，大多发生在消耗性疾病的晚期，患者出现恶液质的状态，大肉已脱，消瘦枯涸，肌肤甲错。

系统性红斑狼疮、干燥综合征之口眼干燥为津液亏损，这是局部性的伤津，而全身的水液并不亏损。其本为肾水不足,其标为肺胃之水不足。如果发生高热,全身性的伤津脱液当然会同时发生。银屑病是皮肤干燥脱屑,也是局部的津液不足,体内并不干燥,全身也没有脱液。

3. **津液干枯**　最严重的病情为津液干枯,大多发生在消耗性疾病的晚期,患者出现恶液质的状态,大肉已脱,消瘦枯涸,肌肤甲错。

(1) 津虚和阴虚:阴虚和津亏是两个不同的概念,都与肾虚有关,阴虚内热常有口干和津液不足之症,因此,二者常会混淆。津液不足之人不一定阴虚,津血同源,气虚、血虚与气血两虚之人,也会发生津液不足而口干,湿阻之人津不上润也会有口干症状。因此,临床上既有养阴生津药,又有只养阴而不生津的中药,如龟甲、鳖甲等,还有只生津而不养阴的中药,如乌梅、五味子等。

(2) 生津与润燥:生津与润燥是两个不同的概念。生津是促进体内津液产生,也就是促进腺体分泌更多的液体,以解除津液不足而干燥。润燥的意思是滋润干燥,可以是促使体内产生津液而滋润改善干燥,也可以外用药物来润燥。

养阴生津中药一般都有润燥功效,但生津药就不一定能润燥,如黄连和石榴皮能生津,但黄连却属于清热燥湿药,石榴皮属于固涩药,二药都没有润燥功效。润燥的中药可能会有生津功效,如知母、芦根,但也可能没有生津功效,如阿胶、龟甲胶等,只润燥,不生津。

(3) 生津中药助湿滑肠:中医有苦寒伤脾滑肠、甘寒助湿呆胃的观点。意思是寒性的中药能损伤脾胃,影响消化功能。苦寒药大多有清热解毒功效,甘寒药大多有养阴清热功效,大多数甘寒药兼有养胃生津功效。

生津中药有两面性,一方面能改善由于分泌不足而有干燥的症状,另一方面,分泌液增多了,如果胃肠功能不全,不能及时排泄出去,就会积滞在胃肠,舌苔增厚,食欲减退,大便软化稀薄,次数增多,中医称为脾胃湿滞湿阻。

现已证实甘寒养阴中药主要含有黏多糖成分,具有促进胃液肠液唾液等腺体分泌增多的作用。这些中药有生地黄、熟地黄、麦冬、天冬、南沙参、北沙参、玉竹、石斛、芦根、知母等。其他如枸杞子、黄精、西洋参、桑椹子等,也含有少量黏多糖成分,也有弱的养阴生津功效。

炙龟甲、炙鳖甲、天花粉主要含蛋白质成分,不含黏多糖,只有养阴功效,没有生津功效。

(4) 上干下泄现象:部分干燥综合征患者,既有口眼干燥,同时大便稀薄,或者使用养阴生津药后,口眼干燥没有改善,反而出现大便稀薄,次数增多,个别甚至水泻。大便化验排除肠炎,这称为滑肠,而不是肠炎腹泻。这是由于干燥综合征患者上焦经脉水道瘀塞,水气难以上调,而下焦经脉水道是通畅的,水气就集中向下通调。生津中药促进了胃液肠液大量分泌,其结果就出现了上干下泄现象,类似于我国的"南涝北旱"现象。

治疗干燥综合征,养阴生津是首要治则,另外还需清热化瘀,疏通三焦经脉水道,同时关注大便质地情况,症状较重者可加用酸收类中药,如石榴皮、金樱子、覆盆子、五味子、南芡实,既能协助生津,又能固涩大便。健脾燥湿类中药不宜使用,会加重口干。

(四)中医生津四大治法

古代中医内科和温病学派所创建的胃气津液理论,温病秋燥证和内科杂病燥证,以及养阴生津的治法,为现代对于免疫病引起的口眼干燥、肺胃干燥、皮肤干燥、毛发干燥、大便干燥之症状,以及阴虚伤津的各种病情提供了有益的参考。

中医治疗燥病有生津、增液、润燥、养血四个直接治法。其他尚有间接治法,如清热、化瘀、酸收等也能治疗干燥。

生津中药有三类,甘寒生津,清热生津,酸味生津,是直接的,还有化瘀生津是间接的。生津的中药大多能增加唾液、肠液、胃液。因而能改善口干、咽干、便干。但尚不能大量增液,对于脱液有帮助,但不能纠正。

活血化瘀中药并没有直接的生津功效。这是由于干燥综合征属于痹证范围,为瘀热阻塞血脉津管。因此,必须使用清热解毒、凉血化瘀的治法,以使津管液道重新通畅。这与温病伤津脱液的治疗有所不同。

化瘀药有疏通经脉、血脉的功效,包括口眼的血脉,因此有间接生津改善口干的一面。少数清热化瘀药又有直接生津的一面,如虎杖、羊蹄根,既能润肠滑肠,促使肠津增多,肠液大量分泌而成泡沫便、水样便。使用恰当,既能起到化瘀生津,又能使大便软化而不腹泻。二药为沈丕安治疗红斑狼疮和干燥综合征的常用药。但二药没有直接使口腔生津的功效,改善口干是间接的。部分化瘀药还有润燥功效,如桃仁等,但没有生津功效。

许多瓜果、水果有生津润燥功效,如西瓜、哈密瓜、香瓜、白瓜、金瓜、黄瓜、生梨、苹果、橙子、橘子、葡萄、梅子、荸荠、鲜藕、橄榄、茶叶等。

瓜果、水果有生津润燥的效果,性凉的较性温的更好。干果类如胡桃仁、瓜子仁等,也有滋润功效。

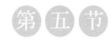

瘀血理论在风湿病中的应用

一、明清时期瘀血理论的传承与创新

《内经》有血凝、血积、血结、血留、血闭、血不流等的记载。但《内经》中没有查阅到"瘀"字,说明《内经》还没有提出瘀血的概念。

瘀字最早出现于东汉初期的《说文解字》和《神农本草经》中。《伤寒论》《金匮要略》有了瘀血病的概念和治疗方法,初步建立了瘀血理论。中医在漫长两千多年中,发展得非常缓慢,直到清代中后期才完善了瘀血理论。

人的生长衰老直至死亡的原因,一是由于气血由盛而衰的变化;二是由于气血凝积,血脉不通,真邪相攻所致。《灵枢·天年》曰:"数中风寒,血气虚,脉不通,真邪相攻,乱而相引,故中寿而尽也。"

气血之间的关系既有气血互生,还有气血运行与气血瘀滞的观点。

中医瘀血理论为现代治疗免疫病栓塞性血管炎、血管内膜炎奠定了基础。也为妇科免疫病抗磷脂综合征的中医病机奠定了基础。

(一) 气血瘀滞认识上有误区

常有人误认为瘀血的形成是气的问题,因此临床上常会使用大剂量的气药,包括补气药、理气药,其效果常会适得其反。其实是对"气行则血行"观点的错误理解。气药绝大多数为温性热性,服用以后易上火。朱丹溪提出"气有余便是火",血寒血热都会加重血瘀,已成为中医重要的理论。

1. **瘀滞的主要原因** 瘀滞形成的主要原因是由于六淫痰毒之病邪与血气相搏,凝于脉络,引起瘀滞瘀血。这是由于血液自身的病变所引起,包括风湿、寒凝、热毒、痰结、外伤等。在王纶《明医杂著·风症篇》上有明确的论述。

临床辨证上有寒瘀凝络、热瘀相搏、热入营血、痰瘀胶结、瘀毒凝聚、风血相搏等表现。

局部血液凝结会发生局部血瘀,局部梗死,这在临床上较为多见,如脑血管梗死,心肌梗死,自身免疫病如系统性红斑狼疮双手血管炎瘀点瘀斑,以及抗磷脂综合征等。临床上绝大多数的血瘀是局部的或系统性、多发性的。全身性血液凝结只有在DIC时才会发生。

2. 气行正常会瘀滞吗 由于气为血之帅、气行则血行的观点,常使人误认为血滞血瘀的原因是气行推动乏力的缘故。气弱仅是流动慢一些,但不会瘀塞,并非是主要的。如果推动血行的元气、脉气、心气都是正常运行的,瘀滞瘀血还会发生吗?当然会发生。瘀滞主要是由于血液自身的病变,而不是气滞。

3. 气滞会发生血瘀吗 由于气血并称,病邪与气血相搏,瘀积不完全阻塞了局部脉络,因此,中医就笼统地称为气滞血滞,气滞血瘀。气滞只是影响推动之力不足,发生血流缓慢,这是血滞,而不是血瘀。

临床上腹胀、痞闷,这些都是气滞,而不是血瘀。疼痛为血瘀。闷痛、胀痛、绞痛多为气滞血瘀。

气血瘀滞中医简称为血滞、血瘀、瘀滞、瘀阻、瘀塞。西医称为血栓、栓塞、梗阻、梗死。中医与西医用词虽略有不同,但意思相同。

(二) 气虚会发生瘀吗

1. 气虚会血流滞缓,而不是停止流动 人体气虚,推动血流乏力,则血液流动缓慢,称为血滞,但血液还是在不停地流动,而不是瘀积瘀塞。气虚者只会引起血流缓慢,而不是血流停止。气血运行一旦停止,即刻出现死亡。

2. 气虚而瘀的观点经不起推敲 身体的气虚,这是人的体质,怎么会引起局部的血瘀呢?局部的血瘀都是由病邪引起的,包括六淫之邪和痰毒脂毒等,而不是气虚引起的。气虚之人凝血不良、出血难止者有很多,气虚与血瘀没有因果关系。

(三) 什么药能推动全身的血行

1. 瘀滞当以调血为主的观点 龚廷贤进一步提出气行和血行的治法为调气和调血,二者中哪个更重要呢?他是两点论,一方面是正常人的生理功能,是以调气为主,调血为次。另一方面有瘀滞的患者,治法当以调血为主。因此,临床上对于血瘀的治疗,应是化瘀为主,而不是行气为主,古人早已有了认识。

《寿世保元·血气论》曰:"故人之一身,调气为上,调血次之,先阳后阴也。""若夫血有败瘀滞泥诸经,壅遏气之道路,经所谓去其血而调之,不可不通其变矣"。

2. 推动血行的首先是活血药 在瘀滞情况下,推动血行的首先是活血药,其次是理气药,特殊情况才是补气药。张仲景的化瘀方剂,如抵当丸、桃核承气汤、下瘀血汤,甚至复杂的大黄䗪虫丸等,以及后世著名的桃红四物汤、失笑散、生化汤等,这些都是最佳的推动血行的活血化瘀方药。这些方剂组成里都没有理气药。说明活血化瘀不是一定需要使用气药,气药是可用可不用的。

方剂的组成很复杂,活血化瘀为君药的方剂中与各类中药配伍的很多,如理气药、补气药、清热药、温阳药等。而各类的方剂中配伍活血化瘀药的也很多。

3. **气药能推动血行吗** 气药有补气药、理气药两类。部分补气药有补血功效,但全部没有行气功效。少部分理气药兼有化瘀功效,但大多数理气药没有活血化瘀功效。这说明大多数的气药是不能推动血行的。

如果整方都是理气药,或者是补气药,是推动不了血行,解决不了瘀滞的。如香砂枳术丸、木香顺气丸、香砂六君子汤、八珍汤、归脾汤等,这些方剂,都没有活血化瘀功效。

4. **兼有行气化瘀之方药**

(1) 兼有化瘀行气的六味中药:《本草纲目》记载化瘀行气兼于一身的有六味药——郁金、姜黄、三棱、莪术、川芎、延胡索。郁金主治"血积下气"。"时珍曰:郁金入心,专治血分之病,姜黄入脾,兼血中之气,莪术入肝,治气中之血"。三棱"破血中之气"。川芎治"一切风,一切气,一切血"。延胡索"活血利气""能行血中气滞,气中血滞"。

清初汪昂的《本草备要》继承并阐述了《本草纲目》的观点。记载郁金"下气破血",姜黄"理血中之气,下气破血",莪术"破气中之血,消瘀通经",三棱"破血中之气,散一切血瘀",川芎"乃血中气药",延胡索"能行血中气滞,气中血滞"。

这六味药虽然兼有化瘀与行气功效,但在中草药书上都是归于活血化瘀一类中,而不是归于理气一类中。临床上也都是作为活血化瘀药使用。说明这六味药都是以活血化瘀为主,兼有一定的行气功效,是治疗气血瘀滞的最佳药物,也是沈丕安治疗血管炎、关节炎、滑膜炎的常用药。

此外,《本草备要》记载当归"为血中之气药",但查阅《本草纲目》无此记载。当归有活血、补血、调经三大功效,但兼有行气功效,并不为后世所公认。

(2) 化瘀行气之方剂:王清任《医林改错》化瘀六方中有五方是加用行气药的。血府逐瘀汤用枳壳,少腹逐瘀汤用小茴香,身痛逐瘀汤用香附,膈下逐瘀汤用乌药、香附、枳壳,通窍活血汤用麝香。整方中活血化瘀药占了大多数,为2/3～4/5,理气药仅为1～3味,为1/5～1/3。

整方主要是活血化瘀,行气是起着增效功用。推动血液流通,解决瘀滞的主要是活血化瘀药,行气药是辅助的,不宜夸大行气的功用。

《医宗金鉴》丹参饮,丹参与砂仁、檀香同用,可用于治疗既有瘀滞,又有气滞的胃脘痛和胸胁痛。如果没有气滞,只有瘀滞,那么,丹参就可与其他活血化瘀药同用。

活血化瘀常作为各类方剂的配伍药。活血化瘀药也能与各类药配伍,包括理气药、补气药、清热药、温阳药等都能与活血化瘀药配伍。

王清任《医林改错》化瘀六方中有四方是加用了行气药,有枳壳、小茴香、香附、乌药。整方主要是活血化瘀,行气是起着兼顾增效和引经的功效。

(四) 补气化瘀理解的误区

1. 化瘀行气是行气,不是补气　补气化瘀是对古人"气行则血行"理解的误区。气虚是血行缓慢,而不会血瘀。益气药不能化瘀血,反而可能使人气盛而加重了气血瘀滞。黄芪、人参、党参都是如此。

2. 黄芪治瘀是错的　由于对补阳还五汤一知半解,常有滥用黄芪治瘀的情况。黄芪补气,对于气盛气滞、阴虚有火的患者是禁用的。黄芪能滞气化火。这在古书中有非常明确的记载。

《医学入门》载:黄芪"气盛者禁用"。《明医杂著·发热论》有一段明确的记载:"衄血、吐血、咳血、咯血等症,误服参、芪等甘温之药,则病日增,服之过多则不可治……世人不识,往往服参、芪以为补,予见服此者而死者多矣。"这与朱丹溪提出"气能耗血"的观点是一脉相承的。

清代唐容川《血证论》也明确提出:"如邪气不去而补之,是关门逐贼,瘀血未除而补之,是助贼为殃。"但临床上这样的误用情况还是经常能见到。

抗磷脂综合征可伴发脑梗死,阴虚者多,火旺者多,瘀热者多,不宜使用黄芪。

3. 益气活血的两面性　益气活血有其两面性,益气虽可用来带动血行,但这是活血,而不是化瘀。瘀滞的患者不一定有气虚,也不是所有的瘀滞患者都要用黄芪。在绝大多数情况下,化瘀行气是使用行气药,而不是益气药,不适宜使用黄芪。

4. 气旺的另一面　血流由气推行,那是否气越旺越好?气过于旺盛,一方面推动血流有力,其后果是随时有出血的可能,支气管扩张和紫癜患者,气火旺易出血。另一方面气盛易滞,火旺易瘀,气盛火旺容易引起气滞血凝。这是中医亢则害、承乃制理论,气有余便是火理论的具体表现。因此,气血必须承平制衡,正常的流动才能健康不病。

如果气血流通过于快速,就会发生血溢脉外而有出血的可能。这在《明医杂著》发热论上有一段明确的记载:"衄血、吐血、咳血、咯血等症,误服参、芪等甘温之药,则病日增,服之过多则不可治……世人不识,往往服参、芪以为补,予见服此者而死者多矣。"

(五) 风血相搏与治风先治血观点的提出

1. **风血相搏的观点**　风血相搏是张仲景等最先提出来的概念,能引起关节疼痛和瘾疹瘙痒。但尚不到血凝成瘀的程度。现今大多认为皮疹瘙痒和游走性关节疼痛的病机为风血相搏,而更多的关节疼痛与寒瘀凝络有关。

2. **风湿与血气相搏的观点**　《诸病源候论》提出"风湿毒气与血气相搏,正气与邪气交击"会发生疼痛痹挛和皮肤不仁的病证。风湿与血气相搏是风湿病临床上最常见的病机。

3. **治风先治血的观点**　王纶《明医杂著》提出"临川先生云:医风先医血,血行风自灭"的观点。这为现代治疗风血相搏的皮疹瘙痒和关节疼痛,采用活血凉血的治法奠定了理论基础。临床上治疗过敏性皮炎、荨麻疹、过敏性紫癜等疾病,采用清热凉血的治法确实是较祛风的方法效果更为显著。

4. **经验体会**　沈丕安采用清热凉血、活血化瘀的方法,经验方牛角生地汤,治疗免疫性血管炎、过敏性紫癜等有很好的效果。经验方生地白鲜皮汤,治疗各种过敏性皮肤病,包括过敏性皮炎、荨麻疹、光敏性皮炎、湿疹、扁平苔藓等都有很好的效果。

二、气血瘀滞理论的发展

《内经》有血凝、血泣、血不流、留血的记载,如《灵枢·刺节真邪》曰:"脉中之血,凝而留止。"说明《内经》已经认识到脉中之血能够凝聚而停止流动,但没有查阅到"瘀"字,说明还没有瘀血的概念。

(一) 气血运行的概念

气与血在人体内始终是处于流通状态的,又称气血运行,以保持人体健康。

气血运行的通道是经络与血脉,贯穿于全身,周流不息,如环无端,称为循环。

什么气推动了全身血行？什么药推动了全身血行？瘀血的发生与气是什么关系。气滞会发生瘀吗？气虚会发生瘀吗？这些问题还需要进一步阐明。

1. 气为血之帅，气行则血行

（1）这是明代龚廷贤《寿世保元》血气论提出的观点："盖气者，血之帅也。气行则血行，气止则血止，气温则血滑，气寒则血凝。气有一息之不运，则血有一息之不行。"气为血之帅，气行则血行，是指人体的生理功能，而不是治法。

气是统摄血液，推行血液流通，循环不息的动力。气与血存在着推动关系。血随气行，气旺则血流畅通，气弱则推动乏力而血流缓慢，无气则血液凝结而不动。这是气行则血行，气绝则血不行的意思。

（2）瘀滞治法当以化瘀为主：《寿世保元》进一步提出气行和血行的治法，为调气和调血，二者中哪个更重要呢？他是两点论，一方面是正常人的生理功能，是以调气为主，调血为次；另一方面有瘀滞的患者，治法当以调血为主，这是变通之法。因此，临床上对于血瘀的治疗，应是化瘀为主，而不是行气为主。

"故人之一身，调气为上，调血次之，先阳后阴也""若夫血有败瘀滞泥诸经，壅遏气之道路，经所谓去其血而调之，不可不通其变矣"。

2. 什么气推动了全身血行　推动血行之气的首先是人的自身之气。有些观点与血行有关的自身之气为心气、肺气、肝气。沈丕安认为与血行有直接关联的气应是全身之元气、心气和脉气。至于肺气、肝气和药气也有一定的关系，但不是主要的。

（1）全身之元气："气为血之帅，气行则血行"之气是什么气？这是全身之元气，推动了全身的血行，气不停地流动与血不停地流动。气不行则血不行，血不行则气也不行。

（2）心气：《素问·五藏生成》曰"诸血者皆属于心"。明代李梴《医学入门》记载："人心动，则血行诸经。"说明古代中医已经认识到心动是心气的作用，心气是血行的推动力。

（3）脉气：经有经气，脉有脉气，有经脉之气和血脉之气。脉气是血行重要的推动力。血脉调和则身体健康，血脉凝滞则患大病。

血脉的概念是《灵枢·平人绝谷》提出来的："血脉和利，精神乃居。"血脉是气血的通道，现代称血管。气与血并走于血脉之中。血脉中的气血有虚有实，有畅有凝，失于调和就能患病。这些观点在《素问》中都已经提出来了。《素问·刺志论》曰："脉实血实，脉虚血虚，此其常也，反此者病。"《素问·调经论》曰："血之与气并走于上，则为大厥。"《素问·五藏生成》曰："血凝于肤者为痹，凝于脉者为泣。"

这些说明古代中医对于心血管功能与血液循环已经有了初步、模糊的认识。

（4）肺气、肝气：肺主一身之气，宣发肃降，讲的主要是呼吸功能。对于与血液运行的关系，是模糊的，是近人根据肺主气和肺朝百脉而理解过来的。肺朝百脉的意思是肺朝向百脉，并不是肺主宰百脉的流通。

《内经》提出"人卧血归于肝"，王冰注"肝藏血，心行之，人动则血运于诸经，人静则血归于肝脏"。说得非常明确，心是行血器官，肝是血液的储藏器官，与血运的关系不大。近人根据肝主疏泄的观点，认为肝与血运有关。疏泄什么？主要是肝气，还包括水谷、胆汁、湿热，以及营血。肝气郁结，则血运不畅，容易发生血滞血瘀。

肺和肝都不是血运的器官，只不过是有关系。按照这样的理解方法，身上各种气都与血行有关，确实是有关系，但都不是主要的。

（二）血气的概念

气血并称，其关系为气生血，气行血，气摄血。气处在血的什么地方？在内部还是外部？元气、心气、脉气、肺气、肝气，这些气，显然都是血的外部，都是外部之气。那么，血的内部有气吗？

1. 血气概念的提出　《素问·痹疽》最先提出血气的概念："黄帝曰血气已调，形气乃持。"血气已调与气血已调的意思是一致的。

《神农本草经》记载天鼠矢："治腹中血气，破寒热积聚。"《诸病源候论·发毛病诸候》曰："血气盛，则发长美。"《诸病源候论·疮病诸候》提出："风热与血气相搏，故发疮。"《诸病源候论·干癣候》曰："寒湿与血气相搏。"

明代龚廷贤《寿世保元》有"血气论"一篇，认为"血气者，乃人身之根本乎"。《本草纲目》在"癥瘕积聚"一节中，提出治疗"血气"的中药。姜黄"理血中之气"，三棱"破血中之气"。

说明血气的意思包括血与气二者：① 血气与气血为同一意思。② 风、热、寒、湿，可与血和气相搏。③ 并已认识到血中有气，血中含气。但这些仅仅都是初步的模糊的认识。

2. 血气的病症　中医大多称为气血。血气一词在《诸病源候论》上提到较多，多为疮癣、脚气、须黄发秃和积聚一类病症，后世较少提及。

（三）气滞血瘀的概念

滞是滞缓、滞留、滞积、凝滞的意思。气血运行缓慢可发生气滞、血滞，气积、血积,以及气血凝聚、气血凝结、气血瘀积等病症。

气滞的后果,首先是胀气、气闷,有胃脘气闷,胃肠胀气,两胁胀气,皮下胀气等,这些都是气滞,而不是血瘀。

气滞引起血滞。气滞会影响推动之力不足,发生血流滞缓。但气行不会停止。气行不停,血行也不至于会停止。总之,气滞会发生血滞,而不会发生血瘀。

气滞血瘀是笼统的概念。由于气血并称,瘀有轻重之不同。轻者称气血滞缓,较重者称气血瘀滞,更重的称气血瘀积。这是由于病邪与血相搏,瘀血积血不完全阻塞了局部脉络,因此,中医笼统地称为气滞血滞,气滞血瘀。如果发生了局部性的完全阻塞,则可发生局部性的坏死,中医称为死血死肉。

气血瘀滞中医有时就简称为血滞、血瘀、瘀滞、瘀阻、瘀塞。西医称为血栓、栓塞、梗阻、梗死。中医与西医的意思是相同的。

有没有气滞与血瘀并重的病证?临床上是常见的,闷胀为气滞,疼痛为血瘀。闷痛、胀痛、绞痛多为气滞血瘀。心肌炎、冠心病、肺动脉高压、胃肠道炎症、胰腺炎、胆囊炎、胆结石、输尿管结石、血管性头痛等,辨证大多是气滞血瘀。实际上是平滑肌炎症水肿充血状态下所发生的痉挛与松弛。痉挛时疼痛,松弛时闷胀。

(四)对气虚血瘀的理解

人体气虚,推动血流乏力,则血液流动缓慢,这是滞缓,称为血滞,但血液还是在不停地流动,而不是瘀结、瘀积、瘀塞。气虚者只会引起血流缓慢,而不是血流停止。除非气脱者,血压持续下降,才会发生全身性血流缓慢,即使近于停止,还在缓慢地流动。

三、瘀血理论与栓塞性血管炎的中医治疗

"瘀"字最早出现于《神农本草经》。《伤寒论》《金匮要略》才有了瘀血病的概念和治疗方法。瘀血理论历代都有所发展,直到清代才完成了瘀血理论及其辨证论治的完整体系。

(一)血滞与血瘀

血滞可以是全身性的,这仅是滞缓,血流缓慢,尚不至于凝结。局部的血液凝结会发生局部的血瘀,局部的梗死。这在临床上较为多见,免疫病如系统性红

斑狼疮双手血管炎瘀点瘀斑,抗磷脂综合征,多发性大动脉炎,足背动脉脉管炎,结节性红斑等。全身性血液凝结只有在弥散性血管内凝血(DIC)时才会发生。

由于气为血之帅、气行则血行的观点,常令人误解认为血滞血瘀的原因是气行推动乏力的缘故。如果三种气都是正常运行的,瘀滞瘀血还会发生吗?当然会发生,临床上更多的原因不是气行问题,而是由于血液自身的病变所引起,包括风湿、寒凝、热毒、痰结、外伤等,六淫痰毒之邪与血气相搏,凝于脉络,这才是引起风湿病免疫病瘀滞瘀血的主要原因。

王纶《明医杂著·风症》曰:"若气滞则血滞,气逆则血逆,得热则瘀浊,得寒则凝泣。"

中医瘀血理论为现代治疗免疫病栓塞性血管炎、血管内膜炎奠定了基础。

1. **寒瘀凝络**   血因寒而凝,这是《内经》提出来的观点,《灵枢·痈疽》曰:"寒邪客于经络之中,则血泣,血泣则不通。"

临床上风湿免疫病有寒瘀的情况,如类风湿关节炎、强直性脊柱炎、腰椎间盘突出症、肩周炎等,疼痛剧烈,常由瘀寒凝络所引起。

2. **热瘀相搏**   血因热而瘀,这是张仲景提出的观点,《伤寒论》《金匮要略》提出黄疸是由"瘀热在里"所引起。对于紫癜一类病症,直至明代以后的著作里才有记载。

临床上免疫病瘀热相搏的情况较瘀寒相搏更多,系统性红斑狼疮、多肌炎、多动脉炎、大动脉炎、免疫性血小板减少症、自身溶血性贫血、过敏性紫癜等临床表现,如红斑、瘀斑、瘀点、紫癜、紫斑、发热、疼痛等,大多与瘀热在里、瘀热相搏有关。

3. **风血相搏与治风先治血**   《金匮要略》历节病篇提出"风血相搏,即疼痛如掣"。《诸病源候论》提出"风入腠理,与血气相搏……故不肿不痛,但成隐疹,瘙痒耳"。

王纶《明医杂著》提到"临川陈先生云:医风先医血,血行风自灭"。这一观点为现代治疗风血相搏的皮疹瘙痒和关节疼痛,采用活血凉血的治法,奠定了理论基础。

4. **风湿与血气相搏**   《诸病源候论》脚气诸病候中提出"风湿毒气与血气相搏,正气与邪气交击"会发生疼痛痹挛和皮肤不仁的病证。

风湿血气相搏化毒,这是风湿病临床上最常见的病机。

5. **热入营血**   热入营血是温病范畴的概念,这是温病的卫气营血的后两个阶段,症状有高热、发斑发疹、神昏谵语等临床表现,是由叶天士《临证指南医案》

和吴鞠通《温病条辨》所提出,并做了系统的阐述。

沈丕安对于免疫病发热,如成人斯蒂尔病、儿童类风湿关节炎、硬皮病、脂膜炎等疾病的发热常常参照热入气分辨证,白虎汤加减有效。对于系统性红斑狼疮急性发作高热、红斑、皮疹、瘀点患者,或者系统性红斑狼疮脑损害,高热、昏迷、抽搐患者,就是参照热入营分与热入血分辨证,清营汤加减有效。更多是气营同治。

6. **痰瘀胶结** 《临证指南医案·痹》张案"败瘀凝痰,混处经络"这是历节的病机。沈丕安提出"7+1"致类风湿关节炎的病机,除风寒湿热外,尚有痰瘀毒引起的疼痛和积液。此外,桥本甲状腺炎、Graves 病、白塞综合征、结节性红斑、结节性脂膜炎、嗜酸性筋膜炎也为痰瘀胶结。痰瘀化毒则可有发热症状。

7. **瘀毒凝聚** 在《内经》中对邪毒致病已有充分的认识。对于血毒瘀毒,在明代《外科正宗·脑疽论》有了阐述:"内积瘀毒脓血。"

瘀血化毒,凝滞血脉,这在免疫性血管炎中是常见的,如系统性红斑狼疮手足瘀斑,皮肤溃疡溃烂,溃疡性结肠炎大便脓血,白塞综合征肠溃疡大便黏液带血等。

自身免疫病之自身抗体,如抗 dsDNA 抗体所致的肾损害,抗 Sm 抗体所致的蝴蝶形红斑,抗 CCP 所致的关节滑膜损害,抗 SSA、抗 SSB 所致的口眼腺体损害,抗 AchR 抗体所致的重症肌无力,抗 M2AMA 所致的肝脏损害,TPOAb、TGAb 所致的甲状腺损害,抗 PA‐Ig 抗体所致的血小板损害,抗 AcL 抗体所致的栓塞性血管炎等,都应辨证为瘀热化毒。

8. **血滑和血涩的意思** 中医还有血涩和血滑的概念,血涩者易滞易瘀,现代的血液黏稠度能显示。

《内经》提出"血脉凝涩"(《灵枢·百病始生》),"血脉淖泽滑利"(《灵枢·行针》),以及气滑气涩、血清血浊的概念。《灵枢·逆顺肥瘦》曰:"此言气之滑涩,血之清浊,行之逆顺也。"

《诸病源候论》和《寿世保元》依据《内经》之意,提出血涩和血滑的概念。血滑是血行流利的意思,血涩是血行涩滞的意思。

中医瘀血理论为现代治疗免疫病栓塞性血管炎、血管内膜炎奠定了基础。

(二) 风湿免疫病之瘀

自身免疫性血管炎,有系统性红斑狼疮、皮肌炎、硬皮病、结节病、结节性多动脉炎、嗜酸性筋膜炎、过敏性血管炎、过敏性紫癜、皮肤血管炎、大动脉炎、栓塞性脉管炎、白塞综合征、结节性红斑等,以及少见的肉芽肿性血管炎、韦格纳肉芽肿病、复发性多软骨炎、淀粉样变性等之血管炎。

中医辨证为血脉瘀滞,瘀热为多,瘀寒为少,清热化瘀为重要的治法。部分风湿病和关节炎也常与活血化瘀相配伍。

1. **系统性红斑狼疮之瘀**　系统性红斑狼疮的病理基础为微小血管炎,包括面部红斑,全身性斑丘疹,指端微小血管炎,甲周水肿性红斑,肢端红斑、溃疡、坏死,雷诺现象,网状紫斑,肺动脉高压,狼疮性肾炎之肾小球血管炎。中医都认为与瘀热有关。

2. **血管炎之瘀**　大动脉炎,结节性多动脉炎,过敏性紫癜,皮肤血管炎,颞动脉炎,足背动脉栓塞性血管炎,结节性红斑,皮下静脉炎,等等。这些血管炎与瘀热或瘀寒有关。

3. **免疫性血液病之瘀**　血小板减少性紫癜,溶血性贫血。血细胞减少与瘀热有关。

4. **消化系统免疫病之瘀**　自身免疫性肝病的胆红素升高,原发性胆汁性胆管炎之黄疸,溃疡性结肠炎黏液带血,克罗恩病溃疡息肉,白塞综合征黏膜溃疡疼痛,肠病性关节炎疼痛。这些疾病都与瘀滞有关。

5. **风湿病之瘀**　类风湿关节炎关节剧痛,强直性脊柱炎跟膝疼痛,银屑病关节炎肿痛,肩周炎冷痛,腰椎间盘突出症之刀割痛,痛风性关节炎红肿热痛,腕管综合征麻痛,肋软骨炎刺痛等,辨证有热瘀之痛,也有寒瘀之痛。

6. **其他疾病之瘀**　角膜炎、巩膜炎和葡萄膜炎之眼红,脱髓鞘症、多发性硬化症之僵硬胀痛。这些疾病都与瘀滞热瘀有关。

(三) 血管炎的治疗

免疫病血管炎为栓塞性血管炎,抗原抗体免疫复合物与血液成分组合成血栓,广泛而弥漫性地栓塞了微小血管。因而活血化瘀的大方向是正确的,但并非是扩张血管,扩张血管只是将血栓向更微小的血管移动,重在化瘀,解决免疫复合物的栓塞问题,重在解决抗体问题。只有部分活血化瘀中药有此作用。

在治疗方面,清热化瘀为主,热寒并用。为了抗血管炎症、抗栓塞与消除免疫复合物,就需使用具有抑制自身抗体作用的中药,并使用具有抗凝血、抗栓塞的活血化瘀药,以消除血管内皮炎症与栓塞。

中医卫气理论只有调节卫气的观点和中药,没有抑制卫气的观点和方药。因此,沈丕安临床观察能降低抗体滴度的中药,并不影响细胞免疫和补体免疫等功能。

犀角地黄汤的功效是清热化瘀,莪术散为化瘀散结的传统名方。具有效果好、不良反应小的优点。

沈丕安团队的实验研究也证实了红斑汤、清肾汤、羌活地黄汤等在抗血管炎、抗滑膜血管炎、抗血管翳和抑制抗体方面的作用。陈朝蔚作了羌活地黄汤对兔软骨细胞增殖及 RANKL mRNA 的影响的研究,证实羌活地黄汤含药血清能促进体外培养的软骨细胞增殖,同时能抑制软骨细胞 RANKL mRNA 的表达。陈朝蔚还对羌活地黄汤治疗类风湿关节炎滑膜血管翳的机制作了进一步的研究,发现其具有抑制滑膜血管内皮炎症的作用。姚重华作了清肾汤对于小鼠肾小球血管炎的研究,初步证实了其具有抑制血管内皮炎症与抗凝血、抗栓塞的作用。

四、血脉血络理论与血管内皮炎的中医治疗

脉为血之府,血在脉络中流动,循环不息。血脉血络理论为经络学说的重要组成部分。《内经》之血脉西医称为血管,血络为小血管、毛细血管,孙络为微血管。脉中之血、血气,明清时期称为血液。

《内经》之血脉病有两类,一类是脉中之血凝泣之病,即后世所称瘀血之病,因而与瘀血理论有重叠之处。另一类是血脉血络损伤之病,这是脉道的损伤,也就是血管壁的损伤。瘀血之病并不一定有血脉血络损伤,血脉血络管壁的损伤可能会发生出血,也可能会发生瘀滞。

(一) 血脉凝泣的原因

1. **血脉受寒而血凝** 《内经》提出血气者喜温而恶寒,血气因受寒气影响,血流动受到阻滞而流动缓慢,甚至于凝泣,变为青黑色。得温则血气在脉中流动而畅通,血脉之色赤黄鲜红润泽,此为正常人的无病之色。《素问·调经论》曰:"血气者喜温而恶寒,寒则泣而不能流,温则消而去之。"《素问·经络论》曰:"阴络之色应其经,阳络之色变无常,随四时而行也。寒多则凝泣,凝泣则青黑。热多则淖泽,淖泽则赤黄,此皆常色。谓之无病。"

2. **血络受伤而血凝** 胃肠之血络受伤后,血溢于肠外,如果留于腹中,与腹中寒气津液相搏,则血凝聚不得散,而成为积证。《灵枢·百病始生》曰:"胃肠之络伤则血溢于肠外,肠外有寒,汁沫与血相搏,则并合凝聚不得散,而积成矣。"

（二）血脉滞凝的病证

脉中之血凝滞可引起许多病证。

1. **疼痛** 疼痛的原因较多,脉中之血滞凝为重要的原因,后世称为瘀痛,瘀滞疼痛。《素问·举痛论》曰:"寒气入经而稽迟,泣而不行,客于脉外则血少,客于脉中则气不通,故卒然而痛。"

2. **腹痛** 寒气促使血脉凝急,引起胁肋与少腹相牵引而疼痛,胁肋与少腹为足厥阴肝经之脉所分布。因而胁肋痛与少腹痛中医常辨证为肝经之气滞血瘀。《素问·举痛论》曰:"寒气客于脉中,则血泣脉急,故胁肋与少腹相引痛矣。"

3. **积聚** 血气稽留时间一长,寒气凝结而成为腹中积聚之证。积为癥积肿块,聚为气聚。因而腹中之癌块中医常辨证为寒瘀凝积。《素问·举痛论》曰:"寒气客于小肠膜原之间,络血之中,血泣不得注于大经,血气稽留不得行,故宿昔而成积矣。"王冰注:"言血为寒气之所凝结而乃成积。"

4. **心痹** 心痹有脉不通,为血凝泣所引起,有心下鼓,气喘的表现。现相当于风湿性心脏病。《素问·痹论》曰:"心痹者,脉不通,烦则心下鼓,暴上气而喘,嗌干善噫,厥气上则恐。"

5. **脉痹** 肢体之五类痹证,其中脉痹则血凝而不流,但不一定疼痛。现相当于血栓栓塞性血管炎。《素问·痹论》曰:"痹在于骨则重,在于脉则血凝而不流。"

6. **血闭** 虚邪之中人,邪与血相搏于脉中,则为血脉闭塞之证。这可能为更重的脉痹一类病证。《灵枢·刺节真邪》曰:"虚邪之中人也……其入深,内搏于骨,则为骨痹,脉中,搏于筋,则为筋挛,搏于脉中,则为血闭。"现血闭的证名已经不用。

7. **薄厥偏枯** 大怒引起血菀于上,血积于心胸之内,或更上至头脑之中,而发生薄厥之证。薄厥可能急性心肌梗死或脑梗死。后者则有后遗症,成为筋纵偏瘫之证。王冰时代对于脑中风的认识还较模糊。《素问·生气通天论》曰:"阳气者,大怒则形气绝,而血菀于上,使人薄厥。有伤于筋,纵,其若不容,汗出偏沮,使人偏枯。"王冰注:"大怒则气逆而阳不下行,阳逆故血积于心胸之内矣。上,谓心胸也。然阴阳相薄,气血奔并,因薄厥生,故名薄厥……"《素问·阴阳应象大论》曰:"喜怒伤气。由此则怒甚气逆,血积于心胸之内矣。菀,积也。"

8. **足厥** 厥逆之证发生在足上,是由于脉中之血凝而留止所引起。雷诺现象手指足趾寒冷发白发紫,为手足末端之微小血管炎。《灵枢·刺节真邪》曰:"故厥在于足,宗气不下,脉中之血,凝而留止。"

9. **胸中寒厥** 寒厥之证，为阴气胜从足趾至膝寒冷。《内经》提出尚有一种胸中寒厥，寒厥之气积于胸中，温气去，寒留中焦，则血凝泣，堵塞血脉，血不流通，脉盛大涩，为中寒内伤，胸中寒厥之证。这些似乎为冠心病心肌梗死后的表现。《素问·厥论》曰："帝曰：寒厥之为寒也，必从五指而上于膝者，何也？岐伯曰：阴气起于五指之里，集于膝下而聚于膝上，故阴气胜则从五指至膝上寒，其寒也不从外，皆从内也。"

《素问·调经论》曰："厥气上逆，寒气积于胸中而不泻，不泻则温气去，寒独留，则血凝泣，凝则脉不通，其脉盛大以涩，故中寒。"王冰注："温气，谓阳气也。阴逆内满，则阳气去于皮外也。"

《类经·十四卷》曰："厥气，寒厥之气也。或寒气伤脏，或食饮寒凉，寒留中焦，阳气乃去，经脉凝滞，故盛大而涩。盖阳脉流利多滑，不滑则无阳可知，此内伤证也。"

10. **血痹** 血痹之证由《内经》提出来，但没有记载症状。张仲景描述之血痹病，外证身体不仁，如风痹状，即有多发性关节痛，寸口脉微涩小紧，说明有血脉瘀滞。现相当于免疫病之微小血管炎和雷诺征。《灵枢·九针论》曰："邪入于阴，则为血痹。"《金匮要略·血痹虚劳病脉证并治》曰："血痹，阴阳俱微，寸口关上微，尺中小紧，外证身体不仁，如风痹状。""脉自微涩在寸口，关上小紧"。

11. **痈肿** 痈肿由于寒邪引起血凝泣不能流通，寒气化为热，并有脓。脓为瘀热所化。《灵枢·痈疽》曰："寒邪客于经络之中，则血泣。血泣则不通。不通则卫气归之，不得复反，故痈肿，寒气化为热。"

(三)《内经》血脉血络损伤之病证

血脉血络受到损伤，并不是脉中之血受到损伤，而是脉道，血管壁受到损伤而破裂，这一般为出血之证。但也可能发生血管壁受到损害，但并未破裂而有渗血和瘀凝，脉中之血凝泣与血脉血络之管壁同时受到损伤，成为血脉凝涩之病证。

1. **出血** 血脉血络管壁受伤，最常见的病证是出血。阳络伤则血外溢而为衄血之证，阴络伤则血内溢，而为便后出血之证。《内经》的这一论述为后世出血之辨证奠定了基础。皮下出血，微小的出血点，瘀点瘀斑，这也是阴络伤血内溢，凝结于皮下，但这不是新血，而是陈血瘀血。因而治疗不是止血，必须治疗脉络和瘀血。《灵枢·百病始生》曰："起居不节，用力过度，则络脉伤，阳络伤则血外溢，血外溢则衄血。阴络伤则血内溢，内溢则后血。"《类经·十三卷》曰："起居用力过度,致伤阴阳之络以动其血,瘀血得寒,汁沫相聚于肠外,乃成血积。"

2. **胫寒之病** 足胫寒冷之病原因较多,其中血脉凝涩而足胫寒冷,常为风湿病之小血管炎。血脉凝涩包涵了脉中之血凝涩,也包含了血脉自身的凝涩。《灵枢·百病始生》曰:"胫寒则血脉凝濇。"

3. **血脉虚证** 血脉凝涩为一实证。《内经》提出血脉尚有虚证,但没有记载血脉虚证的临床表现和症状。长期的血管炎必然会引起人体虚弱,血管变得脆弱,很容易皮下出血,身上瘀血、瘀点满布。由实证变成了虚证。《灵枢·刺节真邪》曰:"大风在身,血脉偏虚。虚者不足,实者有余。"

4. **紫癜和葡萄斑** 紫癜和葡萄斑二病,明代陈实功有了记载。紫癜因热与风湿所侵,由瘀血凝滞所致。现皮下微小出血点,久留不化,称为紫癜。葡萄斑皮肤结成大小青紫斑点,色若葡萄,陈实功称为葡萄疫,因并非疫病,故改称为葡萄斑。有此临床表现的为小血管炎,如过敏性紫癜、狼疮性紫斑红斑、皮肌炎紫斑红斑、网状青紫等。治疗为清热凉血,方用羚羊角散。

《外科正宗·紫白癜风》曰:"一体二种,紫因血滞,白因气滞。总因热体风湿所侵,凝滞毛孔,气血不行。"《外科正宗·葡萄疫》曰:"其患多生小儿,感受四时不正之气,郁于皮肤不散,结成大小青紫斑点,色若葡萄,发在偏体头面……宜服羚羊角散,清热凉血。"羚羊角散方:羚羊角、防风、麦冬、玄参、知母、黄芩、牛子、甘草。

五、血脉血络病的治疗——主方犀角地黄汤

《素问·调经论》曰:"孙络外溢,则经有留血。帝曰:补泻奈何? 岐伯曰:血有余则泻其盛经出其血……帝曰:刺留血奈何? 岐伯曰:视其血络,刺其出血,无令恶血得入于经,以成其疾。"

1. **主治血络破裂而出血** 血脉血络损伤的病证怎么治疗? 孙思邈犀角地黄汤主治的病证是外溢和内溢之出血。后世温病学派用以治疗温病发热时并发上溢之出血与下溢之黑便,即上呼吸道出血和上消化道出血。说明古人使用犀角地黄汤治疗血脉血络损伤破裂而出血。《备急千金要方·吐血》犀角地黄汤:"治伤寒及温病,应发汗而不汗之,内蓄血者,及鼻衄吐血不尽,内余瘀血,面黄,大便黑。消瘀血方。"

2. **主治温病出血** 温病并发血上溢之吐血与下溢有瘀血之黑便,使用犀角地黄汤治疗。《温病条辨·上焦篇》曰:"太阴温病,血从上溢者,犀角地黄汤合银翘散主之。"《温病条辨·下焦篇》曰:"大便黑而易者,有瘀血也。犀角地黄汤主之。"

3. **对于血络病变可作参考**　对于微小络脉之病变,而并非破裂,如何治疗?《内经》与后世都没有提出明确的治疗方法,但犀角地黄汤可以作为重要的参考。

六、沈丕安治疗小血管炎的经验

(一) 血管受损之病变

血脉血络受到损伤,并不是脉中之血受到损伤,而是脉道,血管壁受到损伤。如果是破裂,这一般为出血之证。但也可能并未破裂,却有渗血和瘀凝,此为脉中之血与血脉血络同时受损,成为双重血脉凝涩之病证。

1. **血管受损病变分类**　血管受损的病变有两类表现,一为血管破裂而出血,另一为血管壁并未破裂,而是血管壁受损,如血管内皮炎症,并常与血管中血液成分之栓塞同时发生,这是弥漫性栓塞性微小血管炎,为发生系统性红斑狼疮等免疫病的病理基础,因而发生皮下红斑、紫斑、皮疹、瘀点、紫癜、网状青紫、指端甲周水肿性红斑、雷诺现象、皮肤溃疡、肺动脉高压等表现。因此,在治疗时,不仅要考虑血瘀的病变,还需要考虑血脉血络受损的病变,仅仅使用活血化瘀,只解决血瘀,而对于血脉血络管壁的病变,也是非常重要的,必须给予治疗。

2. **脑梗死血栓与免疫病血栓的成分不同**　脑血管梗死,心肌梗死,仅仅是血液成分凝结而成为血栓,引起血管内的梗死,有单一或多个血栓。血栓时间稍长,缩小成为了血块,长期堵塞在血管内,但这是在局部的梗死。中老年人并有动脉粥样硬化,血管变硬变脆,血管弹性变小,但血管壁没有损伤。血管壁上有胆固醇沉积,但这是外来的,血液中沉积下来的,并非是血管壁自生的。因而治疗为抗凝血,抗栓塞,降低血清胆固醇,降低血液黏稠度。血栓只能机化缩小,不可能会完全消除,血管不完全再通,部分恢复。至于抗血管硬化,属于延缓衰老的范围。

系统性红斑狼疮等免疫病则与此不同,血管内血栓主要成分为抗原抗体免疫复合物和血液成分混合组成,为凝聚的微小颗粒状之血栓,堵塞的血管更为微细,成为多发性弥漫性的栓塞血管炎。因而治疗一方面为抗凝血,抗栓塞,同时必须抑制免疫复合物,以及抗血管炎血管内皮损伤。

(二) 治疗原则

1. **是凉血化瘀而不是止血**　皮下红斑、皮疹、紫斑、瘀点、紫癜,中医辨证应是瘀热化毒,沈丕安的治疗方法是凉血化瘀、清热解毒为主,而不是止血,因这不是刚出的新血,而是凝滞在皮下的瘀血,任何止血药都是无效的。有内火血热,因而必须是凉血清化为主，而不是温化为主。沈丕安常用中药为生地黄、生石膏、黄芩、忍冬藤等，四药的剂量都是 30 g，如有低热，生石膏为 60 g。

有弟子问，老师用中草药的剂量较大，常为 30 g，为什么？沈丕安说，免疫病病情复杂而严重，必须加大剂量才能有效。许多患者已经服用了西药，尤其是激素，并且剂量较大，中药与西药相比，这是五十步比一百步，还是较轻的。看一看《伤寒论》方剂的剂量，都是很大的，与之相比还是很轻的，何况现代的中草药都是种植的，并且还可能使用了化肥，药效较古代野生的差多了。

2. 是抑制免疫复合物而不是抗栓溶栓　脑梗死、心肌梗死之血栓，只需要抗栓溶栓，中药以水蛭、地龙最佳，红花、丹参有效，长期服用三七也有效。但这些中药解决不了免疫复合物的血栓。稍不谨慎，还可能引起出血。

抑制消除抗原抗体疫复合物之颗粒状血栓，最佳的化瘀中药是莪术、赤芍、金雀根，剂量都是 30 g。郁金、牡丹皮、羊蹄根等同用能增效。临床观察到，长期使用，双手瘀点、瘀斑逐渐消除，指端皮肤溃疡愈合。

3. 是抗血管炎而不单纯是抑制免疫复合物　对于免疫病之微小血管炎，既需要治疗小血管内的微小血栓栓塞，还必须治疗小血管的内皮炎症病变，从两个方面着手，用药既相同又不相同。抗血管炎最佳的中药是水牛角和生地黄。二药的剂量必须都是 30 g，郁金、牡丹皮、金雀根、鬼箭羽、虎杖等同用能增效。

组合上述三方面的用药，参考犀角地黄汤，组成经验方为紫斑汤和牛角地黄汤。由于是慢性病，必须持之以恒，长期治疗，是会逐渐好转的。临床观察到，长期服用后可以促使指端微小血管炎、雷诺现象、甲周水肿性红斑、指端皮肤溃疡等，逐渐好转消除。而且没有不良反应。至于个别患者的胃肠道不舒反应是很容易解决的。

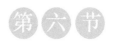

中医治未病与养生理论

一、《内经》之养生理论

整部《内经》都是围绕治病而展开的。治未病与养生理论仅有很少的内容，而且没有独立的完整的篇章，都是分散在许多篇章中论及的。因此本书将此放在第二章第六节中阐述,而不是像有一些中医那样重视并强调其重要性。如果大量的中医专家都在从事养生治未病,那中医会很快走向衰落,自然而然地被淘汰。沈丕安长期在临床第一线,以使用中医中药治病为主,同时也从事养生保健、食疗药膳。治病与养生并不矛盾,一个医疗水平高的中医,养生保健也一定是高水平的,医疗水平不高的中医,养生保健的水平也高不了多少。

(一)《内经》提出养身和治疗多种方法

《素问·宝命全形论》曰:"一曰治神,二曰知养身,三曰知毒药为真,四曰制砭石小大,五曰知府藏血气之诊。五法俱立,各有所先。"

《素问·五常政大论》曰:"无代化,无违时,必养必和,待其来复。"

(二)圣人之养身

1. **什么是圣人** 《内经》之圣人是指善于保养,健康长寿,年皆百岁的一些老人。他们平时避开了风吹雨打,饱食保暖,虽劳作而不困倦,清心寡欲,不慕虚荣,生活朴素,知足常乐,目不乱视,淫不惑心,这是一些德高望重的老人。但并非是孔圣人那样的几千年才出一人,高不可攀的伟大人物。

《内经》提出的这些要求并非高不可及,很多人都能够做到。现代生活起居的保养条件已经超过了古代。但需要注意七情六欲的修养,戒除贪吃、贪财、贪色的习惯,退出是非场合、名利场所,从各个方面,全面性地进行修养,要做到确实有一定的难度,并不容易。一旦逐渐做到了,就能延年益寿,这主要是指老年人。

《素问·上古天真论》曰:"夫上古圣人之教下也,皆谓之虚邪贼风,避之有时,恬惔虚无,真气从之,精神内守,病安从来。是以志闲而少欲,心安而不惧,形劳而不倦,气从以顺,各从其欲,皆得所愿。故美其食,任其服,乐其俗,高下不相慕,其民故曰朴。是以嗜欲不能劳其目,淫邪不能惑其心,愚智贤不肖不惧于物,故合于道。所以能年皆百岁而动作不衰者,以其德全不危也。"

2. **圣人之治身** 《内经》进一步提出人有智愚,智慧知识才能各有不同。道家主张无为之事,无为而治,不做害人害己之事,多做有益之善事。中医引进以养生治身,各类人群都能耳目聪明,身体轻强,老者复壮,壮者益治,寿过百岁,做到了就达到了圣人治身的境界。至于《内经》说寿命与天地终,古代将寿过百岁的老人,如孙思邈就称为孙仙人,认为他已得道成仙,与天地终。

《素问·阴阳应象大论》曰:"智者察同,愚者察异,愚者不足,智者有余。有余则耳目聪明,身体轻强,老者复壮,壮者益治。是以圣人为无为之事,乐恬惔之能,从欲快志于虚无之守,故寿命无穷,与天地终,此圣人之治身也。"

王冰注:"同,谓同于好欲。异,谓异其老壮之名。"

王冰注:"圣人不为无益以害有益,不为害性而顺性,故寿命长远,与天地终。"

3. **圣人养生之道**　《内经》提出的圣人养生之道为春夏养阳,秋冬养阴,这是养生的根本。什么是春夏养阳?春夏渐温渐热,阳气充沛,人们皆食寒凉之品,但不宜多食,以免损伤阳气。秋冬渐凉渐冷,阴气渐浓,人们皆食温热之品,但不宜多食,以免损伤阴气。春夏秋冬必须保持阴阳平和,阳生阴长,阴平阳秘。因此,春夏宜于保养阳气,不可伐其阳气,秋冬宜于保养阴气,不可伐其阴气。顺从阴阳之治则不患重病,生命长存,悖逆阴阳之治则损害,甚至于引起死亡。圣人能够做到,为懂得其道,平人只能佩服,但可以学习,只要不拒绝养生之道,也会逐渐做到。

《素问·四气调神大论》曰:"所以圣人春夏养阳,秋冬养阴,以从其根,故与万物沉浮于生长之门。逆其根,则伐其本,坏其真矣。故阴阳四时者,万物之终始也,死生之本也,逆之则灾害生,从之则苛疾不起,是谓得道。道者,圣人行之,愚者佩之。从阴阳则生,逆之则死,从之则治,逆之则乱,反顺为逆,是谓内格。"

王冰注:"春食凉,夏食寒,以养于阳,秋食温,冬食热,以养于阴。"

王冰注:"圣人所以身无奇病,生气不竭者,以顺其根也。"

王冰注:"谓得养生之道。苛者,重也。"

王冰注:"格,拒也。谓内性格拒于天道也。"

(三) 圣人之养神

人的精神状态是否良好,可反映人的健康状况。俗话说正在闭目养神。人的精神是由荣卫血气所谨养,营养良好的人精神良好,卫气强盛的人精神良好,气血充盛并流通的人精神良好。并且还需要结合人体的外形肥瘦,肥人瘦人结实者精神良好,虚胖之人、瘦弱之人精神状态就会不良。

《素问·八正神明论》曰:"故养神者,必知形之肥瘦,荣卫血气之盛衰。血气者,人之神,不可不谨养。"

二、《内经》治未病理论

(一) 上工圣人治未病

《内经》提出圣人治未病、上工治未病的观点。但《内经》更重视治已病,并且将医技精湛，能将已病治愈的医者也称为上工；将医技平庸，不能治愈疾病的医者称为下工。因此，决不可将上工治未病的意思误认为是最好的医生是保健养生的医生，治疗没有病的医生，误将下工反而称为上工。

1. **圣人之尊称** 圣人是德高望重之人。《内经》提出将不治已病治未病者与不治已乱治未乱者，都尊为圣人，这样圣人的范围较宽，人多一些。上古时代的尧舜是治理社会的圣人，孔子是创建儒学思想教育上的圣人，孙武是创建兵法理论的圣人。病乱可能是社会上的，也可能是人体上的。圣人治理使社会安定，没有战乱，使人体健康，没有病患。而不是病已成而服药，乱已成而治理，已经太晚了。

由于唐太宗尊孔子为至圣先师，孔圣人后世就成为孔夫子一人所专用的尊号。孟子为亚圣贤人。但自古以来圣人能有几人？仅孔夫子一人。贤人能有几人？每个朝代仅一二个人而已。人几乎都是凡人，平凡之人。因此，能有几个医生能做到防患于未然，使人一辈子不生病，医生自己也做不到，因医生也是凡人，也会生病。

《素问·四气调神大论》曰："是故圣人不治已病治未病，不治已乱治未乱，此之谓也。夫病已成而后药之，乱已成而后治之，譬犹临渴而穿井，斗而铸锥，不亦晚乎。"

2. **医圣之尊称** 在《内经》之前有扁鹊和仓公，《史记》记载扁鹊治病出神入化，救治了很多患者，但没有著作传世，被后人尊为医神。仓公有医案传世，为我国病史记录第一人，做出了贡献，为后人所尊重，但二人尚不是圣人。

(1)《内经》提出"医圣""医王"：《内经》提出"医圣""医王"的荣誉称号。人的调和调养，必须适应生长化收藏四时之气，成败理乱，决不可违背天地之造化，自然之力，必须静以待时，不能操之过急。何况人之调养，必须无伐天和，盛者不能使其更盛，虚者不能使其更虚，不能遗人天殃，不能使人邪害，不能失去正气。人有天殃邪害，正气一虚，则生命不长。能够促使患者的经络畅通，血气流通，这些虽然是与众相同的方法，但必须做到。能够做到这些才是医圣医王。说明《内经》提出的这些要求并不是很高，并非是高不可攀，但似乎非常宏观，比较模糊。

《素问·五常政大论》曰："必先岁气，无伐天和，无盛盛，无虚虚，而遗人天殃，无致邪，无失正，绝人长命……化不可代，时不可违。夫经络以通，血气以从，复其不足，与众齐同，养之和之，静以待时，谨守其气，无使倾移，其形乃彰，生气以长，命曰圣王。故《大要》曰：无代化，无违时，必养必和，待其来复。"

(2)后世尊张仲景为"医圣"：张仲景在《内经》时代尚未出生。《内经》之圣人当然不是张仲景。后世将张仲景的《伤寒论》《金匮要略》二著作奉为医学之经典。但张仲景并非是治未病,二著作都是治已病的经典。

张仲景创建了伤寒学说,即感染性疾病的六经辨证论治学说,并开创了经方学派。因而后世尊奉张仲景为医圣。

(3)叶天士应被尊为"亚圣":清代初年叶天士创建了温病学说,即传染性疾病的卫气营血四证辨证论治学说,并开创了时方学派,其贡献并不亚于张仲景,因而叶天士应被尊奉为医学之亚圣或是贤人。

张仲景、叶天士都是治已病的圣贤之人,而不是治未病之圣人。

(4)"药王"和"药圣":唐代孙思邈著《备急千金要方》,民间尊其为"药王",各地建有药王庙,而不称"药圣"。《备急千金要方》不是中草药著作,而是各科俱全的中医药方之第一部方剂学著作。真正的"药圣"应是明代著有《本草纲目》的李时珍,《本草纲目》是我国第一部科学著作。在明末清初,已经被国际上翻译成六国文字,对世界科学做出了贡献。这个时期西医学西药学尚处于起步阶段,远较中医学中药学落后。

中医两千多年的发展史上,历朝历代名医数百人,仅此四人为中医学中药学的圣人、亚圣与王者。总称为我国古代医学药学之圣王。

(5)《内经》分为五个档次:在《素问·疏五过论》中将医生分为医工、良工、愚医、医、粗工五个档次。但他们都不是圣人,俗话说人非圣贤,孰能无过。凡人都有不足,都会有失误。因而有五过,但随着水平的不断提高,经验越来越丰富,过失越来越不会发生。

3. 上工治未病

(1)上工是什么? 工为掌握技艺技术的人,上工为技艺技术高超的人。医生属于掌握技术的人,历代甚至于将针灸作为一门技术手艺,因古代有许多针灸医生和江湖医生识字不多,社会地位很低,归于医卜星相,三教九流一类,必须是儒医才属于士一类的人士,不为良相为良医,社会地位很高。《内经》以针灸治疗为主,因此将医生称为工。但与工匠还是有区别的,工匠过去称为匠人,如木匠、石匠、铁匠等。

《灵枢·天年》曰:"上工治未病,不治已病。"明代以后医生称为先生,穿长衫的,属于有文化的一类,如教书先生、说书先生等。匠人称为师傅,匠人师傅,如木匠师傅、石匠师傅、铁匠师傅等。穿短衫的,属于没有文化的一类。古代在用词上有所区别,并在穿着上严格区分其社会地位之高低。现代当然都已经平等了。

（2）治未病是什么意思？有人问医生，没有病，要你医生治什么？没有病当然不需要治疗。有人说药是苦的，这是无苦讨苦吃，这人脑子是有病的。这些话没有错，都对的。俗话说药补不如食补，是药三分毒，平时健康的人，只需要从食物中获取营养，确实不需要服药。

《内经》的意思不是让人无病去治疗，而是提出上工救其萌芽，病变在萌芽状态、轻微的时候立即进行医治。但这还是属于治已病。

《素问·八正神明论》曰："上工救其萌芽，必先见三部九候之气，尽调不败而救之，故曰上工。下工救其已成，救其已败。救其已成者，言不知三部九候之相失，因病而败之也。知其所在者，知诊三部九候之病脉处而治之。"

（3）不治已病是什么意思？有人问，患者找你看病，你作为医生却说《内经》提出的治未病，不治已病。那医院开着干什么？

《内经》并没有说有病不医治，而是提出病在萌芽状态尚未形成时，病已形成尚未严重时，病已严重但正气尚未衰竭时，必须及时救治，这些都是上工，都是水平高的医生。下工常耽误病情，不能及时救治，等到病情非常严重，正气衰竭，这时已到了不可救药无法医治的程度。这就是现代所提倡的"三早"——早发现、早诊断、早治疗。

历朝历代将治病的医生称为良医名医，将只会调理、不会治病的医生称为庸医。但大多数中医是调治，既会调理，又会治疗，名医是少数，庸医也是少数。

现代有人对《内经》断章取义，将《内经》治未病意思片面性地理解，强调治未病才是好医生。临床上只会调理、不会治病的医生，这是医学水平平庸的表现，是下工，是庸医。

《灵枢·逆顺》曰："黄帝曰：候其可刺奈何？伯高曰：上工，刺其未生者也。其次，刺其未盛者也。其次，刺其已衰者也。下工，刺其方袭者也。与其形之盛者也。与其病之与脉相逆者也。故曰：方其盛也，勿敢毁伤，刺其已衰，事必大昌。故曰：上工治未病，不治已病，此之谓也。"

（二）《内经》治已病理论更为重要

《内经》治已病理论才是更加重要的。整书各个章节记载了大量的理论观点、疾病症状和治疗方法，都是围绕治已病而进行了系统的论述，才成为我国第一部最重要的医学经典著作。

1. 治已病是中医的传统　后世历朝历代大量的医学著作绝大多数是论述治病的，将疾病治好治愈才是中医主要的传统，更为重要。现代的中医专家应将主要的精力去从事研究国内国际上尚未解决的疑难疾病。

治未病理论仅是《内经》中的很少一部分的内容。因此,中医应将很少的一部分精力去从事治未病的研究。

2. 病家和医生的要求不同　治未病是病家的要求,从病家的角度,总是希望自己一辈子无病无痛,平平安安,健康长寿,尽享天年,无疾而终。一有点什么不舒服,小毛小病,立即治愈康复。病家就认为治未病是家庭保健医生的工作,但他们也不会将这类医生称为上工良医和名医。

作为医生要成为良医名医必须具有高水平的诊疗技术,将危重的患者抢救过来,将难度很大的疾病治愈,在医学上有所创新,有所贡献。如果仅仅是诊疗一些小毛小病,那是一般水平的医生,进不了上工良医名医的层次。

3. 认真检查　在两千年前判明病情的轻重是很不容易的,只是依赖望、闻、问、切的四诊,观言察色,眼神身形,审察面色之泽夭,必须认真的检查,切脉不仅是寸口,而且是三部九候之气,全身性的。

现代的检查方法很多,各家中医医院都已经引进了许多的检查设备,并配齐了很强的医技专家队伍。有的中医不努力学习新知识,有的中医拒绝接受新技术,因而不掌握现代的诊疗技术,并认为中医只需要一个小枕头,三个手指头就足够了。这是中医保守思想的反映,低水平的反映,已大大落后于时代。这类中医虽然越来越少,但还是有的。现尚健在的老一代高水平的中医都已经转变了观念,他们并不保守。

《灵枢·小针解》曰:"睹其色,察其目,知其散复,一其形,听其动静者,言上工知相五色于目,有知调尺寸小大缓急滑涩,以言所病也。知其邪正者,知论虚邪与正邪之风也。"

《灵枢·五色》曰:"审察泽夭,谓之良工。"

4. 认真治疗　《内经》主张医生是治病的,书中提出了一系列的治疗理论和法则,记载的治疗方法是很多的,主要是针灸,书中有系统经络理论和大量的针灸治病方法,还有推拿、导引、汤药、药酒等,都是用以治病的。并且还提出医生有五过,五种过失,医生必须认真检查、认真治疗,以减少和避免过失的发生。

三、治未病与"五高""五低"

(一) 治未病概说

治未病是中医的经典医学思想,是由《内经》最先提出来的。"是故圣人不治已病治未病,不治已乱治未乱",指导了两千多年。历朝历代的医家都非常重视,并有很多的发挥。

唐初孙思邈《备急千金要方》进一步提出:"上医治未病,中医医欲起之病,下医医已病之病。"这更为明确。

治未病这是一种医学思想,虽然一直指导着中医,但长期以来医学上是从来没有做到的。

人们追求没有疾病,健康长寿,这就需要养生,需要做到割嗜欲,存精神,却百病,才能像孙思邈那样寿过百岁。

(二)"未病"是什么概念

1. **没有疾病**　第一是没有疾病,是健康之人。这些人当然不需要治疗,只需要平时的保健,以达到阴阳平和气血流通,就能保持长期的健康。

2. **人体有不适服和症状**　第二是人体有这样那样的不适服和症状,归纳为十大类症状。

一、疲劳乏力,面色不华,头发早花。

二、失眠早醒,记忆减退,头晕耳鸣。

三、小便频短,夜间次多,有时肿胀。

四、经常感冒,咽干喉痒,干咳无痰。

五、心慌胸闷,行动气促,口唇紫暗。

六、烦躁易怒,面部升火,掌心发烫,半夜出汗。

七、纳食不香,口苦口淡,有时大便不畅,有时腹胀腹泻。

八、性事减退,早泄阳痿,手足不温。

九、腰膝酸软,常需敲打,关节酸冷。

十、颈背酸痛,肩臂板滞,手麻头痛。

中老年人群中有这些症状的人很多。但尚没有成为符合西医诊断标准的某一疾病,可能是人体的功能性衰退和衰老的表现,也可能是某一疾病潜在的或早期的临床表现,也可能是处在代偿阶段康复阶段的表现。

3. **虚弱与正虚邪实**　以上这些症状,中医辨证为虚弱之证或正虚邪实之证。稍重者则称为虚损,虚损可能是病,也可能不是病。虚劳则为中医一个特定的病证名称。

中医还认为人体绝大多数是虚中有实,实中有虚,大虚大实,兼而有之。全实全虚的患者是很少见的。

（1）八虚：虚弱有气虚、血虚、阴虚、阳虚四虚，以及心、肝、脾、肺、肾五脏虚损之脏虚，津液亏损之津虚，精血亏损之精虚，神气不足之神虚。其他尚有皮肉脉筋骨肢体之不足虚软，称为体虚。

（2）八邪：人体既有虚弱的一面，又可能有邪实的一面。最常见的实邪有风、寒、湿、热、瘀、痰、毒、积，以及气滞。这些实邪毒素长期滞留于体内，就能消耗人体的正气，使人变得逐渐虚弱。中医称为因病致虚，因邪致虚，积毒致虚。就有除邪解毒、驱邪外出和扶正祛邪的治疗方法。

（三）亚健康状态与"五高""五低"

亚健康状态是什么概念？目前医学界尚没有一个统一的意见。亚健康状态的人沈丕安将其归纳为"五高""五低"，十项症状。

"五高"——血脂高、体重高、尿酸高、血糖高、血压高。增高但还没有构成疾病，如血清胆固醇、三酰甘油增高，但没有成为冠心病。尿酸增高，但还没有痛风发病。血糖增高，但还没有成为糖尿病。血压偏高，但还没有成为高血压病。体重增高，但还没有成为肥胖病。发生了脂肪肝，但还没有成为脂肪性肝炎。

"五低"——免疫功能降低、血液细胞降低、内分泌功能降低、脑功能降低、钙磷代谢功能降低。这些功能性减退，还没有构成某个疾病，如没有继发感染，没有肿瘤，不是血液病，中年人内分泌失调，性减退，经常头晕头痛，但没有器质性脑病，不是老年痴呆症，检查有骨质疏松，骨质增生，但血钙正常，没有疼痛，没有骨坏死。

上述的十项症状，也符合亚健康状态。

"五高""五低"，十项症状，影响人体健康，不及时调节，可能会进一步发展成为某个疾病，最终能影响人的长寿。

（四）中医调理

调理是中医所长，调理的意思包括补益，调节为主，结合治疗。服用一段时期的中药，能使人体渐渐地康复，症状渐渐地消除。各项检查指标逐渐恢复正常。

调节"五高""五低"的目的，是防病治病，使中老年人健康长寿。对于老年人在没有慢性疾病的基础上，还需进一步延缓衰老。

延缓衰老是中医所长。中医恰当的调理能使老人们延年益寿。

1. 什么是调理　有病者需要治疗，虚弱者需要调理。

调理的意思,调节理顺人体的气血阴阳,补虚泻实,以达到新的平衡。调节"五高""五低",十大类症状,使症状消除,恢复健康。

人体在长期的生活中,经常会受到损害,包括劳损、创伤、手术、感染、环境、中毒、衰老等因素。人体就会变得逐渐虚弱,甚至虚损。虚者需补,实者需泻。有时是需要补泻结合。

调理是中医中药之所长。扶正补虚、扶正祛实是中医的特色和优势。调理是中医"治未病"的重要方法。

2. **调理补益的治法** 补虚传统有补气、补血、补阴、补阳。现代还有增强免疫、降脂减肥、护肤美容、补肾壮阳、壮骨补钙、安神补脑、增补津液、食疗保健等,这些都是比较热门的话题。这与扶正补虚,扶正祛实都有密切的关联。冬令进补和膏滋药只是中医调理的重要方法之一。

中老年人亚健康状态尚有慢性心肺功能减退,慢性肾功能减退,发展至晚期可出现心衰、呼衰、肾衰之器脏衰竭的表现,这就超出了调理保健范围,必须进行医疗检查。

四、防治"五高""五低"

保健要在尚没有构成疾病的中年时期开始。当前城市中老年人群中普遍存在"五高""五低"现象。虽然尚能坚持正常工作、正常生活,但常常会有不舒适的感觉和症状。现代常称为亚健康状态,成为治未病的一项重要内容。到了发病以后再进行保健已经晚了,这时需要治疗,甚至抢救。

"五高"——高血脂、高血压、高尿酸、高血糖、高体重。增高但还没有构成疾病,如血清胆固醇、三酰甘油增高,但没有成为冠心病。血压偏高但还没有成为高血压病。尿酸增高,但还没有痛风发病。血糖偏高,但还没有成为糖尿病。体重增高,但还没有成为肥胖病。

"五高"会相互影响,一个人的身上同时发生"二高""三高""四高"是常有的病情。

"五低"——免疫功能降低、内分泌功能降低、钙磷代谢功能降低、内脏功能减退降低、脑功能减退降低。这些功能性减退降低,但还没有构成某个疾病。如没有继发感染,没有肿瘤。中年人内分泌失调,性功能减退。检查有骨质疏松,骨质增生,但化验血钙正常,没有疼痛,没有骨坏死。经常胸闷、心悸,上楼梯气急,经常咳嗽,但心电图正常或偶有少量早搏,胸片中支气管影深,尚不是肺气肿,肾功能减退,肌酐、尿素氮偏高,但尚不是肾功能衰竭,尿毒症。经常早醒,记忆减退,头晕头痛,但不是阿尔茨海默病,也没有器质性脑病和脑萎缩。

"五高""五低"影响人体健康,不及时调节,可能会进一步发展成为某个疾病,最终能影响人的长寿。调节"五高""五低"的最佳时期应为尚未形成慢性疾病的阶段。

调理是中医所长,调理的意思包括补益、调节、治疗。服用一段时期的中药,能使人体渐渐地康复,症状渐渐地消除。各项检查指标渐渐地正常,达到治未病的目的。

调节"五高""五低"的目的,是防病治病,使中老年人健康长寿。对于老年人在没有慢性疾病的基础上,还需进一步延缓衰老。延缓衰老是中医所长,中医恰当的调理能使老人们延年益寿。

下面就中医中药治未病、调节"五高""五低"、延缓衰老展开论述。

(一) 高脂血症

血清胆固醇、三酰甘油增高,肥胖、脂肪肝,中医辨证为痰湿之体,气血瘀滞。治法为清热化湿,化痰化瘀。

人体的血清胆固醇是由脂肪所分解,三酰甘油也是由脂肪所分解,也可由糖类转化。

胆固醇是人体的基本营养物质,是人体制造激素的原料。血清胆固醇的正常值为 $2.80 \sim 5.85$ mmol/L。血清胆固醇,主要是低密度脂蛋白过高,高密度脂蛋白过低,胆固醇会沉积在血管壁上,造成动脉粥样硬化,使动脉管腔狭窄,血液黏稠度升高,血流缓慢,严重者会引起心肌梗死或者脑血管梗死。因此,血清胆固醇过高,尤其是低密度脂蛋白过高,必须治疗,降下来。有些人血清胆固醇偏高一些,高密度脂蛋白偏高一些,只要血管通畅,血液黏稠度基本正常,这没有关系,不一定需要治疗,只要调整饮食,自己能恢复的。

血清胆固醇不是越低越好,过低了会使人体内分泌功能和免疫功能降低,也会引起疾病。

长期服用中药能使血清胆固醇和三酰甘油下降,能使低密度脂蛋白下降,高密度脂蛋白上升,体重下降,脂肪肝消除。并且非常安全,基本上没有不良反应,民间所说的"中草药刮油水",就是这个道理。

具有降低血清胆固醇和三酰甘油作用的中药详见本书第三章第二节特色方药部分。

降低血脂的食物有山楂、大蒜、黑木耳、黑芝麻、黑大豆、胡桃肉、小麦、麦芽、芦笋、茶叶。有人每天长期食用黑木耳，有人长期食用大蒜，也可以上述食物交替食用，将升高的血脂降低。食用的方法可依照自己的习惯加工。

（二）脂肪肝

脂肪肝有单纯性脂肪肝、脂肪性肝炎、脂肪性肝硬化三种类型。

脂肪肝已经成为常见病，许多患者在体检中被发现，部分患者有症状，如腹胀、胁痛、口苦、便秘或便稀、舌苔黄厚等。尤其是转氨酶升高的患者，形成了脂肪性肝炎而必须治疗，后期可发生脂肪性肝硬化。乙肝表面抗原阳性患者，病毒携带者，以及长期嗜酒者，不但转氨酶难以降低，肝中脂肪也难以消除，而且转化为肝硬化的概率较大。

具有保肝降酶、降低血脂、消除肝内脂肪的中药详见第三章第二节特色方药。

食物有山楂、海带、黑大豆、豆豉。

家庭中可使用焦决明、枸杞子、焦山楂、三七各 3 g，茶叶适量，每天开水冲泡，日积月累，随时随地长期饮用，就能让血脂缓慢地下降。

脂肪肝宜控制高热量的饮食，如含脂高的肉类、含糖高的甜食等，各种酒类都不宜饮用。

（三）高体重

肥胖的原因很多，常见的与营养、药物、遗传、内分泌、活动等因素有关。因此，对减肥做进一步研究，需要从多方面着手才可能有效。

中草药只对于营养性和药物性引起的肥胖有效，对于遗传、内分泌紊乱所引起的肥胖效果较差。中医对于降脂减肥与消除脂肪肝的途径，其机制为抑制脂肪在肠道内吸收，加速脂肪氧化，抑制脂肪在肝脏内积聚，减少脂肪在体内的储存等。具有这种效果的中草药详见本书第三章第二节特色方药。

中药减肥虽然比较缓慢，但只要持之以恒，会渐渐出现效果的。

营养性肥胖必须控制饮食，尤其是肥腻的和甜的食品必须控制，宜多吃蔬菜、水果类等粗纤维食品。鱼类、虾类、水产类食物主要含蛋白质，脂肪含量很低，可以适量食用，猪瘦肉脂肪含量有 30% 以上，羊肉脂肪含量也多，需要减肥的人，尽量少吃或不吃猪肉、羊肉。鸭子的脂肪含量较鸡肉高。

药物性肥胖主要是激素引起了内分泌失调而肥胖，必须减量和停用后，才有可能减肥有效。激素类药物包括糖皮质激素,如泼尼松、雌激素类等。

运动可加速新陈代谢,增加脂肪的消耗,是减肥最有效的方法,但老年人不宜运动过量,必须循序渐进,慢慢增加运动量,否则会有一定风险的。

沈丕安在 20 世纪 80 年代研制了国内第一代减肥茶——宁红减肥茶,曾畅销10 年。第二代产品,在 20 世纪 90 年代研制开发的东方保健茶,具有润肠通便、降脂减肥作用,已在苏、浙、沪畅销了 10 多年,对于营养性肥胖有较好的效果。

减少肠道吸收也是一条途径,使用药物引起腹泻,多排泄一些,营养成分少吸收一些。

西药如芬氟拉明等,是通过抑制食物中枢产生厌食证使人减肥,长期的不思进食,少吃食物会使人消瘦,营养不良,全身各种功能减退,最大的问题是有成瘾性,因此,有些国家将这类减肥药列为禁药。

(四) 高尿酸血症

高尿酸血症和痛风的患者越来越多,尤其是喜好啤酒与多食海鲜的人发病率更高。

1. **一般情况** 尿酸为蛋白代谢的最终产物,蛋白质→氨基酸→核酸→嘌呤→尿酸。尿酸 2/3 从小便中排泄,1/3 从大便中排泄。

尿酸正常值:男 0.21～0.42 mmol/L,女 0.15～0.35 mmol/L。

男性发病率高,在 40 岁左右,女性发病率低,在经绝期后。

痛风的临床表现有:① 高尿酸血症;② 痛风性关节炎;③ 痛风性结石;④ 痛风性肾炎。

2. **病因**

(1) 原发性高尿酸血症的产生。① 产生增多:嘌呤、尿酸代谢紊乱,与遗传有关,体内缺少一种能抑制嘌呤、尿酸产生的转换酶。② 排泄减少:中老年人血管硬化、高血压、高脂血症、肥胖、糖尿病、冠心病等引起的慢性肾功能减退。尿酸从小便中每天排泄减少,日积月累在血液中逐渐增多。

(2) 继发性高尿酸血症的产生:由慢性肾病、血液病、药物所引起。长期服用利尿药与阿司匹林者会减少尿酸排泄。

(3) 诱因:饮酒,尤其是啤酒,各种蛋白质,主要是海鲜,以及损伤,疲劳,局部寒冷刺激等。

3. **临床表现**

(1) 高尿酸血症:体检时发现,可没有症状。

（2）痛风性关节炎：突然发病。好发生于大足趾内侧、足背急性炎症，红肿热痛。这是由于尿酸盐结晶沉积刺激所引起，以后四肢中小关节均可发生。

（3）痛风性结石：尿酸盐结晶沉积，常发生于关节软骨、滑囊、腱鞘、关节周围组织、皮下组织、耳轮、肾脏间质等。可引起骨质破坏，纤维化，关节僵硬变形。

（4）肾脏损害：① 痛风性肾病：蛋白尿、血尿，夜尿增多。② 急性肾衰竭：尿酸、肌酐、尿素氮均大量增多。③ 肾结石：肾绞痛、血尿、腰痛、腹痛。

4. 防治

（1）抗炎镇痛。西药：秋水仙碱，吲哚美辛、新癀片、布洛芬等。

（2）降低尿酸与防止结石。西药：别嘌呤醇、苯溴马隆、秋水仙碱。西药对于急性痛风有很好的效果，也能使尿酸迅速下降。但长期服用，有许多不良反应而必须减量和停药，过了一段时间，尿酸又升高了，痛风还会反复发作，而且西药会出现耐药性，效果会越来越差。

5. 中医中药　详见本书第三章第二节特色方药。

6. 饮食控制

（1）高嘌呤食物。

第一类嘌呤最为丰富：啤酒、海鲜（金枪鱼、三文鱼最高）、内脏、骨髓、蛤蜊、螃蟹，尤其是蟹黄，必须忌口。秋天人们喜欢吃大闸蟹，许多人吃过后发病了，尤其是吃两只以上的人。

第二类嘌呤比较丰富：河鱼、河虾等水产品，豌豆、菠菜、南苜蓿（草头）。发作时忌口，平时适量忌口。

第三类含有嘌呤：豆制品、毛豆、猪肉、牛肉、羊肉、鸡肉、鸭肉，以及浅海海鲜如黄鱼、带鱼等，各种酒急性发作时需要忌口。平时可以食用，但需稍加控制，不宜过多。

尿酸特高的患者，急性发作时，米饭也需适量控制。

（2）不含嘌呤食物：蔬菜、水果、瓜果、牛奶、鸡蛋，不需忌口。茶水、咖啡不需要忌口。

（3）食物有慈姑、百合，含微量秋水仙碱，可以经常食用。

（五）高血糖症

中医对于血糖偏高，还不能诊断为糖尿病，没有服用降糖药的人，以及 2 型糖尿病轻症长期服用降糖药，虽然有所控制，但达不到正常范围的患者，可以使用中药。中药的降糖作用较弱，远不及西药，只能对上述的两种情况有一定的效果,以及对胰岛素抵抗的患者也有帮助。具有降糖效果的中药详见本书第三章第二节特色方药。

对于血糖较高,已经诊断为糖尿病的患者必须使用西药治疗,而且决不可听信江湖上的单方验方,停用西药会发生严重后果的。

食物有豆豉、薏苡仁、山药。

高血糖症患者必须坚持饮食控制,主要是碳水化合物的摄入量必须控制。

(六) 高血压轻症

降压西药较多,大多数高血压患者需长期服药,并能够长期控制在正常范围,或接近正常范围。西药降压药大多没有抗血管硬化的作用。中药降压作用虽弱,但能较快地改善头晕头痛症状,长期服用具有抗血管硬化的作用,能使人动脉硬化进展延缓,减少减轻心脑血管的并发症。

高血压轻症中医辨证为肾阴不足,肝阳上亢。治法为滋水涵木,平肝潜阳。具体中药详见本书第三章第二节特色方药。

(七) 免疫功能降低

免疫功能降低容易使人感冒感染,甚至患上肿瘤。癌症和尿毒症患者的免疫功能严重低下,甚至达到缺陷的程度。

中医辨证气虚不能卫外,甚或气血两亏,脾肾虚损。治法为益气养血,健脾补肾。肿瘤的中医病机为正气虚弱,热毒内盛,痰瘀胶结。治法为益气扶正,清热解毒,消痰化瘀,软坚散结。

增强免疫功能的中药详见本书第三章第二节特色方药。

中医冬令进补服用膏滋药的最大功效就是使人强壮,不易感冒感染,也是肿瘤手术后化疗后的常用药。实际上就是全面性地增强了人体的免疫功能。

(八) 内分泌功能降低

这是指中老年人肾上腺皮质功能减退,雌激素或雄激素降低,男子提早出现阳痿,女子提早出现更年期的许多症状。

体内激素水平下降,血液中都可以测定的。

使用类固醇激素、雌激素、睾丸素等西药,在短期内能使人体内的肾上腺皮质激素、雌性激素、雄性激素迅速上升,功能很快恢复。但服用时间一长,内分泌功能就会受到严重抑制而下降,甚至促使内分泌器官萎缩。

内分泌功能降低中医辨证为阴阳两亏,肾精不足,治疗以滋阴壮阳,益肾填精。有许多补肾中药具有增强肾上腺皮质功能,以及增强雌激素或雄激素的作用。具体中药详见本书第三章第二节特色方药。

(九)内脏功能减退降低

1. 心功能减退 中老年人在不知不觉中心功能逐渐减退降低,有的产生了心悸、胸闷等不舒服的症状,但心电图和心脏彩色超声波中尚没有明显改变或者有轻的改变。对于绝大多数人来说,冠状动脉主动脉颈动脉斑块的沉积,管腔变得狭窄,心脏的供血供氧不足,心肌劳损、心功能减退是逐渐形成逐渐加重的,有一个渐变的过程,从而发生了心绞痛、冠心病。

抗动脉硬化、防治冠心病的中药详见本书第三章第二节特色方药。

2. 肾功能减退 中老年人肾功能减退也是在不知不觉中逐渐出现的。有些患者发生了肾结石、肾盂积水、慢性尿路感染、前列腺肥大,继发慢性炎症等泌尿系统的慢性疾病。再加上长期过多食用蛋白质食品,营养过剩,排尿功能减退。久而久之在体检中出现尿素氮和尿酸偏高,初期尚是可逆的,少食一点,多排一点,尿素氮和尿酸可以下降。但随着年龄增长,肾脏血管的硬化,肌酐也不正常了,出现慢性氮质血症,尿素氮、肌酐和尿酸越来越难以降低,最终发生慢性肾功能衰竭。

中医辨证为肾气衰弱,三焦气化失利,水毒积聚,治疗以补益肾气,疏通三焦,利水排毒。所使用的中药详见本书第三章第二节特色方药。

对于轻度的尿素氮、肌酐升高,使用中药尚能恢复,但重症可能需要透析。

尿素氮升高的老年人,需少食或不食豆制品和豆浆,市场上的蛋白粉大都是由转基因大豆提取,不是优质蛋白质,老年人不宜食用。

牛奶、牛肉、鸡肉、鸡蛋、鸭、鸭蛋、鹅、鱼、虾等都是优质蛋白质,容易消化吸收,不需忌口。但鳖肉、螃蟹、蛤蜊、螺蛳,性寒,口味虽好,但不是优质蛋白质,不容易消化吸收,而且容易引起过敏。老年人少量食用尚可,不宜多食常食。

3. 肺功能减退 肺功能减退是慢性肺支气管疾病的后果,过去很多,由于抗生素的普及使用,上呼吸道感染、急性慢性支气管、急性慢性肺炎、肺气肿、肺心病,这样一个发展演变过程的患者越来越少。这里只介绍对于慢支咳嗽、痰多简便的中医治疗方法。

(1)贝母炖生梨:川贝母 3 g,浙贝母 12 g,冰糖适量,生梨 1 只,梨皮洗净,切成块状,去掉梨核,炖熟,吃梨块和汁水,川贝母、象贝母味稍苦,其有效成分为生物碱,能溶解于水,药渣不会溶化,都可以吃掉,有较好的镇咳效果。

两种贝母同用较只用一种的效果显著。

(2)萝卜煮枇杷叶:白萝卜1只,鲜枇杷叶30 g,去毛,同煮汤,喝汤,萝卜可吃,如加用萝卜子30 g,则更好,能减少痰液。

对于肺气肿轻症,上楼梯气急的患者,在没有感染,咳嗽基本缓解的情况下,宜锻炼,行走、上坡和游泳,从小量活动开始,逐渐加量,只要持之以恒,肺功能减退是会逐渐康复的。

(十)脑功能降低

这是指中老年人脑功能减退,经常头晕,头痛,早醒,失眠,多梦,记忆减退,说话重复,行动减慢,偶有手抖。但不是脑萎缩,也不是阿尔茨海默病,也不能诊断为帕金森病,并排除了甲状腺疾病。

中医理论,脑为髓海,心主神明,神归五脏,血脉所系。保护脑功能与安宁心神有关,与滋养五脏有关,与流通血脉有关。

脑功能减退的症状,中医辨证为心神不宁,五脏虚损,精血不足,脑髓失养。治法有宁心安神,平肝息风,滋肾养精,活血充髓。

直接作用于神经系统的中医治法有三,宁心安神,平肝息风,醒脑开窍,还需结合滋肾养精与活血充髓。具体中药见本书第三章第二节特色方药。

对于失眠的治疗,中医和西医的理论和理念是完全不同的,甚至是相反的。西医使用的是镇静药和安眠药。临睡前服用,其效果是在数分钟之内能使人立即入睡。但第二天早上会感到头晕困倦,精神不振。服用时间一长会产生耐药性,剂量会逐渐增大。

中药与西药的机制不同,中药是白天服用的,其机制是调节大脑功能,先兴奋,后抑制,上午服用后白天精神振作,夜间睡眠良好。但不能在晚上服用,否则会兴奋得睡不着。中药虽然不像西药的镇静作用强劲而快速,但服用一段时间后,效果会越来越好,而且可以长期服用,没有不良反应。

(十一)钙磷代谢功能降低

近几年来补钙是非常的热门。但五花八门的钙片,并没有解决中老年人的骨质疏松问题。

中医理论肾主骨,肾充髓。中老年人骨质疏松、骨质增生是肾气衰退的表现。尤其是中年妇女,体内雌性激素下降,钙磷代谢功能随之而降低。壮骨首先是补肾,而不是直接补充钙质。中医有许多补肝肾、壮筋骨的方药。

部分患者有酸痛的症状,这是由风湿入络、血脉痹阻所引起,称为骨质疏松症。许多老人有严重的骨质疏松,但平时并没有酸痛症状,有些老人发生了酸痛症状,长期服用钙片,但仍然酸痛。说明骨质疏松的正常人只是在发生了风湿入络后才会有酸痛,而不是缺钙直接引起了酸痛症状。

中医治法有补肾壮骨,填充骨髓,祛除风湿,活血通络。具体中药详见本书第三章第二节特色方药。虎骨虽已淘汰,但以骨壮骨、以髓充髓的理论中还在民间流传。过去中医伤科医生在治疗骨折,促进骨痂愈合方面所积累的经验,其中有许多具有非常好的保护骨质、保护钙质不易流失的作用。

民间流传肉骨头汤有保护骨质的效果,过去中医伤骨科医生对于骨折难以愈合的患者,也是让患者喝肉骨头汤,确有促进愈合的效果。但肉骨头汤含有较多的油脂,会使人肥胖和血脂升高。

那些长寿的老人,在 X 片中看到骨质是非常疏松的,他们很健康。因此,沈丕安思考,骨质疏松是一种自然现象,可能是人类减轻体重,减轻心脏负担的一种自我保护的生理变化。因为人们直接死亡的原因是心脏停止搏动。心脏功能健康的人才会长寿,缺钙并不影响老人的寿命。那么为什么非要补钙呢? 可能是商业上的炒作。幸亏许多无机钙钙片在肠道内吸收得很少或者不吸收,否则的话,一方面钙粉成为大便干结的原因,另一方面,血液中钙离子的浓度高了,有多少能进入骨骼中呢? 却为体内的结石提供了原料,胆石是胆酸钙结石,肾石是尿酸钙结石。至于缺钙容易骨折,那是外力引起的。年轻人并不缺钙,骨折的也很多。

(十二) 延缓衰老

调节"五高""五低"的目的,就是为了能使中年人健康无病,使老年人健康长寿,提高生活质量。对于没有慢性疾病的老年人还有延缓衰老、延年益寿的问题。延缓衰老需从中年开始。

延缓衰老是中医所长,有许多延缓衰老的中药。自古以来中医一直在研究健康长寿和延年益寿的方药。中医理论肾为先天之本,肾气充沛的人健康长寿。

衰老的中医辨证为肾元渐耗,精血渐衰。治法有补益元气,补肾填精。具体中药详见本书第三章第二节特色方药。

面上的老年斑,过去称寿斑,以及色斑,这是体内脂褐素的沉积,皮肤衰老的表现。皮肤衰老不一定会影响健康长寿,但影响了中年妇女的美容。长期服用延缓衰老的中药会延迟老年斑和色斑的产生,中年妇女的色斑,也可能会消退。

五、膏滋药的传统和现代应用

(一) 什么是膏方、膏滋药与进补

1. 膏方、膏滋药的含义和种类(传统类,现代类,成品类,定制类)

(1) 经常有人问,膏、膏药、药膏、油膏、补膏、膏方、膏滋药有什么区分? 群众有疑问,中医师中药师必须回答,将这些概念分清楚,不可混为一谈。

膏是一种膏状的中药制剂称为膏,是中药的八种剂型之一(丸散膏丹,酒露汤锭)。膏状是什么形态? 固态还是液态? 因为中药店交给顾客的膏滋药有固态的,也有液态的,顾客就有疑问,是否有质量问题。

膏有两类,一是外敷的称为膏药、药膏、油膏,如狗皮膏药、痔疮药膏、烧伤油膏等,一是内服的就称为××膏,如夏枯草膏等,以示与外敷的区别。后世将内服的也分为两类,一类是单方或复方中草药煎汤浓缩,用糖或蜜收膏成型,就称××膏,如枇杷叶膏等,用以治病的。还有一类是用胶类药收膏成型的,具有调理滋补功效,这才称为膏滋药,以示与治病的膏相区别。

现代内服的膏滋药主要用于调理滋补,增强体质,改善症状,或者结合治疗慢性病。

(2) 膏剂型的传统记载:膏的名称最早记载在《内经》上,为五谷之精和合为膏,这是膏状食物。《灵枢·五癃津液别》曰:"五谷之津液,和合而为膏者,内渗于骨空,补益脑髓。"

膏状剂型最早记载在《神农本草经·序录》上"宜膏煎者",在上品中记载了阿胶,"出东阿"。晋代葛洪《肘后备急方·第七十二》有一节专论丸散膏剂型,记载了9个膏剂的处方,都是用猪脂收膏成型,应属于油膏和膏药一类,有外用,有内服,如丹参膏、华佗虎骨膏等,方中都有毒药,用以治病的,并不用于滋补。可能是膏剂处方的最早记载,但这些不属于养生进补的膏滋药一类。

唐代孙思邈《备急千金要方·服食法》一节中记载了黄精膏,黄精浓煎,应属于黄精浓缩液。茯苓膏,浓煎后用白蜜收膏,应属于浓缩型糖浆。书中尚有地黄膏,用蜡收膏成型,用猪脂白蜜收膏成型等,应属于油膏一类,有的油膏可以内服,或者外用。

历代内服的膏方很多,以功效而论大致有三类,一是用以治病的,如明代王肯堂的夏枯草膏,治疗痰核瘰疬。二是用于调理的,如清代陶东亭的益母草膏,

用于调经等。三是用于补益滋补的,如金代刘完素文武膏(桑椹膏),补益肝肾不足。明代张景岳的两仪膏、人参膏,龚廷贤的琼玉膏等,都属于滋补类的。这些古代传统的膏剂,都是用糖或蜜收膏,尚未使用阿胶,也未出现膏滋的名称,但都属于补膏、大补膏一类,这一类现代应都属于浓缩糖浆类的剂型,现代放宽一些也属于补膏、大补膏一类。

(3) 膏滋药的发展:古代早就使用胶类药,最早使用阿胶的方剂是汉代的《伤寒论》黄连阿胶汤,但这是汤剂,不是膏方。

使用胶类药的膏方最早见于清代嘉庆年间的《温病条辨》,书中有专翕大生膏,方中有阿胶等21味中药,一起煎熬,用白蜜收膏,用来调补康复,当属于膏滋药一类,并可能是最早记载的真正意义上的膏滋药。

清代后期著名的中药店已出现了成品膏,如十全大补膏、洞天长春膏等,这些都属于膏滋药一类。沈丕安问过雷允上,他们说是用蜜或糖收膏,不用阿胶类药的。

个体膏方是从什么时候开始? 听祖上说,清代时候江南名医为富裕人家冬天滋补调理,把脉以后,开了处方,药店配药后,请老药工到家里煎熬,开炉前家里还需举办一定的祭拜仪式,煎熬一天,并用冰糖或蜜糖和阿胶收膏。这个处方就称为膏方。

现代膏方有了很大的发展,时代变了,服用膏滋药保健养生的人已经普及,成品膏逐渐萎缩,绝大多数人由中医把脉,辨证论治开处方,量身定制,一人一方,虽然大同小异,但受人们欢迎,绝大多数由中药店加工制成膏滋药。

(4) 膏滋药的形态:古代用于补益滋补,调理治病,内服使用膏名称传下来的剂型就有浆状的、糊状的、脒状的,稠厚液态的,固态的,这些形态都称膏、补膏、大补膏、滋补膏,现统称为膏滋药。因此,中药店手工加工钵头装的膏滋药稠厚,似果脒状,冷冻后凝成固体状。机器加工袋装的成为浆状糊状泥状的。如果是稀薄的称为汤,汤剂放糖放蜜,这种剂型就称为糖浆,不是膏滋药。

食品中膏状形态的称为浓汁、浆、糊、脒、膏。化妆品中称为霜、膏。

2. 为什么是冬令进补 膏滋药是中医治未病文化、养生文化、食疗文化的具体运用。膏滋药是在冬天服用的,作为冬令进补的一个方法,并且是一个最佳的方法。那么人们为什么在冬令进补呢? 中医理论认为自然为一大天地,人体为一小天地。天人合一,天人相应,人需顺应自然。“春生夏长,秋收冬藏”这是自然规律。秋冬是人体进补的最佳时节,犹如秋冬是粮食收藏的季节一样。人体为适应外界寒冷的气候,生理上会做出相应的调整,血液重新分布,消化道分布最多。消化腺、消化酶分泌增多,消化功能增强,食欲旺盛,体内高热量食物需求增加,容易吸收,并把营养储藏于体内,并且冬季寒冷人体代谢降低,消耗减少,以抵御冬天的寒冷。所以冬令食补药补同时并进。膏滋药以其服用方便,易于保藏,而深受群众欢迎,尤其是苏浙沪一带流传数百年,经久不衰。

3. **春夏秋三季能进补吗** 《内经》提出阳生阴长理论,春夏阳气渐盛,阴气渐衰,秋冬阳气渐衰,阴气渐盛。因而,春夏养阳,秋冬养阴,又提出春以养生,夏以养长,秋以养收,冬以养藏。为了阴平阳秘,阴阳调和,一年四季都需要保养,只不过是保养的内涵和方法不同。冬令是最佳的进补时期,但并非说其他三季不需要进补。

四季气温有变化,自然条件有变化,进补也需要变化,以符合天人相应理论。

现代中年人工作繁忙,压力较大,体力精力消耗大,亚健康者多,尤其是夏天更是提不起精神,困倦得很。现代老年人大量增多,老年人为了延年益寿,需要延缓衰老,需要治疗老年性疾病、衰退性疾病、慢性疾病。因此,一年四季有的需要治病,有的需要调理,有的需要进补。因此,中年人、老年人为了健康长寿,都需要服用中药。至于是否需要服用膏滋药,那就看你的条件了。

四季膏方怎么开,冬天是滋补温补,夏天是平补清补,所开的处方是不同的。

临床上曾有亚健康者找沈丕安服用膏方,一年中服用二料膏滋药,冬天一料服用2~3个月,夏天一料服用2~3个月,服用一料体力精神可维持半年,服用二料就可以保持一年四季体力精力充沛,维持正常的工作。

(二) 膏滋药的适应范围、非适应范围、禁忌证、效果和问题

1. **膏滋药的适应范围**

(1)无慢性疾病,但身体虚弱,亚健康者,包括老、中、青、小儿各个年龄段和男、女,都可服用。

(2)中青年工作量过大,体力消耗透支过多,难以自身恢复者。

(3)中老年人体质下降,虽无明显疾病,常感这样那样的不舒服,或中年人工作繁忙操劳,常感疲乏困倦,精神不振,精力下降和睡眠质量下降者。

(4)体内有一些慢性病已经恢复或虽未治愈,但相对稳定,服用膏滋药以继续治疗,巩固疗效,改善症状,增强体质。

(5)经常头晕头痛,腰酸腰痛,膝酸腿软,神疲乏力者。

(6)病后、手术后、出血后处于恢复阶段者。

(7)免疫功能减退、每年气候一变化就感冒、上呼吸道感染,而且咳嗽难以解决者。

(8) 男女性功能减退者,以及内分泌功能减退的正常人。

(9) 女性更年期,既怕热又怕冷,易汗易激动者。

(10) 肿瘤患者手术后、化疗后、放疗后。

2. 膏滋药的非适应范围、禁忌证

(1) 青少年体质健壮者。

(2) 急性疾病和有急性感染者,如上呼吸道感染、尿路感染等。

(3) 慢性疾病发作期和活动期者。

(4) 胃痛、腹泻、胆囊炎、胆石症发作者。

(5) 急性肝炎、慢性肝炎,转氨酶升高者。

(6) 痛风患者,尿酸升高者。

(7) 慢性肾炎,肌酐、尿素氮升高者。

(8) 有系统性红斑狼疮、皮肌炎、混合性结缔组织病等自身免疫病者。

(9) 自身免疫病已经缓解,但球蛋白和抗体仍然升高者。

(10) 有过敏性皮炎、荨麻疹等过敏性免疫性皮肤病,且正在发作者。

3. 暂时停止服用膏滋药的情况   在服用膏滋药期间有如下几种情况,需要暂时停止服用。

(1) 重感冒,出现头痛、咽痛、咳嗽、畏冷,甚至发热等全身症状时,必须停服。但对于仅患有鼻塞喷嚏,没有全身症状的轻症感冒,可停服也可以不停服。

(2) 发生各种急性感染时,需要暂时停止服用。

(3) 服用膏滋药后出现腹部饱胀、恶心、厌食、大便困难者,需要停止服用。

(4) 如果发生胃肠炎、胃痛、腹痛、腹泻时,需要暂时停止服用。

(5) 服用膏滋药期间发生血糖、血脂、尿酸、尿素氮升高者,需要停止服用。

(6) 服用膏滋药期间发生皮疹瘙痒者,需要停止服用。

4. 膏滋药的效果

(1) 工作精力体力耐力明显增强。

(2) 感冒明显减少减轻,或不发生感冒。

(3) 睡眠明显改善增加。

(4) 头晕头痛、腰酸腰痛、膝酸腿软、神疲乏力等症状明显改善。

(5) 性功能明显增强。

(6) 面色明显改善,部分人皮肤增白、头发增辉。

(7) 五脏六腑功能改善增强。

（8）慢性病症状改善。

（三）膏滋药的处方原则

1. **关于正虚邪实** 需注意辨明正气虚弱及邪实实证。

2. **处方三原则三结合** 辨证论治原则，君臣佐使原则，纯用中药原则。补泻结合，三补三泻，绝不是全部补药，寒热结合，用药必须平和平衡，厚薄结合，厚味药与薄味药相结合。

中医传统处方是按照君臣佐使原则的。通俗的讲法就是君是主要的补益药，臣是治疗药，佐是辅助药，使是引导药。一张膏滋药的处方就应包括这四大部分。

（1）补药部分：这是君药——主要药部分。临床按照各人的个体差异进行辨证，并针对五脏的虚实和阴阳气血失调进行整体补益调理，以达到阴阳平衡、气血调和、五脏健运的目的。阴虚者滋阴为主，气虚者益气为主，阳虚者补阳为主，血虚者养血为主。五脏虚弱者补五脏，如肾虚者补肾，肺虚者养肺等。

补阴药：生地黄、麦冬、枸杞子、沙参、石斛、龟甲、鳖甲等。

补阳药：鹿角、淫羊藿、菟丝子、川续断、杜仲等。

补气药：人参、黄芪、党参、白术、灵芝、黄精等。

补血药：熟地黄、当归、白芍、女贞子、山茱萸等。

（2）治病部分：这是臣药——治疗药部分。临床结合各人的慢性疾病和症状，进行治疗和对症处理，以祛除病邪，改善症状。如动脉硬化、高脂血症、糖尿病、高尿酸血症、高血压、冠心病、胆结石、慢支咳嗽、气喘、失眠、心悸、胸闷、内热、出汗、胃痛、便秘、便稀、蛋白尿、血尿等。这些临床慢性表现，由于长期存在，处方内必须结合进行治疗，通过多年的服用膏滋药调理，是有可能会逐年减轻、改善，甚至可能会痊愈。这方面涉及许多中药，这里就不一一细述了。

（3）补泻结合部分：这是佐药——辅助药部分。补药大多滋腻，中医称补药为静药，容易呆滞于胃肠道，不易消化吸收而影响效果，并容易产生不舒反应。所以方中必须要有泻药，泻不是腹泻，是祛除病邪的意思，包括理气、活血、清火、化湿、利尿、通便，是代表动药的部分。一方面使补药容易吸收而起效果，使补药的药性寒热温凉平衡，不致偏差，同时使气血流行，六腑通顺，还能使体内的废物和补药中不需要的成分能及时排泄出体外。

理气药：常用有木香、砂仁、枳壳、香橼、香附等。

活血药：常用有川芎、丹参、牡丹皮、赤芍、郁金等。

清火药：常用有黄芩、黄连、金银花、连翘、菊花、桑叶、秦皮、地骨皮等。

化湿药：常用有薏苡仁、苍术、半夏、藿香、苏梗等。

利尿药：常用有泽泻、猪苓、车前子、桑白皮等。

通便药：常用有虎杖、生大黄、郁李仁等。

一张良好的恰如其分的膏滋方，必须是全面考虑的，并且必须是动静结合，补泻结合。

（4）和胃与引药部分：这是使药——引导药部分。一方面由于膏滋药从口入胃，有许多补药滋腻，会影响消化功能而使食欲减退。在处方中一定要加入保护脾胃、理气、帮助消化的中药，以防补药呆胃损脾。如佛手、陈皮、白豆蔻等。

处方的最后部分，是引经药和调味药，引导中药归入其所需的脏器和部位，以及调和中药的苦味。牛膝、桑枝、甘草、大枣、黑大豆等。

有明显毒副反应的，对肝肾功能有慢性损害的中草药不应放入膏滋方中，如川楝子、黄药子、马兜铃、铁树叶、木通、苍耳子、防己、黄柏等。这些中草药只可以在有病时短期使用，有效即停，不能长期服用。原来就有肝肾功能不正常的人决不可使用。

（5）收膏：膏滋药的收膏是用阿胶为主，阿胶要用黄酒浸泡。也可以放入鹿角胶、龟甲胶等。中药是苦的，矫味大多用冰糖、蜜糖、白砂糖等。糖尿病患者则用无糖甜味剂。在收膏的时候还可以放入一些食补品，如胡桃肉、龙眼肉等，可放可不放。在收膏时一些研末吞服的中药和价格比较贵重的中药，称为细料或精品。

山参粉、三七粉、鹿茸粉、琥珀粉、羚羊角粉、珍珠粉等，以及一些另煎的中药，如红参、生晒参、西洋参、冬虫夏草、西红花等。煎汤后与粉剂一起徐徐倒入，搅拌均匀。冬虫夏草、西红花价格昂贵，每年上涨，须按各人条件选用。

（6）开膏方前的准备：在开膏滋方之前或服用膏滋药之前，有的患者需用中药调理一下。这种先服的药俗称为开路药。① 先服小型补药汤剂，这可作为膏方的雏形。② 如有感冒、咳嗽、胃痛、胆痛等要先行处理，为服用膏滋药创造条件。

许多正常人可以不用开路药，直接一次开膏滋方。

（四）膏滋药的制作保藏和服法

1. **膏滋药使用中药的数量**　中医中药不像西医西药那样，剂量是很精确的。中药像饮食茶水那样，只有一个大致上的范围，常用剂量比较宽的，而且各位老中医都有自己的经验和习惯用药和习惯剂量。

(1) 中药：一料膏滋药有 30～40 味上下中药。一料膏滋药生药饮片的总重量，为 1 000～1 500 g，而且必须使用滋腻的得率高的中药，如熟地黄、制首乌等。

(2) 阿胶：阿胶放得少了，膏滋药稀薄，阿胶太多了，冻结得太硬，难以服用，都不适宜。对阿胶有反应的人，不宜使用阿胶，而用其他胶类，主要是龟甲胶、鹿角胶。一料膏滋药需要放入多少阿胶为宜？1 000 g 左右的中药饮片，放 200～250 g 左右阿胶。如果放入其他胶，如龟甲胶、鹿角胶、鳖甲胶、鱼鳔胶、黄明胶、牛鞭胶、狗鞭胶、鹿鞭胶等，其重量也必须计算在内，与阿胶的重量一起计算。阿胶、鳖甲胶、鱼鳔胶为异性蛋白质，具有抗原性，有过敏史的人，不宜使用。

(3) 糖：中药是苦的，放糖一是为了矫味，二是为了收水。放什么糖？中医传统以冰糖最佳，白糖、蜜糖或饴糖也可以使用。糖量应加入多少为宜？一料膏滋药一般为 100～500 g，平均 250 g 左右。糖尿病患者可使用非糖甜味剂，成为无糖型膏滋药。

(4) 酒：阿胶 250～500 g，需用黄酒 500～1 000 g 浸泡并加热溶化，用以解膻。

2. 膏滋药的制作 膏滋药的制作很复杂。现都由中药店或中药厂代为加工。由他们的专业人员按医生的要求进行制作。

3. 包装和保藏 略。

4. 进补日期和服法 膏滋药一般要求在立冬到次年立春前后，即 11 月上旬到次年 2 月上旬，服用约 3 个月，也有少数患者一年四季大多数时间服用膏滋药的。

(五) 膏滋药的不良反应

膏滋药的处方一般要求平和，切合个体，不应出现不良反应，但由于种种原因，部分患者出现了不良反应，有即刻的，也有远期的，到夏天时才出现。

1. 近期反应

(1) 内火加大：出现齿浮、鼻衄、口干、升火，腹部饱胀，食欲减退，大便干结，这可能是补阳气补药过多，气火有余，损伤脾胃，耗损阴津。

(2) 损伤脾胃：出现食欲减退，腹部饱胀，大便稀薄，特别怕冷，这可能是补阴药过多，滋腻呆胃，损伤脾胃，损伤阳气。

(3) 过敏反应：出现急性过敏反应，有皮疹、荨麻疹等。这是膏滋药中阿胶、鳖甲、天花粉等部分中药所含的蛋白质成分，具有抗原性，容易引起过敏。

这些不良反应与患者本身的体质有关,也与处方用药配伍不恰当有关。

2. 远期反应

(1)暑热疰夏:服用后春夏感到不舒,厌食、困倦,有的夏季特别怕热,有的出现皮疹、齿浮、鼻衄、便秘、低热等暑热症状。

(2)血脂升高:胆固醇、三酰甘油升高,脂肪肝加重。这是糖与阿胶的分解产物所引起的。

(3)过敏反应:出现远期的慢性过敏反应,有皮疹、荨麻疹、红斑、口腔溃疡,有的引发了湿疹、牛皮癣(银屑病)等。

这些不良反应与患者本身的体质有关,也与处方中清泻药少了有关。

第三章

心得集锦篇

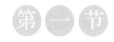

风湿免疫病的中医诊治经验

一、系统性红斑狼疮的中医诊治经验

(一) 中医证名

《金匮要略》有阴阳毒一病,其症状有"面赤斑斑如锦文,咽喉痛""身痛",与系统性红斑狼疮临床表现相似,但阴阳毒的名称与系统性红斑狼疮之名称差异较大,不容易理解。

系统性红斑狼疮患者既有红斑,又有关节炎,沈丕安提出"红斑痹"的名称。

(二) 病因病机

血络瘀滞,经脉痹阻,卫气内伐,真阴不足,肾阴亏损,本虚标实。标实为风寒湿热瘀痰毒,七邪为害,病程长者关节炎早已缓解,不再需要考虑风寒湿,而以热瘀痰毒为主。本虚为肾阴不足,精血亏损,该病病程长,变化多,中医辨证早期为"7+1",中后期为"4+1"。

(三) 治疗方法

系统性红斑狼疮的病理基础为弥漫性栓塞性血管炎,既有微小血管的内皮炎症,又有血管内的免疫复合物与血液成分所混合形成的不完全栓塞。因此,抗血管炎、抑制抗原抗体免疫复合物,抑制广泛性的微小血栓颗粒,抑制抗双链DNA抗体,促使其滴度下降转阴,以及还需要治疗一系列的临床损害表现,这样才能较全面性地控制系统性红斑狼疮的发展,并促使其缓解。

1. **中医治疗方法** 辨证为长期热瘀痰毒滞积,卫气滞留内伐,先天真阴不足,邪毒肾损,肾阴亏损,阴虚火旺,因此,治疗上绝不是增强卫气,补益脾气。

治则:养阴清热,凉血化瘀。

经验方:沈丕安经验方有红斑汤、紫斑汤、清肾汤、三黄苦参汤、升血汤等。

(1) 基本方。

红斑汤:生地黄30 g,生石膏30 g,黄芩30 g,忍冬藤30 g,金雀根30 g,莪术

30 g,郁金 12 g,牡丹皮 12 g,甘草 3 g。为红斑狼疮的基本方。

（2）对病对症治疗。

1）血管炎：紫斑汤。生地黄 30 g,水牛角（先煎）30 g,牡丹皮 12 g,赤芍 12 g,郁金 12 g,莪术 30 g,羊蹄根 18 g,鬼箭羽 30 g,甘草 3 g。治疗红斑、紫斑、瘀斑、雷诺现象、肺动脉高压。

2）肾炎,蛋白尿：清肾汤。生地黄 30 g,生石膏 30 g,黄芩 30 g,接骨木 30 g,金雀根 30 g,山豆根 18～30 g,秦皮 30 g,天南星 30 g,莪术 30 g,郁金 12 g,牡丹皮 12 g,半夏 12 g,甘草 3 g。治疗狼疮性肾炎、蛋白尿。

3）抗体：三黄苦参汤。生地黄 30 g,黄芩 30 g,黄连 9 g,苦参 30 g,秦皮 30 g,莪术 30 g,金雀根 30 g,虎杖 18 g。治疗抗双链 DNA 阳性,滴度升高。

4）发热：石膏退热汤。生地黄 30 g,生石膏 60～90 g,黄芩 30 g,金银花 30 g,青蒿 30 g,知母 12 g,甘草 3 g。治疗红斑狼疮发热和持续低热。

5）血细胞减少：升血汤。生地黄 30 g,熟地黄 30 g,山茱萸 30 g,制首乌 30 g,莪术 30 g,金雀根 30 g,虎杖 18 g,鹿角片 9 g,炙龟甲 9 g。治疗白细胞减少,血小板减少。对于抗血小板抗体、抗中性粒细胞抗体的患者尚需要结合三黄苦参汤。

2. 西医治疗方法　①皮质激素;②免疫抑制剂;③抗疟药。

（四）临床体会

1. 关于卫气内伐

（1）卫气逆滞卫气内伐,这是《内经》提出来的观点,意思是卫气滞留逆行,在体内戕伐自身,不能驱邪,保卫自身。这与西医抗体损伤自身的观点是一致的。卫气内伐、卫气滞留主要可引起痹证和胀证。因而,系统性红斑狼疮不是卫气不足低下,而是卫气运行紊乱,戕伐自身。

系统性红斑狼疮患者常诉说乏力,没有力气,这是元气不足、肾阴亏损的表现,不是脾气低下卫气不足而乏力。

（2）系统性红斑狼疮西医采用皮质激素,具有抗炎作用和免疫抑制作用,以及免疫抑制剂,以抑制抗体。

中医只有调节卫气,没有抑制卫气的观点,但绝不是增强卫气。增强卫气的中药主要为黄芪、人参、灵芝、冬虫夏草、阿胶、鳖甲、天花粉等。药理研究表明,这些中药都具有增强免疫功能的作用,包括细胞免疫、体液免疫、分子免疫等。同时也增强了抗体,临床看到系统性红斑狼疮等自身免疫病患者使用大剂量黄芪,以及长期服用小剂量的人参、灵芝、冬虫夏草、阿胶等,激活了抗 dsDNA 抗体,定量升高,促使病情复发加重。这应验了《内经》提出的痹证、胀证为卫气内伐所引起的观点。

2. 关于热瘀痰毒

(1)热瘀:系统性红斑狼疮的红斑、紫斑、瘀点不只在面部,胸腹背部、四肢皮肤、手足肢端等全身各部位都可以发生。系统性红斑狼疮瘀热为多,即使雷诺现象双手双足是冷的,可体内还是火旺。这是由于火郁于体内,血脉瘀滞,阳气不能达于四肢所致,这不是因血寒而瘀之寒瘀。热瘀长久则化毒,成为瘀毒热毒而发生一系列的病变。

(2)痰饮:表现在浆膜积液、肺部咳痰、手指肿胀、泡沫尿等。久病则化毒,损心、损肺、损肾、损关节。

3. 中药体会 以下介绍沈丕安主要的常用中药。

(1)生地黄:养阴生津、凉血清热功效,为古方清营汤的君药,以治疗温病发热。生地黄为沈氏红斑汤的君药。经临床长期使用观察,生地黄对于治疗系统性红斑狼疮之红斑、紫斑、蛋白尿、发热和抑制抗体都有效果。剂量为 12～30～60 g,长期使用没有不良反应。滑肠便稀可用其他中药来消除。

药理研究,生地黄药理作用较多,具有增强肾上腺皮质功能、促进激素分泌、抗血管炎内皮炎症、抑制蛋白尿等作用。

(2)生石膏:清热泻火功效,为古方白虎汤的君药,以治疗伤寒发热壮热,景岳玉女煎用生石膏与地黄配伍,以治疗肾虚内火虚热。生石膏为沈氏红斑汤的臣药,以配伍生地黄,增强生地黄功效。生石膏的剂量,清除内热为 15～30 g,低热为 30～60 g,高热为 60～90 g,最大可用 120 g,分 1 日 4 次服用。

药理研究,生石膏具有抑制体温中枢的作用。长期使用没有不良反应。

(3)黄芩、忍冬藤:黄芩有清热解毒功效,忍冬藤有清热通络功效,配伍生石膏与地黄,以增强药力。剂量为 12～30 g。二药长期使用没有不良反应。

药理研究,黄芩具有抗过敏抗变态反应作用。忍冬藤具有免疫抑制作用。

(4)金雀根、接骨木:有益气活血功效,以改善系统性红斑狼疮乏力,临床长期使用观察,金雀根对于治疗关节炎和蛋白尿和抑制抗体都有效果。已成为沈丕安治疗各种自身免疫病常用药,药性平和。剂量为 30 g。长期使用没有不良反应。

药理研究,金雀根具有抑制体液免疫作用,而不影响细胞免疫。

接骨木又名扦扦活,为小灌木,有活血利水功效,沈丕安用以治疗肾炎蛋白尿,并用以保护骨质。长期使用没有不良反应。

(5) 莪术、郁金、牡丹皮、赤芍、徐长卿：活血化瘀功效,长期使用可治疗系统性红斑狼疮之弥漫性血管炎之栓塞,能消除瘀斑、紫斑、红斑,对于抑制抗体都有效果。狼疮性肾炎的病理为肾小球栓塞性血管炎,治疗必须结合抗血管炎,其中莪术、牡丹皮为必用之药。莪术、赤芍、徐长卿的剂量为 $15\sim30\,g$,郁金、牡丹皮为 $9\sim15\,g$。

长期使用没有不良反应。由于活血化瘀有可能影响月经,使经期提前或推迟,但不会引起大出血。

药理研究,这些中药具有抗血管炎、抗凝血抗栓塞作用,以及免疫抑制作用。

(6) 鬼箭羽、水牛角：凉血化瘀功效,二药常用以治疗手足微小血管炎、紫斑红斑、雷诺现象。狼疮性肺动脉高压是由周围弥漫性小血管炎所引起,只有抗血管炎,扩张四肢小动脉,才能有效,其中以鬼箭羽、水牛角、赤芍的效果最好,能够很快改善胸闷,$1\sim3$ 个月可使肺动脉高压逐渐下降,因而必须坚持长期服药。

药理研究,鬼箭羽具有扩张四肢小血管和冠状动脉脑动脉作用,含小量卫矛强心苷,具有弱的强心和降糖作用,促进胰岛素分泌。

(7) 虎杖、羊蹄根：清热化瘀功效,虎杖传统治疗黄疸、风湿痹病、闭经等,羊蹄根与虎杖同类,但药力较虎杖弱,沈丕安常以虎杖、羊蹄根治疗紫斑、瘀点、红斑,以及白细胞减少。二药易滑肠便稀,有润肠通便效果,但无腹痛反应。长期使用没有不良反应。

药理研究,二药均具有免疫抑制作用。虎杖具有保肝降酶作用和升白作用。

(8) 苦参、山豆根：有清热燥湿功效,苦参传统上用于治疗狐惑病之口腔和肛门溃疡。沈丕安使用苦参治疗系统性红斑狼疮抗 dsDNA 抗体阳性,定量增高,类风湿关节炎抗 CCP 抗体阳性,定量增高,自免肝抗 M2AMA 阳性,定量增高,都有效果。剂量为 $15\sim30\,g$。苦参味很苦,必须用甜味药调和,长期使用没有不良反应。

山豆根用以治疗顽固的蛋白尿和肾功能不全,肌酐尿素升高。山豆根会引起恶心胃痛、腹痛腹泻反应,必须应用他药以克服。长期使用对于肝肾功能、心脑功能都没有不良反应。

(9) 熟地黄、山茱萸：都有益肝肾、补精血功效。为六味地黄丸的君药和臣药。长期使用对于治疗狼疮性肾炎蛋白尿,系统性红斑狼疮之血液细胞减少,对白细胞、红细胞、血小板三系升高都有效果,并有助于小剂量激素的继续减量与抑制抗体效果。

药理研究,二药均具有促进骨髓造血功能,并都具有弱的免疫抑制作用。熟地黄具有促进肾上腺皮质功能作用,以提高体内激素水平。

(10)天南星、半夏:二药性温,有和胃止呕、燥湿化痰功效。治疗狼疮性肾炎蛋白尿,抑制抗 dsDNA 抗体,以及淋巴结肿大,系统性红斑狼疮与桥本病甲状腺肿大,抗体增高。

二药能抑制痰液唾液胃液分泌,中医称为燥湿化痰。因而能治疗脾胃湿阻,舌苔白腻。对于服中药后胃不舒服的患者,可加入和胃,但对于阴虚火旺,口咽干燥之狼疮患者和干燥综合征患者不宜使用。天南星、半夏的剂量为 10～30 g,长期使用其他没有不良反应。对于肝肾功能,白细胞均无影响。

药理研究,二药均具有细胞毒作用,免疫抑制作用,抑制腺体分泌作用。

(11)鹿角片、炙龟甲:有益肾填精功效,鹿角片性温,入督脉经,为阳中之阳药,温补命门火衰。龟甲性平,入任脉经,为阴中之阴药,滋阴降火。

二药用于治疗狼疮性血液细胞减少,对白细胞、红细胞、血小板三系升高都有效果,并有助于小剂量激素的继续减量。二药有助于保护骨质,以减轻长期使用激素引起的骨质疏松。二药长期使用没有不良反应。

药理研究表明,二药均具有促进骨髓造血功能,促肾上腺皮质功能作用,以提高体内激素水平,并有弱的增强免疫作用。

4. 临床疗效体会 沈丕安临床上有一大批系统性红斑狼疮患者,长期服用中药治疗,有的没有服用过激素,单用中药治疗,有的在西医激素减量后病情反跳,服用中药后激素顺利减量,或激素每日仅服 1 片以下,或长期停用,有的蛋白尿持续不退,加用中药治疗后尿蛋白逐渐下降到正常范围,有的面部红斑和手上红斑完全消除,有的雷诺现象完全消除,有的肺动脉高压下降,有的抗 dsDNA 抗体激素减量后病情反跳,由阴性转为阳性,滴度显著上升,加用中药后滴度逐渐下降,再次转阴。有一大批系统性红斑狼疮患者已存活了 10～30 年以上。

(五)食疗、康复、预后、预防与护理

1. 营养 正常饮食,狼疮性肾炎患者,由于每天尿中排出大量蛋白质,因此,必须食用优质高蛋白质饮食,猪肉、牛肉、牛奶、鸡鸭、蛋类、鱼虾等动物蛋白。豆类和豆制品不是优质蛋白质,可以食用,但不宜为主,植物蛋白质能升高肌酐、尿素氮,对于肾功能不全的患者则不宜食用。

临床上曾遇到外地来沪的狼疮性肾炎患者,低蛋白血症,严重浮肿,大量腹水、胸水。他们常说平素饮食医生要求忌口,只能长期吃蔬食。每次检查血清白

蛋白只有 $10\sim15$ g/L。静脉输注白蛋白配合高蛋白质饮食后血清白蛋白才逐渐上升。

2. **忌口** 临床上遇到食用羊肉、驴肉,诱发狼疮,引起红斑,加重蛋白尿者。香菇、芹菜能引起光敏感,花菜能加重脱发,菠菜能加重蛋白尿。这些都应当忌口。蔬菜力弱,缓解期轻症期即使偶尔少量食用,尚不至于会发病。

狼疮性肾炎患者一般并不浮肿,饮食可以淡一些,但不是低盐无盐,否则会加重乏力症状和电解质紊乱。但水肿患者宜低盐饮食,并减少进水量。

至于海鲜,并不会诱发狼疮,因而,系统性红斑狼疮患者不需要忌口海鲜,除非患者对于海鲜过敏或者是尿酸升高而诱发痛风。

3. **康复** 系统性红斑狼疮活动期患者不宜参加工作。病情基本缓解,精神体力恢复后,可以参加工作或正常工作,但不宜劳累,不宜工作持续时间太长,也不宜睡眠不足。

不宜服用增强免疫功能的保健品,包括中药保健品和西药保健品。

能增强体液免疫或能使两类免疫功能都增强的中药不宜使用。常用中药有:人参、西洋参、黄芪、党参、参三七、灵芝、鳖甲、天花粉、阿胶、冬虫夏草等。

其中大部分药,沈丕安在临床上曾经看到过狼疮患者服用了 $2\sim3$ 个月后,诱发或加重了病情。这些药用于免疫低下缺陷的病情是很适合的。对于狼疮性肾炎大量蛋白尿在使用 CTX 冲击疗法时,这些中药与之相配合,可以减轻 CTX 的不良反应,体力容易恢复,但服用时间不宜太长,有效即停。

4. **预后** 系统性红斑狼疮为终身疾病,治疗后只能控制,基本缓解,完全缓解,几年后还可能会复发。因此,需要长期服药,缓解期中药或西药尚须继续服用维持量或断续服药,决不可长期停药。沈丕安有许多系统性红斑狼疮长期存活的患者,带病延年达到临床缓解 30 年以上。

30 多年前系统性红斑狼疮的死亡率约为 80%,现已降低到 10% 左右。死亡原因一是系统性红斑狼疮重症脑型;二是继发感染,尤其是细菌与真菌混合感染,或与结核菌混合感染;三是并发肾功能衰竭或者并发严重溶血、失血。

5. **预防** 感冒感染是最大的诱发因素,人难以避免感冒,感冒为病毒感染,中药的效果较好,轻的感冒尚不至于诱发系统性红斑狼疮,也应及时治疗。继发感染绝大多数为细菌感染或病毒细菌混合感染,很容易诱发和加重系统性红斑狼疮。

疲劳也是主要的诱发因素,许多已基本上控制的系统性红斑狼疮患者去南方旅游后系统性红斑狼疮加重或诱发,一是由于疲劳,二是南方阳光充足,紫外线辐射较强。

6. **护理和结婚生育**　病重者需要卧床休息。较轻者可以散步,不宜体育锻炼,决不可剧烈运动。不宜使用化学合成的化妆品,可以选择天然的润滑剂,如蛤蜊油、甘油等。

病室内不宜使用紫外线消毒。

病情控制后可以结婚。待病情基本缓解,完全缓解后,免疫抑制剂和抗疟药停用半年以上,糖皮质激素理论上不通过胎盘,在 2 片以下,可以怀孕生育,但不能哺乳,否则会影响婴儿。如果需要哺乳,西药必须全部停止服用半年以上。

二、类风湿关节炎的中医诊治经验

中医古代有痹、痛痹、历节病、历节风等名称,并有许多治法和方药,都有一定的疗效。我们当代人应在前人的基础上进一步传承和创新。以下介绍沈丕安对于类风湿关节炎辨证论治的再认识。

(一) 中医病证名称的再认识

1. **历节病的提出**　类风湿关节炎中医证名采用历节病的名称,中医风湿病专家的认识比较一致。《内经》上只有痹、痛痹的记载。历节的概念最早记载于《神农本草经》,但尚没有病字。在《金匮要略》上有历节病一篇,第一次作为一个独立的内科疾病而被系统地阐述。因此,后世对于这类关节疼痛剧烈,肿胀明显,并且影响屈伸的病证称为历节、历节病、历节风、白虎历节风。

2. **其他证名**　后世有鹤膝风、鼓槌风、鸡爪风等证名。现民间仍在使用,这都符合类风湿关节炎晚期的关节变形的病情。

痛痹的证名是经典的,但其范畴比较广,作为证名不够专一,逐渐淡出了类风湿关节炎。

近人有提出尪痹作为证名。其依据是《金匮要略》历节病有"诸肢节疼痛,身体尪羸,脚肿如脱"的描述。这是从历节病的症状中演变而来,提出尪痹证名作者的原意是指膝关节肿痛,跛行一类的病症,而并不是单单是指类风湿关节炎一个疾病。

有人提出顽痹作为证名。顽痹在《备急千金要方》上已有记载,"毒风顽痹,手足不遂",可知并不是指疼痛剧烈的一类病证。而且顽固的痹证其概念的范畴比较宽广而含糊。

类风湿关节炎的病名,在100多年前,首先由英国人提出。欧洲国家曾命名为慢性进行性多关节炎、慢性传染性风湿病,慢性变形性风湿病等,一度认为其有传染性,这与明末清初吴又可《温疫论》提出历节为传染病的观点相一致的。历节病和类风湿关节炎长期以来都是依据临床表现而诊断的。类风湿关节炎近几年才发现需要依据有关抗体,如抗CCP抗体等。

(二) 病因病机的再认识

1. **传统的认识** 《内经》痛痹与风、寒、湿三气有关,《金匮要略》提出历节病是由于"风血相搏",《诸病源候论》提出身体疼痛是由于"风湿搏于阳气",吴又可《温疫论》提出历节病有传染的观点,说明西医与中医同样对这个疾病的认识有一个较长的过程,并且都曾提出有传染性,最终都归入风湿病的范围。

2. **"7＋1",多种病邪的发病机制**

(1)七邪为患:类风湿关节炎的病因病机并不局限在风、寒、湿三气。风、寒、湿三气致痹是正确的,热邪也是很重要的致痹因素。这在《内经》以后的两千多年的中医文献中有丰富的记载。

类风湿关节炎不仅由风、寒、湿三气致病,风寒、湿热、瘀滞、积饮等邪毒,聚积一体而致病,严重而顽固,为一慢性病,病程时间长,常易反复发作。

(2)其本在肾:七邪为外邪实邪,而其本为虚证,肾阴不足,久则真阴衰弱,精血亏损,筋骨损伤。张景岳指出"诸痹者皆在阴分,亦总由真阴衰弱,精血亏损,故三气得以乘之"。

因此,沈丕安提出的"7＋1",风、寒、湿、热、瘀、痰、毒＋肾虚,为风湿病的发病机制。

3. **邪入阴分和邪入阳分** 《内经》有"病在阳者命曰风,病在阴者命曰痹,阴阳俱病命曰风痹""邪入于阴则痹"的记载。张景岳据此阐述:"此所以风病在阳,痹病在阴也。"历节属于邪入于阴,又入于阳,阴阳俱病之证。

类风湿关节炎既有伤阴而阴虚畏热,又有伤阳而阳虚畏寒,阴阳俱伤,内外同病,为一个邪大实正大虚的顽症。治疗上,既要温阳祛寒,又要益肾清热,阴阳寒热、内外虚实同治。

4. **邪入奇经八脉** 历节外邪损伤脉络,是什么脉络?一般都认为损伤十二经脉,十二经脉确是受到损害,但叶天士又进一步提出损伤奇经八脉。

《临证指南医案》宋案提出:"夫下焦奇脉不流行,内踝重着,阴维受邪……先通营络,参之奇经为治。"痹证为风湿之邪入于奇经八脉,奇经阻滞,八脉空虚。奇经八脉一般不涉及五脏之虚损。

类风湿关节炎累及四肢关节肌肉,其许多部位与十二经脉、奇经八脉都有关联。绝大多数早中期患者并不累及内脏,因此与奇经八脉更为密切,临床上不需要考虑内脏之虚损,将七邪祛除,疾病就可以逐渐控制而缓解,正气会随之而逐渐康复,然后是以益肾壮骨为主,而不是补益五脏,更不是大补气血。

类风湿关节炎晚期可能会累及内脏,发生五脏虚损和阴阳气血俱虚的情况,但只是少数。

5. 叶天士提出痹证八种治法 ① 邪入经隧,宣通经脉;② 新邪宜急散,宿邪宜缓攻;③ 风淫于内,治以甘寒;④ 瘀痰混处经络,治以化瘀祛痰;⑤ 邪留经络深处,治以搜剔动药;⑥ 奇经八脉论治;⑦ 精血虚损,咸苦滋阴以却邪;⑧ 春夏养阳,重在扶培生气。

6. 风湿痹痛使用参、芪的争论 免疫性风湿病,以及关节肿痛的发作期,是不宜使用人参、党参和黄芪的,这在《金匮要略》《伤寒论》《本草纲目》《临证指南医案》《温病条辨》中都可找到依据。中医经典中有的著作没有痹证使用参、芪治疗的记载,有的著作直截了当地提出不可使用参、芪。

在张子和《儒门事亲》,王安道《医经溯洄集》,张景岳《景岳全书》,吴又可《温疫论》中更是将只会使用参、芪等补药,不会祛邪治病的医生称为"庸医""庸工"。

使用人参、黄芪治疗风湿痹痛这是后人对经典著作理解的误区。现临床上使用人参、党参治疗风湿痹痛的情况比较少。但使用黄芪是普遍的,甚至到了滥用的情况。因此,必须做进一步的阐述。

(三)中医药治疗的再认识

本病既有七邪,治疗主要是祛除七邪,同时顾及伤肾。因此,本病的治则为祛风除湿,清热散寒,化瘀蠲饮,益肾滋阴。本病之轻症可单用中药治疗。其重症可中西医结合治疗。

类风湿关节炎的发病有四个环节:疼痛、肿胀积液、变态反应和关节滑膜血管炎、抗体异常(抗 CCP 抗体、RF、CRP、ESR、IgG、PFe),并且这四个方面是互相关联的。因此,在治疗上必须全部考虑,单单着重于抗炎镇痛的研究和治疗是远远不够的,而且绝大多数的中草药其镇痛的效果普遍不及西药。

1. 使用祛风通络、散寒止痛、具有抗变态反应、抗炎镇痛作用的中药，以治疗炎症肿痛　这类中药按其药效可有三个层次。

（1）抗炎镇痛效果较好的中药有制川乌、制草乌、制附子、关白附、羌活、青风藤、细辛、姜黄等。绝大多数是温性热性的祛风散寒药。

（2）效果其次的有岗稔根、菝葜、海风藤、防己、秦艽、五加皮、独活等。这些药有温性有凉性，要按照热者寒之、寒者热之的辨证规律来使用。

（3）效果更弱的有豨莶草、威灵仙、桑枝、老鹳草、千年健、薏苡仁等，这些祛风湿药镇痛效果弱，但不良反应也很小，可选用。

上述具有抗炎镇痛作用的中药，也具有抑制血管通透性、消除肿胀的作用。

（4）另有所用：祛风通络药络石藤、伸筋草、红藤，以治疗痛风为好。

2. 使用清热化瘀、具有抑制抗体作用的中药治疗关节炎　生地黄、忍冬藤、黄芩、黄连、苦参、金雀根、虎杖、羊蹄根、徐长卿、莪术、郁金、川芎等。这些中药药理上都已证实具有免疫抑制作用。沈丕安临床中观察到这些中药复方使用有降低抗CCP抗体、RF等的效果，曾将抗CCP抗体2 000 RU/mL以上，逐渐下降至正常范围，服药时间需半年到一年以上。

3. 使用消肿化饮、具有抑制滑膜血管通透性、使水液重吸收的中药治疗肿胀积液　葶苈子、白芥子、桂枝、炮姜、鹿角霜、鹿角胶。这些中药使用一段时期后能渐渐地消退肿胀积液。

4. 选用益肝肾、壮筋骨、具有调节钙磷代谢的中药保护骨质　接骨木、川续断、骨碎补、杜仲、炙龟甲、鹿角，以及生石膏等，这些中药有保骨补钙的效果。

5. 选用益肾补精、具有促进肾上腺皮质功能的中药提高体内激素水平　炙龟甲、鹿角、鹿茸、熟地黄、知母、淫羊藿、巴戟天、川牛膝等，这些中药具有提高体内激素水平的效果。

保护骨质与提高激素水平宜放在病情大致控制的康复阶段。

经验方有羌活地黄汤等就包含了四大治法的用药。

（四）关于羌活地黄汤

1. 羌活地黄汤的组成　羌活地黄汤是沈丕安从古方九味羌活汤中演变而来的，在长期临床实践中对每味中药不断地观察筛选，总结出来的"7+1"最有效的方剂。其组成为：羌活、地黄、黄芩、制川乌、关白附、姜黄、金雀根、羊蹄根、白芥子、甘草。

2. 羌活地黄汤的临床总结　上海市中医医院李玉梅发表的《沈氏治疗类风

湿关节炎用药经验》一文中,将沈丕安的风寒湿热痰瘀毒和肾阴虚"7+1"的观点和羌活地黄汤的用药做了分析论述。

上海市中医医院陈朝蔚将羌活地黄汤治疗类风湿关节炎90例作了临床总结,与MTX做对照。治疗24周后沈氏羌活地黄汤组、甲氨蝶呤组的有效率则分别为62.53%(24/41)、67.5%(28/40),均超过50%。两者比较无统计学差异($\chi^2=5.56,P>0.05$)。试验组不良反应发生率9.75%(4/41),明显低于对照组32.5%(13/40)($P<0.05$)。结论:沈氏羌活地黄汤治疗类风湿关节炎的疗效确切。不良反应较甲氨蝶呤片剂为轻。

近10年中沈丕安曾治疗患者王某、梅某、林某、毛某等30余例早中期类风湿关节炎,四肢多关节痛,手指、腕、肘、趾、踝、膝等关节粗肿僵硬,但骨质尚未破坏,没有变形。经用上法治疗4个星期左右,肿痛开始减轻,其中绝大部分患者在3~6个月至1~2年,全身关节和双手不痛不肿不僵,无变形,无萎缩。红细胞沉降率、抗CCP、RF、CRP、IgG等指标全部下降至正常,临床已经完全缓解,但有时还有一些酸痛,间断服用中药已有3~10年以上。

病程最长的是一例1966年的患者,女,16岁,随访20年,先服煎药,后服药酒,其间病情一直是完全缓解。1987年前来沈丕安门诊复诊,全身关节不痛不肿不僵,也没有变形,原大腿萎缩的肌肉重新生长。后中断治疗10年,于1996年复发,病情较重,西医治疗1年,1998年再次前来复诊,这时已出现双手关节侧歪变形,肌肉再次萎缩。

另一例1976年的患者,男,18岁,双手双足肿痛僵硬,双肘双膝肿胀积液。当时服用中药3年左右,并服药酒,疼痛肿胀积液完全消除,2008年9月前来沈丕安门诊就诊。问他30多年中怎么样?他说一直很好,很稳定,结婚生育,正常工作。问:什么时候病情复发的?他说今年夏天外出旅游,淋着大雨,感冒咳嗽咽喉痛了一段时间,疲劳,着凉,感染,又没有及时治疗,类风湿关节炎就发作了。

这2例说明即使是完全缓解的患者,还需终身随访、终身治疗,否则随时有复发的可能。

中药起效比较缓慢,对于一个终身性疾病而言,必须坚持长期治疗,服用时间越长,效果会越来越好。2~3个月才能开始起效,6个月左右的疗效可与西药持平,6~12个月以后,才能显著有效。如果服用西药者才可慢慢将西药减量,坚持3~5年,甚至更长,可以使患者的临床表现完全缓解。

3. 羌活地黄汤的研究进展 谢芳等对羌活地黄汤作了对大鼠佐剂性关节炎软骨中基质金属蛋白酶-1、基质金属蛋白酶-13(MMP-1、MMP-13)及基质金属蛋白酶抑制剂-1（TIMP-1）的影响的实验研究。实验结论为羌活地黄汤可能是通过调控软骨细胞外基质中 MMP-1、MMP-13 及 TIMP-1 表达变化而维持软骨的动态平衡，从而延缓了骨骼的破坏。

陈朝蔚作了羌活地黄汤对兔软骨细胞增殖及 RANKL mRNA 的影响的研究。羌活地黄汤含药血清能促进体外培养的软骨细胞增殖，同时能抑制软骨细胞 RANKL mRNA 的表达。

2 篇论文先后发表于《现代生物医学进展》。实验研究证实了沈丕安 20 世纪 60～80 年代治疗的类风湿关节炎患者，长期服用中药后，10 多年没有发生关节变形的机制。

羌活地黄汤治疗类风湿关节炎滑膜血管翳的机制，正在作进一步的研究，初步发现具有抑制滑膜血管内皮炎症的作用。对于免疫和抗体也作了研究，发现对免疫具有调节作用，对体液免疫和抗体具有抑制作用，证实了临床对于抗 CCP 抗体和免疫球蛋白有下降的效果。

（五）中医中药的研制方向

对本病的治疗，中医积累了很多经验，但长期以来临床疗效还不尽如人意。对有些关节肿痛，虽然能使其缓解，但是并不能阻止骨质的损坏和变形。原因是多方面的。其主要原因是我们的研究重点放在了抗炎镇痛方面，对免疫抑制、抗滑膜炎、抗血管炎，以及提高体内激素水平不够重视，有些医生还错误地认为要增强免疫功能。

只有抑制了抗体、抑制了免疫复合物，抑制了滑膜炎和血管炎，才能阻止骨质的破坏和变形。中医对类风湿关节炎的研究方向，应重点开发中国自己特有的中成药。引进西医的观点，在祛风化湿、活血化瘀、清热解毒、温阳通络等治法中，选择具有抗炎镇痛、免疫抑制、抗变态反应、抑制血管炎、抑制滑膜炎、保护骨质的中药，组合成的处方为主体。药力要强，能大剂量使用，疗效好，不良反应小，成为新型的免疫抑制剂和血管炎抑制剂。沈丕安的经验方羌活地黄汤就是按照这一思路，经过长期的临床筛选和积累而组方的。

（六）关于中西医结合

西医治疗已经取得了很大的进展，尤其是生物制剂的应用，使急性期的肿胀疼痛能较快减轻，这是中医中药所不及的。

大多数患者发生了关节痛都是先去西医诊治的。诊断基本明确，并且都已使用了西药,其中有部分患者效果不明显或出现了不良反应,才会找中医就诊。由于中药起效缓慢,中药和西药要有一个同时服用的过程。待中药有了疗效一段时期后,才可以考虑西药逐渐减量,直到停用。

长期使用西药的患者,只要不出现毒性反应,其近期和远期疗效都是好的。如果一旦西药出现毒性反应后,必须减量或停用,病情就会反复。

羟氯喹、硫唑嘌呤、来氟米特、雷公藤多苷、帕夫林等不良反应较慢较轻,减量或停用后病情波动也较轻,1～3个月可基本减完。甲氨蝶呤和糖皮质激素的减量病情波动反跳情况明显,需要慢一些。注射用重组人Ⅱ型肿瘤坏死因子受体-抗体融合蛋白(益赛普)停用后也会出现病情反复,宜与中药有一个同时使用的时期,待疗程告一段落后,才可以完全长期服用中药。

西药的严重毒副反应,以及减量和停药后的反跳,也为中医治疗增加了复杂性和难度。

西药即使长期使用,还是不能阻止软骨的损坏和关节的变形。因此,部分患者的长期疗效和远期疗效都还是比较差的。这时中医中药的参与,中西医结合治疗与单用西药相比,其远期效果还是比较好比较快的。

三、干燥综合征的中医诊治经验

中医古代有津液理论、杂病燥证理论、内科血燥证理论、温病秋燥证理论,并有系统的治疗方法,辨证论治已相当的完善。干燥综合征为现代提出的疾病,属于风湿免疫病的常见病。本文将这些中医传统理论结合临床,对于干燥综合征的指导和治疗进行探讨。

(一)干燥综合征证名和病因病机探讨

1. **关于证名和症状** 中医六淫都能致痹,但古书中尚没有查阅到燥痹的证名。明代王纶《明医杂著·风症》论及了"风病必血燥""血热而燥",并有"血热作痛,腿膝热痛"的症状,但尚没有明确提出燥痹证的名称。燥痹的名称是现代提出来的。

2. **风寒湿热瘀痰毒＋肾虚,"7＋1"病机**

(1)燥痹由瘀热为主的七邪所引起:干燥综合征属于痹证范畴。风、寒、湿三气致痹是正确的,但并不局限在风、寒、湿三气。热邪也是很重要的致痹因素。风寒、湿热、瘀滞、积饮,风、寒、湿、热、瘀、痰、毒,七邪聚积一体而致病,瘀热阻塞奇经八脉,阻塞上焦津管液道,阻塞三焦之道,慢性顽固而严重。

(2)肾水为本：唾液为肾精肾水所化。《素问·逆调论》曰："肾为水藏,主津液。"《难经·三十四难》曰："肾液为唾。"唾液属于津液之一种,唾液在口内,归属于肾,为肾水上润之组成部分。唾液亏损的本质是肾气亏损,肾水不足,难以上润而口眼干燥,这是本。

(3)肺胃为标：肾主先天之津液,胃主后天之津液。肾水为本,肺胃为标。因此,唾液与脾胃和肺的功能相关。

肺为水之上源,为水液津液输布运行的器官,起着宣发肃降、濡润经脉皮肤的功能。

脾胃为津液生成输布运行的器官。脾主运化,化生运行水谷之精微。《素问·太阴阳明论》曰："脾与胃以膜相连耳,而能为之行其津液。""今脾病不能为胃行其津液。"

唾液亏少其本在肾,表现在胃,胃阴不足,《杂病源流犀烛》曰："唾为肾液,而肾为胃之关,故肾家之唾为病,必见于胃也。"

肺、脾、胃水道涩滞阻塞,津液、水液、血液输布运行功能受阻,上润不足而口干,这是标。这就解释了为什么干燥综合征应以益肾壮水为治本,养胃润肺为治标。

(4)口眼干燥不是燥邪引起：《素问》病机十九条中没有诸燥之证。后世中医提出了秋燥证、血燥证,与杂病燥证。叶天士并将秋燥证分为外燥和内燥两类。

干燥综合征之口眼干燥一方面是由于肾水亏损,胃阴不足,津液不能上润所致,是内燥,津液亏损,而不是燥邪侵害。另一方面是由于风、寒、湿、热、瘀、痰、毒,七邪为患,瘀阻经脉血脉,堵塞三焦津管液道,而不是燥邪为患。

干燥综合征一年四季都可发病。在秋燥季节,口干可能会加重,但整个病情并不明显加重。关节酸痛,喜暖喜燥而恶寒恶湿,温暖干燥时关节酸痛可能会减轻。阴雨潮湿,可能会加重关节酸痛,但口眼干燥并不会因阴雨潮湿而改善。说明本病之口眼干燥与六气之燥邪湿邪关系不大。

在治疗方面宜采用祛除七邪为主,结合生津润燥的方法,而不是祛除燥邪。中医有祛除七邪的中药,并有生津润燥的中药。

祛除外燥之邪只有治法,没有专门的中药,中草药学著作中没有除燥之药一节。喻嘉言清燥救肺汤与《温病条辨》的桑杏汤、杏苏散为治疗外燥的代表方。但分析其用药,为解表、清热、养阴、润燥等方面药物相组合,都不是除燥专药。

3. **邪入奇经八脉** 干燥综合征七邪损害之部位,既与十二经脉分布有关,更与奇经八脉的关系密切。八脉分布的部位很广,包括干燥综合征常见的病变部位,有颈侧、头侧、咽喉、目、鼻、口唇、面颊、耳后、关节等。尤其是目疾与二跷经气阻塞有关。

《灵枢·寒热病》曰:"阴跷阳跷,阴阳相交,阳入阴,阴出阳,交于目锐眦,阳气盛则瞋目,阴气盛则瞑目。"《灵枢·热病》曰:"目中赤痛,从内眦始,取之阳跷。"(按:瞋目为瞪眼的意思,瞑目为闭眼的意思。)

奇经八脉只与十二经脉维系,并不归属于六脏六腑。督带冲任四脉与肝肾有关,阴跷阳跷为濡养眼目有关。因此,奇经八脉辨证可以不涉及脏腑辨证。奇经阻滞和八脉空虚,能引起奇经八脉病证,而不是脏腑病证。大多数干燥综合征患者在早期轻症阶段,不需要考虑五脏的病变,如果肝、肺、肾出现病变,则已至中晚期或复杂重症阶段。

(二)干燥综合征口干眼干的辨证

1. **口干的辨证** 干燥综合征口干的病因有四种情况。

(1)瘀热伤津:血脉瘀热阻滞,津管液道阻塞而口干。这是干燥综合征的主要病机。

(2)虚热伤津:干燥综合征绝大多数是慢性病,轻者阴虚内热,津液暗耗,重者肾水亏损,津液干涸。如果并发高血压、糖尿病等慢性病,则口干更为严重。

(3)实火伤津:干燥综合征继发感染或并发腮腺炎,发热,则口干加重。如发生感染性高热,手术后、出血后、烧伤后血容量不足和失水等,这些都是伤津脱液,加重肾水亏损,加重口渴。这种情况即使输液输血,纠正了血容量、水和电解质平衡,但仍然会有口干,口腔津液不足,而且饮水后仍然口渴不解。

(4)药毒化火:分为两种情况,一是中西药物正常的治疗需要,如部分干燥综合征患者有明显的关节肿痛,必须使用制川乌、关白附、桂枝等热性中药,加重口干,这是热药化火而伤津。部分患者已经服用了糖皮质激素,舌苔增厚,少津,口干没有改善,饮水而不解渴。激素是治疗需要,但能加重口干。苔厚不是湿阻,而是药毒化火而伤津。

二是误用温燥中药,如苍术、厚朴、半夏、天南星、砂仁、高良姜等,会化火而伤津,加重口干。如果临床必须使用,有效即停,不可久用。

舌苔厚腻,口淡口腻,口渴不欲饮水,这才是脾胃湿阻而津不上润。常在消化系统疾病中发生,与干燥综合征关系不大。

干燥综合征与瘀热伤津,实火伤津,虚热伤津有关,与脾胃湿阻无关。

2. 眼干的辨证

(1) 泪为肝之液,目为上液之道:《素问·宣明五气》曰:"肝为泪。"《灵枢·口问》曰:"目者宗脉之所聚也,上液之道也。""液道开,故泣涕出焉。"

《诸病源候论·目涩候》曰:"目……上液之道。其液竭者则目涩……泣竭者则目涩。"

泪液为肝之液,为肝血所化。泪水减少,眼睛干涩,一为肝血不足,液竭而目涩,二为目之液道不开,泣涕不能流出所引起。说明眼睛干涩有实证,有虚证。

(2) 肾水不足:肝血不足的实质为肾水不足,肾精亏损。血液、唾液减少,眼睛干涩,泪液不足,甚至没有泪水,以及目糊,其本质为肝肾虚损、津血不足,与免疫病有直接的关联。

《景岳全书·眼目》曰:"凡病目者,非火有余,则阴不足耳。""或昏或涩……则无非水之不足也"。

《医学心悟》曰:"目者五脏之精华所注,能照物者,肾水之精也。热则昏暗,水足则明察秋毫。"

(3) 实热损目:眼睛干涩,隋代巢元方提出与肝热有关。《诸病源候论·目涩候》曰:"若腑脏劳热,热气乘于肝,而冲发于目,则目热而涩也,甚则赤痛。"

说明热气火邪冲发于目,损耗泪液,引起眼干目涩,甚则赤痛。

(4) 三焦之道瘀热阻塞不通:《内经》提出三焦之道会闭塞不通,《灵枢·五味论》曰:"三焦之道皆闭而不通。"

上焦肺之水道闭塞则肺损害,肺气不润,肺燥而干咳不断,无痰。中焦脾胃液道闭塞则不能涎下,口咽干渴缺少唾液。下焦肝胆液道闭塞则引起眼干并肝损害,甚至黄疸,下焦肾之水道闭塞则津液不能上润而口干唾少,甚至肾损害。

什么堵塞了三焦?《内经》提出是血凝,即是瘀血热毒堵塞了三焦。

《灵枢·五味论》曰:"血与咸相得,则凝。凝则胃中汁注之,注之则胃中竭,竭则咽路焦,故舌本干而善渴。血脉者中焦之道也。"

因此,对于口眼干燥的治疗,由于有病邪瘀热化毒,因此,必须治疗病邪,而不是单用生津润液所能解决的。

(三) 腮腺肿胀为七邪侵袭,热瘀化毒

腮腺肿胀是干燥综合征常见的并发症。这是由于在七邪侵袭的基础上,热瘀化毒为主堵塞了颈侧、耳后之八脉与津管液道所引起。这与病毒性腮腺炎是由风寒化毒为主所引起不同。

免疫性腮腺炎的病理基础是腺体血管炎。腺管堵塞后易继发感染,从而引起感染性腮腺炎、唾液腺炎和泪腺炎,则七邪交相郁结。

干燥综合征腮腺炎治疗以祛除七邪、清热解毒、凉血化瘀为主。经验方大青润腮汤。其中以生地黄、生石膏、黄芩与板蓝根、大青叶同用的效果最好,剂量都可用至 30~60 g。黄连、土茯苓的效果也较好。凉血化瘀可用牡丹皮、郁金、莪术,以及金雀根、羊蹄根等。板蓝根以腮腺病毒感染为好,大青叶以腮腺炎症肿胀为好。

腮腺继发感染者,还可选用板蓝根、金银花、贯众、苦参等,并可与抗生素同用。外敷药可用金黄膏或六神丸。

(四) 干燥综合征是局部津亏,但并不脱液

《内经》津脱与脱液是两个概念,津脱者,汗大泄,较伤津更重。液脱者,关节屈伸不利,胫酸,脑髓消,耳鸣,面色憔悴等。这些临床表现失水时可能会发生,甚至可能会更多更严重。

《灵枢·决气》曰:"津脱者,腠理开,汗大泄。液脱者,骨属屈伸不利,色夭,脑髓消,胫酸,耳数鸣。"

伤津脱液为重症。高热、失血、失水、大汗、饥饿等,水液大量丢失,中医辨证为伤津与脱液同时发生。甚至津脱液脱同时发生。

干燥综合征是津亏,免疫性损害是全身性的,津亏是局部性的,只有口眼病变而干燥,没有全身性的失水脱液,没有皮肤干燥,也没有大便干结、小便短少等症状。

温病秋燥证与干燥综合征不同。温病秋燥证,以及感染性高热时伤津和脱液同时存在,是全身性的失水和电解质紊乱。

中医津和液是两个相近而不同的概念,津液常并在一起称谓,很容易混淆。因此,伤津和脱液,生津和增液也就是两个概念。

高热时输液输电解质,补充了水分和营养后,纠正了全身性的失水和电解质紊乱。脱液已经纠正了,但患者仍然感到口咽干燥,舌红而少津,这就是伤津但不脱液,并且还会长期存在下去,服用生津中药后才能好转。这在干燥综合征继发感染时尤其明显。但生津中药纠正不了全身性的失水。

为什么这样分析?因为中医书上,有温病秋燥证和内科燥证,没有干燥综合征。因此,临床上常有中医将干燥综合征与燥证、秋燥证之伤津脱液混为一谈。

既有伤津脱液,又有只伤津不脱液,如干燥综合征,喝水纠正不了,也有只脱液不伤津,如夏天汗出过多,喝水饮茶即可纠正。

(五) 白细胞减少是瘀毒为害,精血亏损

1. **免疫病血液细胞减少由瘀、热、毒等病邪引起** 干燥综合征白细胞减少是常见的临床表现,是由于瘀、热、毒所引起,瘀毒、热毒等病邪损害了精血。治疗上首先考虑清热解毒、凉血化瘀,并与补益精血相结合,清除邪毒,增生精血,血液细胞才能提升。

中医有没有抑制抗白细胞抗体、促使 ANCA 转阴的中药? 当然有,清热解毒、凉血化瘀的部分中草药就有这方面的作用和效果。

2. **精血理论是明代的创新发展** 中医既有宋代的气血理论,又有明代的精血理论。说明中医理论在不断地创新发展。李中梓《医宗必读》提出了精血同源论,"然补肝血,又莫如滋肾水"的观点,补精就能补血,补肾精就能补肝血。通过补肝肾、填精血的方法来补血。

3. **气能耗血观点的提出和发扬** 这是朱丹溪提出的观点,并由王纶所阐述发扬。《明医杂著》记载:"丹溪又云,近世治病,多不知分气血,但见虚弱,便用参、芪,属气虚者固宜矣。若是血虚,岂不助气而反耗阴血耶? 是谓血病治气,则血愈虚耗,甚而至于气血俱虚。"

王纶的阐述是清楚的。那么,人参、黄芪究竟是气血双补,还是助气耗血? 说明这是人参、黄芪补气的两面性。后世医家由于强调了气血双补的观点,而忽略了助气耗血的观点。

4. **免疫病有助气耗血的情况** 临床上有没有助气耗血这种情况? 回答是肯定的。沈丕安曾多次看到有的中医处方每剂使用黄芪 30~60 g,治疗系统性红斑狼疮和干燥综合征白细胞减少症,以及免疫性血小板减少症(ITP)、溶血性贫血(AIHA),红细胞、白细胞、血小板反而下降得更多。

为什么? 免疫病血液细胞减少,是由于瘀、热、毒所引起。大剂量的黄芪在补气的同时,也补了瘀、热、毒。这就是古人所说的补药增毒、助气耗血的道理。

5. **气血双补是有适用范围的** 气血亏损、气血双补的观点和方药,主要由宋代的中医所提出,如归脾汤、八珍汤、当归补血汤等。

人参、党参、黄芪,以及阿胶等补气补血药及其方剂是正确的,但是有适用的范围。对于营养性贫血、出血性贫血、增生不良性贫血、药物性血液细胞减少症,临床上确是有效的药物。

（六）上干下泄现象

干燥综合征是口眼干燥，并不是全身性的伤津脱液而干燥，而是上液之道，即上焦之津管液道阻塞，全身的水液津液分布不均，不能上润局部器官而干燥。当使用养阴生津药物，促使生液之时，上液之道阻塞不通，口眼干燥没有改善。中焦下焦的管道是通畅无阻的，津液就会集中至下液之道，大肠小肠之水液津液增多，使大便变得稀薄，次数增多，中医称为滑肠，患者会误以为腹泻。这就是上干下泄现象。

对于这种上干下泄现象，生津药还用不用呢？当然继续要用，而对于滑肠便稀可以另行处理，使用既有生津功效又有涩便功效的味酸固涩类中药予以调节。

（七）肝功能损害

1. 抑制抗体和降酶　干燥综合征部分患者存在转氨酶升高，大多数是轻症中症，排除了药物性、病毒性以后，必须考虑这是自身免疫所引起的肝脏损害，干燥综合征损害肝胆管，继发了自身免疫性肝病，检查 M2 抗线粒体抗体（M2AMA）阳性，部分患者滴度较高。

对于转氨酶升高的辨证和治疗与乙肝不同，虽然都是肝功能受损，但乙肝是病毒性的，治疗是在抑制病毒的基础上降酶。本病不是病毒性的，而是与 M2AMA 抗体有关，是在抑制 M2AMA 抗体的基础上降酶。

2. 肝无补法，肝主疏泄　肝无补法是张景岳提出的观点，肝主疏泄是叶天士提出的观点，这已成为中医重要的传统理论。清热解毒、疏肝化瘀是最常用的方法。但其中必须注意，一是清热药不能损肝，疏肝药不宜香燥。治疗肝炎降酶的中草药可做参考，如柴胡、黄芩、黄连、虎杖、鸡骨草、垂盆草、败酱草、紫参、蒲公英等都可选用。疏肝理气宜用不太香燥的药物，如枳壳、白芍、佛手、陈皮等。香燥理气药容易伤阴耗津。

3. 两类容易误用的中草药　有一个模糊的观点，认为肝损害就是肝虚损，需要补肝，处方中常看到有用黄芪、党参、灵芝、鳖甲等。这既不符合中医传统理论，又容易加重病情。

容易误用的中草药有铁树叶、千里光、黄药子、川楝子等。这些中草药常被用于治疗消化系统疾病，毒理和临床都已证实有肝毒性。

其中最容易被错用的是川楝子，性味苦寒，疏肝而不香燥，是名方一贯煎的配伍用药。川楝子《本草纲目》记载有小毒，现已证实具有肝毒性。青风藤是关节炎的常用药，临床也发现有肝毒性，出现转氨酶、胆红素升高。

干燥综合征严重患者尚有肾小管酸中毒、肺间质病变、肺动脉高压等。本文不再展开。

（八）四大生津法与十大润燥法

沈丕安归纳了中医生津和润燥的治法,用于治疗免疫病和干燥综合征,已在本书前面做专题论述。

1. **四大生津法** 甘寒生津,清热生津,酸味生津,化瘀生津。

2. **十大润燥法** 润肺止咳,滋水润肾,生津润胃,润肠通便,柔肝润眼,滋水润血,养肌润肤,润脉通络,壮筋润骨,养血润发。

王旭高治肝三十法,有清肝、养肝、柔肝、滋水涵木等,但没有润肝一法。

干燥综合征对于不同的病情,四大生津与润燥十法都可以使用。

（九）干燥综合征的治疗方法

干燥综合征是口眼干燥,生津润燥是常用的治法。生津中药能改善热病伤津而导致的口干咽燥。干燥综合征口眼干燥与热病伤津不一样,伤津润燥是治标,不能只依靠生津润燥来治疗干燥综合征。

干燥综合征的病机为"7+1",因此,治疗上应是综合性的,以清热化瘀、通络解毒、滋肾养阴、生津润燥为主,结合祛除风湿、化痰蠲饮,而不是单纯生津润燥,更不是以养胃生津为主。消除腺体炎症,解除腺管阻塞和生津润燥,改善口眼干燥同等重要。

1. **清热解毒** 生石膏、黄芩、金银花、忍冬藤、苦参、黄连、密蒙花、青葙子、秦皮、决明子等。其中生石膏、黄连兼有清热生津功效。

2. **凉血化瘀** 广郁金、牡丹皮、赤芍、莪术、金雀根、羊蹄根、虎杖等。

清热解毒与活血化瘀两类共有 100 多味中草药,应选取其中具有抑制免疫复合物、抑制血管炎作用的中药,对于口眼腺体炎症而干燥才能取得效果。

3. **养阴生津** 生地黄、熟地黄、南沙参、北沙参、芦根、白茅根、麦冬、天冬、玄参、知母、玉竹、枸杞子等。

这类中药,既有养阴功效,又有生津功效。其中地黄、麦冬为滋肾生津的主药,沙参、芦根、天冬、玄参、玉竹为滋养肺胃,生津润燥的主药,这些都是沈丕安临床上常用的药物。

还有一类只养阴不生津的中药,如龟甲、鳖甲、天花粉等,只有养阴功效,没有生津功效,一般不适宜使用干燥综合征。

4. 酸味生津

（1）酸味的中药：乌梅、山楂、五味子、金樱子、覆盆子、石榴皮等,性温味酸,有生津功效。这类中药生津而不养阴。酸味的物质是有机酸,含有机酸的中药都有促进唾液分泌的作用。

干燥综合征沈丕安临床上常用酸味中药。虽然性温,但与清热养阴药同用,可加强生津效果。而且有酸收功效,可以固涩由清热解毒药、养阴生津药所引起的滑肠便稀反应。

（2）涩味的中药：有人提出,固涩中药有收敛功效,止汗、止泻、止血、敛气、敛神、涩尿、涩精、涩带,是否还会涩津?

茶叶和橄榄都是涩味的,本草书上有"生津止渴"的记载。生活中茶叶和橄榄都是泡茶喝解渴的。

其他涩味的中药如五倍子、诃子、椿根皮等,含鞣酸为主,临床上不用在这方面病证的,而且都有不良反应。

5. **沈丕安经验方**　红斑汤、生芦润燥汤、秦皮密蒙花汤。

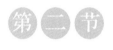

第二节

特色方药

一、验方

（一）治疗狼疮性肾炎的经验

狼疮性肾炎的病理基础为肾小球栓塞性血管炎,肾小球既有小血管内的血栓栓塞,是由抗原抗体免疫复合物与血液成分凝结而成的血栓,以及肾小球小血管壁的内皮炎症,因而需要解决的病情有三个环节,一是降低抗 dsDNA 体的滴度,二是减轻肾小球小血管内的弥漫性栓塞,三是抑制肾小球弥漫性小血管内皮炎症,狼疮性肾炎中医辨证为血瘀、热毒和肾虚。治疗方法为清热解毒、凉血化瘀,在这两大类的中草药中寻找效果显著的药物,并可借鉴药物专家报道的中药药理研究成果。

沈丕安的经验方为清肾汤,主药为生地黄、水牛角、莪术、山豆根,另加金雀根、接骨木、秦皮、郁金、牡丹皮以增效。虽然长期患病而有肾虚,这是由于因毒而致虚,毒素减少一分,身体就康复一分,绝不是靠补肾健脾所能解决的,补药反而会留邪增毒,加重病情。

(二) 治疗类风湿关节炎滑膜炎的经验

类风湿关节炎的病理基础为关节滑膜的血管翳形成,滑膜的栓塞性血管炎,治疗有三个环节,一是消除关节炎症,减轻肿胀积液疼痛;二是抗血管翳,减轻滑膜血管炎,小血管栓塞和内皮炎症;三是降低抗 CCP 抗体(抗环瓜氨酸抗体)的滴度。这是解决抗原抗体免疫复合物之血栓栓塞的方法。随着病情的逐渐好转,红细胞沉降率、C 反应蛋白、类风湿因子等会随之逐渐转阴。

沈丕安的经验方为羌活地黄汤,主药为羌活、生地黄,剂量都是 30 g,以抗炎镇痛消肿,制川乌、白附子以增强抗炎镇痛效果,白芥子、葶苈子以增强蠲饮消肿效果。莪术、苦参以抑制抗体,金雀根、黄芩、忍冬藤以增效。

(三) 治疗干燥综合征及其并发免疫性肝炎的经验

干燥综合征的病理基础为外分泌腺的栓塞性血管炎,唾液腺、腮腺、泪腺受损,其抗体为抗 SSA 阳性、抗 SSB 阳性,大多数患者常见口眼腺体的堵塞,如果损害肝脏的腺体,会并发自身免疫性肝炎,转氨酶、胆红素升高等肝功能异常。其抗体为抗 M2AMA(抗 M2 线粒体抗体)阳性。

中医辨证为上液之道堵塞和三焦堵塞。主要为血瘀和热毒病邪的堵塞,堵塞在上焦和中焦下焦的津管液道,以及肝脏内的管道,导致津液不能排泄通畅。沈丕安的经验方为生芦润燥汤由弟子宣静临床总结并提了方名。并发眼炎者经验方为秦皮密蒙花汤,并发自身免疫性肝炎者为经验方鸡骨草汤。

口眼干燥和肝损害治疗有三个环节,治疗方法为凉血化瘀、清热解毒、生津润燥。一是凉血化瘀,针对口眼等腺体之血管炎、栓塞、内皮炎症和抗体,经验方生芦润燥汤效果显著。主药为生地黄、水牛角、莪术、金雀根,以及郁金、牡丹皮以增效。二是清眼润燥,增加口眼津液分泌,常用生地黄、生石膏、芦根、沙参、秦皮、青葙子、密蒙花,以改善口眼干燥的症状。三是清热解毒,常用黄芩、连翘、鸡骨草、垂盆草、虎杖等,降酶降胆,改善肝功能异常。

(四) 治疗多肌炎(PM)的经验

本病肌肉酸软肌无力,肌电图有肌源性损害,血清肌酶,CK、LDH、AKP、AST 等滴度升高,有些患者 CK 可能高达数千。实验室检查常见 ANA 阳性,抗

Jo-1抗体阳性,或抗PM-Scl阳性。有些患者通过肌肉活检可明确诊断,病理基础为肌肉的微小血管炎。部分患者肌电图有神经源性损害,可能并发了周围神经炎或脱髓鞘症。

治疗包括三个环节,一是降低肌酶,主要为肌酸激酶CK;二是抗小血管炎及其血管内皮炎症;三是改善肌肉酸软肌无力症状。治疗方法为凉血化瘀,清热解毒,经验方牛角地黄汤合鸡骨草汤,效果显著。主药为生地黄、水牛角、莪术、金雀根、鸡骨草、黄芩、连翘、虎杖等,剂量均为30g。

(五) 治疗结节性红斑的经验

本病多发于下肢,上肢也有发生。病理基础为皮下微小血管炎,临床上必须排除系统性红斑狼疮、白塞综合征等系统性自身免疫病。本病较轻而顽固,不累及内脏,且预后较好。治疗以清热化瘀为主,经验方红斑汤效果显著。

(六) 治疗痛风的经验

痛风性关节炎急性发作,首先是控制炎症,减轻和消除肿痛,按照类风湿关节炎的方法治疗,祛除风、寒、湿、热、痰、瘀、毒七邪。尿酸不是短期内能够降下来的,需要有一个过程,必须保证二便通畅,但并非是利尿通便就能降低,还必须寻找有特效的中草药。沈丕安常用经验方为地黄乌附汤、生地秦皮汤。

(七) 治疗免疫病发热的经验

痿证之阳明实证发热,宜采用白虎汤、白虎加地黄汤、紫雪散。重症肌无力和多发性硬化症一般没有发热,如与系统性红斑狼疮重叠综合征之发热,沈丕安常用经验方有红斑汤、三石退热汤,使用大剂量生石膏与生地黄、青蒿、金银花等同用。

(八) 常用经验方的具体方药组成

1. **红斑汤** 生地黄30g,生石膏30g,忍冬藤30g,黄芩30g,苦参30g,莪术30g,郁金12,金雀根30g,羊蹄根12,陈皮6g,佛手6g,生甘草3g,大枣15g。具有养阴清热、凉血化瘀功效。为治疗红斑狼疮、干燥综合征、结节性红斑、皮肌炎、混合性结缔组织病等自身免疫病微小血管炎的基本方。本方过于寒凉,会使部分患者大便稀薄,次数增多,可用温中固泻药以调和。

2. **紫斑汤** 水牛角、生地黄、生石膏、黄芩、郁金、牡丹皮、赤芍、羊蹄根、鬼箭羽、莪术、生蒲黄。具有清热化瘀功效,治疗手足栓塞性小血管炎、紫癜、紫斑、瘀点、出血、雷诺现象、面部手足红斑、甲周水肿性红斑、指端皮肤凹陷、溃疡,指甲起棱变薄,以及过敏性紫癜等。

指端溃疡需要1~2年,雷诺现象需经2~3年服药,逐年减轻而消除。

3. **宽胸降压汤** 生地黄、水牛角、赤芍、郁金、徐长卿、金雀根、川芎、莪术、葶苈子、枳壳。具有宽胸化瘀功效,治疗肺动脉高压。

肺动脉高压的病情较重,所用中药需加大剂量,生地黄、葶苈子、莪术、赤芍、水牛角均为30~60 g。肺动脉压在80 mmHg以下,可单用中药。

4. **消 结 汤** 生地黄、水牛角、郁金、莪术、天南星、土茯苓、天葵子、皂角刺、甘草。治疗免疫病皮下红斑结节,包括白塞综合征下肢红斑结节、结节性红斑。

5. **清 肾 汤** 生地黄、龟甲、黄芩、苦参、秦皮、川续断、杜仲、接骨木、积雪草,具有滋阴益肾、清热化瘀功效,是治疗狼疮性肾炎、蛋白尿的基本方。

6. **复方金雀根汤** 熟地黄、黄芩、金雀根、莪术、水牛角、郁金、天南星、半夏、秦皮、山豆根。具有清热解毒、化瘀化痰功效,常用于治疗狼疮性肾炎(Ⅳ型、Ⅴ型),顽固的蛋白尿,以及肌酐、尿素升高。

7. **清肾化瘀汤** 生地黄、水牛角、黄芩、秦皮、莪术、金雀根、羊蹄根、牡丹皮、蒲黄、藕节、甘草,具有滋肾清热、化瘀止血功效,治疗以血尿为主的狼疮性肾炎、紫癜性肾炎、IgA肾炎等。

8. **羌活地黄汤** 羌活30 g,地黄30 g,黄芩30 g,忍冬藤30 g,金雀根30 g,制川乌9 g,白附子12 g,姜黄30 g,莪术30 g,白芥子12 g,甘草3 g。功效:祛风通络,化瘀消饮。主治:适用于类风湿关节炎、强直性脊柱炎、骨关节炎等各种关节痛。

9. **地黄生血汤** 生地黄、熟地黄、山茱萸、龟甲、鹿角、莪术、郁金、黄芩、黄连、羊蹄根,具有滋补精血、清热化瘀功效,常用于治疗白细胞减少、血小板减少。由于患者多伴有瘀热化毒,单纯补血是效用偏低,需治以清除瘀毒。

10. **抗 甲 汤** 生地黄30 g,黄芩30 g,天南星30 g,半夏30 g,莪术30 g,三棱30 g,郁金12 g,白芥子12 g,莱菔子30 g,甘草3 g。具有清热化瘀、消痰散结功效,治疗桥本甲状腺炎。

11. **地黄乌附汤** 生地黄30 g,制川乌9 g,白附子9 g,姜黄18 g,白芥子9 g,葶苈子30 g,红藤30 g,鸡矢藤30 g,伸筋草30 g,络石藤30 g,虎杖18 g,陈皮6 g,佛手6 g,甘草3 g。治疗关节炎急性发作肿痛,煎汤内服2次,煎汤第3次泡脚。

12. **生地秦皮汤** 生地黄30 g,秦皮30 g,黄芩30 g,伸筋草30 g,络石藤

30 g,鸡矢藤 30 g,红藤 30 g,马齿苋 30 g,白芥子 9 g,陈皮 6 g,佛手 6 g,甘草 3 g。

二、对药和单药

沈丕安临证遣方经常使用一些对药和单药,其药物组合多是以辨病辨证相结合为基础,再参考中药的四气五味和归经总结而来。现浅述部分中药配伍规律如下,以供诸君参考。

(一) 治疗燥病常用的生津药

1. **养阴生津之中药** 养阴为五脏之阴,生津只与肺、胃、肾三脏有关,与心、肝二脏关系不大,并且养阴和生津是两种治法,不宜混为一谈。临床上可分为三类:一是既养阴又生津的中药,生地黄、麦冬等;二是只养阴不生津的中药,如龟甲、鳖甲、天花粉、女贞子等;三是只生津不养阴的中药,如乌梅、五味子、石榴皮等。

养阴又生津的中药又可分为滋肾生津和甘寒生津。

(1) 滋肾生津:滋补肾水、滋补肾津,这与滋补肾阴、滋补肾精的概念不同,滋补肾阴的范围要宽,药物较多。滋补肾津的中药主要是地黄、麦冬,山茱萸也有关。

(2) 甘寒生津:甘寒生津这是清初温病学派提出来的,包括养肺和养胃两个方面。

养肺为清燥救肺汤,以生石膏、麦冬、胡麻仁等为主药,治疗秋天肺燥发热之证。

养胃为养胃汤,以沙参、麦冬、玉竹等为主药,治疗胃阴不足口干少纳等症。《温病条辨》有增液汤,由生地黄、麦冬、玄参三药组成,治疗全身性的伤津脱液。

清初的甘寒濡润、养阴生津的三个方药,都为现代治疗干燥综合征所常用。

2. **清热生津之中药** 生石膏、知母:二药为白虎汤的主药,主治身大热,口大渴,当然有生津功效。药理已证实生石膏、知母具有促进唾液分泌的作用。

芦根、白茅根:为温病伤津的常用药,有生津功效,改善口干的临床效果是显著的,鲜品更好。

淡竹叶、黄连:淡竹叶是竹叶石膏汤的主药,有生津功效,主治热退后口渴。《本草纲目》记载淡竹叶、黄连有生津和止渴功效,主治口渴。二药临床可能有效,但并不显著。

黄连苦寒,既有清热燥湿功效,以治胃肠道疾病。《本草纲目》又记载有"甚益眼目",用治"眼目之病""治口疮"和"治痢及渴"。这方面的主治与干燥综合征的治疗都是符合的。治疗眼病这可能与消除炎症有关,治渴与口渴和消渴都有关。现已证实黄连具有促进唾液分泌的作用。沈丕安对于干燥综合征黄连是常用药,剂量一般为9 g。

3. 味酸生津之中药 收敛固涩功效的中药分两类,酸收和涩收,成分是有机酸,酸味的中药大多有弱的生津功效。

(1)酸味中药

1)乌梅、五味子:《本草纲目》记载有生津功效,主治口渴,为生活中所习用。乌梅、五味子的主要成分是有机酸,生津的有效成分可能与有机酸有关。

酸味药改善口干的机制可能是通过局部的口含和咀嚼的刺激促进唾液分泌。乌梅、五味子煎汤内服对于正常人确有改善口渴的效果,由于上述酸味中药均为温性,对于免疫病之内热口干似乎有效,但较弱,远不及养阴生津药和清热生津药的效果显著。

五味子敛气,肺气涣散时所用,其机制与五味子呼吸兴奋作用,改善轻症呼衰有关。这可能就是小青龙汤中使用五味子的道理。

2)金樱子、覆盆子、石榴皮:三药味酸涩,既含有机酸,又含鞣酸,既能酸收,也能涩收。酸收和涩收能敛小便,敛大便,固精,固带,能减少小便、大便、遗精、白带的次数,并不减少尿量,不改善便稀,也不减少精液的数量。其酸味还可能有生津功效。

乌梅、五味子、金樱子、覆盆子、山楂、石榴皮,这些酸味中药对于改善干燥综合征的口眼干燥的效果虽不明显,但是有帮助的。

3)白芍、山茱萸、山楂、酸枣仁:四药味酸,白芍性平,山茱萸、山楂、酸枣仁三药性温,没有明显的生津功效,对于干燥综合征只要临床需要,可以使用。

(2)涩味中药

1)茶叶、橄榄:涩味药是否有生津功效?有中医说固涩药有收涩水液的功效,有没有生津功效。这需要分析。

茶叶略有涩味,其生津解渴功效是生活中的常识。

橄榄是涩味的,生活中都知道有生津解渴功效,不论是咀嚼还是泡茶。

2)藏青果、诃子:藏青果又名西藏橄榄,为诃子的未成熟果实,味涩,有利咽开音、生津解渴功效,其药力较橄榄为强。

诃子味涩,有涩肠敛肺功效,既能止泻,又能滑肠通便。这是由于诃子的成分既含鞣酸而止泻,又含蒽醌而通便。因此,古代非常重视炮制,用小火煨后,蒽醌被破坏了,才有固涩功效。生诃子只能滑肠生水,不能生津增加唾液。

3)五倍子、椿根皮:药味涩,酸涩,涩味的中药能止血止泻。涩味的成分是鞣酸,鞣酸具有凝固蛋白质的作用。凝固了肠壁炎症渗出和创口出血部位的蛋白质而起到止血止泻的效果。二药都没有生津功效,没有改善口干咽燥的效果。

(二)治疗燥病常用的润燥药

润燥是滋润干燥。这与生津和增液是有区别的。生津药和增液药大多有润燥功效,有改善口干的效果。但润燥药不一定能生津,改善口干的效果是不明显的,更不能解决脱液问题。沈丕安归纳为润燥十大治法。

1. **润肺** 为水之上源,是水液的重要通道。肺受风热之邪侵扰后,水液耗损。慢性肺部病证,长期受虚火煎熬,会出现肺津不足、肺热叶焦的症状,有干咳不止,五心烦热,甚至有低热、盗汗、咯血之症。

润肺药有沙参、麦冬、天冬、玄参、生地黄、杏仁、百合、枇杷叶、川贝母、象贝母、炙紫菀、炙款冬花、阿胶、炙鳖甲、银耳、燕窝、芦根、白茅根等。

肺间质性改变及其继发感染,是风湿病免疫病常见的临床表现。润肺是常用的治疗方法。

2. **润肾** 主水、主津,为水之下源。肾水不足、干枯,肾精亏损。滋肾为滋润肾水、滋补肾精的意思,也属于润燥的范围,但中医一般都提滋肾,较少提及润肾。

润肾的中药就是滋肾的中药,生地黄、熟地黄、炙龟甲、制首乌、麦冬、枸杞子、山茱萸、知母、五味子、肉苁蓉、楮实子、薜荔果、肉豆蔻、黑大豆、胡桃仁、燕窝、冬虫夏草等。

滋润肾水是干燥综合征治本最常用的方法。

蜂王浆、蛤蟆油,也有滋肾润肾的功效,与所含雌激素有关,免疫病应谨慎使用。体内雌激素已高的正常妇女也宜谨慎服用。

3. **润胃** 胃为水之中源,脾胃津液亏损,表现为口干喜饮,舌燥难拌,难以吞咽,进食拌水,胃脘灼痛,大便干结等症状。发热后伤津时尤为明显,在慢性舌炎、慢性食管炎、慢性胃炎等上消化道病证中可见。

润胃药有生地黄、沙参、麦冬、玄参、石斛、玉竹、黄精、天花粉、生石膏、知母、葛根、白芍、乌梅、五味子、枇杷叶、川贝母、淡竹叶、芦根、西瓜皮、荷叶、蜂蜜、饴糖等。

润胃生津是干燥综合征最常用的治法。

4. **润肠** 肠有分清别浊功能,大肠则传化排浊。津液亏损,则肠液干燥,大便干结,难以排泄。中医通便有三个方法。

(1)润肠通便:郁李仁、火麻仁、胡麻仁、胡桃仁、核桃仁、桃仁、杏仁、柏子仁、酸枣仁、蜂蜜、生首乌等,都有滋润肠液,对肠道有生津功效,因而能改善大便干燥,但没有增唾的效果。

(2)滑肠通便:部分养阴生津药有滑肠通便功效,如生地黄、麦冬、天冬、玉竹、沙参、玄参等,剂量过大,既能养阴生津,又有较弱的滑肠通便效果。生石膏、知母既有清热生津,又有弱的滑肠通便功效。

部分清热药、部分活血药、部分祛风湿药,如龙葵、射干、漏芦、铁扁担、虎杖、羊蹄根、五加皮、秦艽等,剂量稍大能使肠液增多而滑肠通便,但都没有增唾的效果。

其中部分中药为沈丕安治疗干燥综合征所常用。主要作用是清热与化瘀。

(3)攻下通便:大黄、番泻叶、芦荟、芒硝、甘遂、芫花、大戟、牵牛子等,能使肠液大量增多而泻下,并腹痛,但没有增唾效果,由于失水,反而增加了口干。

润肠的治法是内科常用的,在风湿病免疫病中也是常用的,尤其是溃疡性结肠炎、克罗恩病、肠病性关节炎、免疫性肝炎,常有便干和便稀交替出现的情况。影响肠胃功能的中药必须谨慎使用。

5. **润脉** 润脉的脉包括经脉、血脉、经筋、筋骨,由于津液、血液不足,濡润功能减弱,关节、滑膜、肌肉、肌腱、血管失于濡养润泽,有关节疼痛,屈伸不利,肌肉松软,握物无力,手冷指白的症状。这是风湿病免疫病血管炎,关节炎及其周围软组织炎症和劳损所常见的临床表现。

润脉药有生地黄、熟地黄、当归、赤芍、川芎、郁金、水牛角、鬼箭羽、桃仁、虎杖、金雀根、菝葜、岗稔根、茅莓根等。

6. **润骨** 筋骨失于濡润,会出现筋骨酸痛,板滞僵硬,关节不利,屈伸作响等症状。这是风湿病之关节炎,骨质疏松与骨质增生所常见的临床表现。

润骨药有生地黄、熟地黄、川续断、杜仲、骨碎补、炙龟甲、龟甲胶、鹿角胶、鱼鳔胶、阿胶、接骨木、生石膏等。

7. **润肤** 皮部经脉血脉失于濡润,会出现肤色不华,皮肤干燥,久不出汗,开裂、甲错,红斑、紫斑,褐斑、白斑,白癜风,色素沉着,皮疹,结节,皮肤萎缩,瘙痒,脱屑,皮毛憔悴,毛发枯萎,脱落折断,指端溃疡,指甲瘘软,表面凹棱等皮肤病变。以及腠理毛孔不密,易受外邪侵袭。这些都是风湿病、免疫病、过敏性疾病常见的临床表现。

润肤药有生地黄、熟地黄、制首乌、枸杞子、水牛角、珍珠粉、地肤子、白鲜皮、土茯苓、黑大豆、秦皮、桑白皮、地骨皮、黄芩、葛根、积雪草、墨旱莲、桑叶、白僵蚕、蝉蜕等。

8. **润发** 毛发,包括头发、须毛等体毛,失于濡润,会出现干枯、折断、脱落、稀疏,缺少光泽,头屑增多,这是红斑狼疮、银屑病等常见的皮肤毛发损害,干燥综合征也有少数患者有脱发表现。免疫病脱发在活动期、恢复期都可以发生,随着病情好转稳定,绝大多数患者的头发能自行重新恢复生长。中药有助于促进生长。

单纯的免疫性脱发不能自行生长,必须使用中药促进生长。

润发药有生地黄、熟地黄、山茱萸、制首乌、补骨脂、墨旱莲、水牛角、骨碎补、炙龟甲、白僵蚕、墨旱莲、黑芝麻、胡桃肉、桑椹、桑叶、桑枝、桑白皮等。

9. **润眼** 眼睛干燥,欲哭无泪,涩滞疼痛,红丝满布,视物模糊,需用润眼养睛的治法。肝开窍于目,润眼需养肝。由于王旭高治肝三十法中只有养肝柔肝,没有润肝的治法。因此,中医一般不提润肝。

润眼养睛的中药为生地黄、熟地黄、麦冬、枸杞子、石斛、女贞子、墨旱莲、五味子、青葙子、密蒙花、决明子、蔓荆子、谷精草、黄连、珍珠粉、桑叶、秦皮、白蒺藜、天麻、黑芝麻、白菊花、芦根、白茅根等。

干燥综合征需要润眼生泪,还需要防治继发感染。免疫病葡萄膜炎、角膜炎、巩膜炎等是常见的。清热化瘀,清肝明目,长期使用是有效的。

10. **润血** 润血是润燥方法之一,用以治疗血燥。

(1)滋水养血:《温病条辨》有滋肾养血、平肝息风的治疗方法,方用三甲复脉汤、定风珠、专翕大生膏。药物有阿胶、龟甲、鳖甲、干地黄、麦冬、麻仁、白芍等。养血而润燥,以治疗脱液动风与血虚生风之症。三方中还使用了许多动物类和海味类的食物药物,可能补充了电解质和营养成分。从而缓解了抽搐,改善了体质。这些方药是治疗温病脱液动风的,对于免疫病仅可做参考。

(2)养血润血:龟甲胶、鹿角胶、阿胶、鳖甲胶、鱼鳔胶、熟地黄、当归、制首乌、山茱萸、墨旱莲、女贞子、白芍等,这些中药有补血生血、滋润养血功效,可为血虚血燥之证所选用。其中大多数药物对于各种免疫病和干燥综合征血虚血燥之症所常用。

胶类中药有滋补肾水和髓海功效,滋润经脉和血脉,与相关中药和食物配伍,用以治疗肾水干枯,肝风内动而痉厥一类病症,如神经系统免疫病。

阿胶在治疗温病的复脉汤中作为润燥药。阿胶味咸,药性在古代就有性平与性温两种记载,过去用的都是陈胶,放置越久越好。5 年陈胶退火一半,10 年陈胶才是性平。现全部都是 1 年的新胶,2 年以上作为过期品处理。新胶性温近热,因此,现代供应的阿胶会上火耗津,对于各种免疫病和干燥综合征是不适宜的。

（3）养血润肠：油当归、生首乌、桑椹、黑芝麻、胡桃肉、肉苁蓉、柏子仁、酸枣仁、墨旱莲、女贞子等有养血润肠功效,以治疗血虚肠燥的便秘之症。

治疗血燥的这一类药物均有润燥功效,除地黄、麦冬外,绝大多数中药都没有生唾功效,不能改善口咽干燥的症状。

（4）润血的体会：风湿病免疫病润血是需要的,温病和内科的治疗方法和用药可做参考。由于疾病的病因病机不同,在用药方面还需要进行选择,其中大多数药物是可以使用的。但也有少数中药免疫病不适宜使用。

（三）具有调节免疫抑制抗体作用的中药

生地黄、黄芩、黄连、忍冬藤、莪术、牡丹皮、赤芍、郁金、苦参、秦皮、金雀根、土茯苓、虎杖、羊蹄根等。

（四）选用具有抗血管炎、抗凝血抗栓塞作用的中药

牡丹皮、赤芍、川芎、郁金、生蒲黄、徐长卿、莪术等。

此外,尚有水牛角,临床消除红斑、紫癜、瘀点有较好的疗效。

（五）调节五高五低、延缓衰老的中药

所引述的药物中药药理学研究均已得到证实,如能将中药药理与辨证论治相结合,则疗效能明显提高。

1. **高脂血症、肥胖、脂肪肝**　血清胆固醇、三酰甘油增高,肥胖、脂肪肝。中医辨证为痰湿之体,气血瘀滞。治法为清热化湿,化痰化瘀。传统方剂有大柴胡汤、小柴胡汤、地骨皮散等。

长期服用中药能使血清胆固醇和三酰甘油下降,体重下降,脂肪肝消除。并且所选用的中药非常安全,基本上没有不良反应。

（1）降脂：具有降低血清胆固醇和三酰甘油作用的中药有三七、南沙参、玉竹、枸杞子、淫羊藿、骨碎补、地骨皮、金银花、制首乌、黄连、黄芩、菊花、桑叶、决明子、莲子心、当归、丹参、赤芍、牡丹皮、徐长卿、郁金、姜黄、红花、鸡血藤、水蛭、

虎杖、羊蹄根、马齿苋、陈皮、高良姜、薤白、瓜蒌、莱菔子、蒲黄、槐花米、金樱子、黑大豆、大蒜、泽泻、银杏叶、玉米须、山楂、黑芝麻、小麦、麦芽、芦笋、甘草等。

1) 马齿苋：民间马齿苋有当蔬菜吃的。《本草纲目》又名长命菜,常食能"延年益寿"。马齿苋含不饱和脂肪酸 ω-3,为一般蔬菜的 15 倍,具有保护心脏和防治肿瘤的作用。长期食用马齿苋不但有降低血脂、降低尿酸的效果,而且还有抗氧化、延缓衰老的作用。马齿苋凉拌、炒菜、煮汤都可以。

2) 羊蹄：名野菠菜,春天农村遍地都有,入药,用全草或用根,有清热凉血功效,每天 15~30 g,水煎服,长期服用血脂是能降低的,羊蹄初始服用时可能会有很轻的滑肠便稀,但很快就能适应。虎杖的效果更为显著,但虎杖滑肠腹泻较明显。

3) 地骨皮和枸杞子：地骨皮是枸杞子树的根皮,地骨皮和枸杞子都有降低血脂的效果。地骨皮的清热功效和降脂作用较枸杞子强,可以同用。每次 15~30 g,水煎服。枸杞子可以开水冲泡服用,长期服用没有不良反应。

4) 山楂、山楂叶和山楂核：都具有降低血清胆固醇作用,并且能减少胆固醇血管壁上的沉积,对动脉粥样硬化能起到防治的效果。但必须坚持长期服用才能有效。但山楂的问题是含脂肪消化酶,又能促进脂肪消化功能,可能会将山楂的降脂效果抵消了。山楂太酸,口味不好,糖山楂的口味改善了,还可能会使人体重增加,应该开发山楂叶、山楂核的食品。

5) 金银花：有清热解毒功效,可以退热。金银花具有降低血清胆固醇和三酰甘油的作用,具有显著的保肝利胆和减肥作用。金银花是沈丕安开发的宁红减肥茶和上海东方减肥保健茶的主要药物。金银花 3~9 g,每天开水冲服,或水煎服,长期服用没有不良反应。

6) 制首乌：有补肝肾、益精血功效,传统用于治疗血液细胞减少症。中医理论认为发为血之余,意思是头发是血液的剩余之物,是由血液所滋养。现已证实制首乌具有促进毛发细胞增生的作用,但临床的效果并不显著。

制首乌具有降低血脂和抗动脉硬化的作用。首乌和首乌延寿丹能显著抑制实验性高胆固醇血症和动脉粥样硬化的形成。首乌粉能使大鼠血总胆固醇降低 42%,三酰甘油降低 89%,β-脂蛋白降低 54%,并能使主动脉中胆固醇、三酰甘油明显降低,血清中 HDL-C 的含量显著增高。

何首乌降脂作用的机制是多方面的：首乌蒽醌苷与胆固醇结合,阻止了胆固醇肠道的吸收,阻止胆固醇在肝内沉积,并促进胆固醇的代谢,促进胆固醇、胆汁酸的转化和排泄,阻止类脂在血清滞留和渗透到动脉内膜,从而减轻了动脉硬化。其降脂作用与所含的卵磷脂,与二苯烯化合物、蒽醌苷类均有关。

何首乌还具有抗血小板聚集和促纤溶活性,能使血浆黏度和红细胞沉降率明显降低。

关于升高血脂:阿胶是升高血清胆固醇和三酰甘油,促进脂肪肝效果最为显著的中药,其他如龟甲胶、鹿角胶、胡桃肉都有升高血脂的作用。上海人冬令进补服用膏滋药后,经常有人反映血脂显著升高。因此,对于已经血脂升高的人,阿胶是不适宜使用的。龟甲胶、鹿角胶、胡桃肉也应谨慎。

上述绝大多数的中药临床都在使用,并有很好的效果。

(2)减轻体重:肥胖的原因很多,常与营养、遗传、内分泌、药物、活动等因素有关。因此,对减肥做进一步研究,需要从多方面着手才可能有效。

具有减轻肥胖效果的中草药有虎杖、羊蹄根、决明子、金银花、地骨皮、瓜蒌、莱菔子等。

减轻肥胖对于食欲特好的人,可适当选用一些倒胃口的中草药,就是抑制食欲,减少食量,但必须没有不良反应,如山豆根、细辛、桔梗、乳香、没药,这些中草药,3 g煎服,服用一段时间,食量会慢慢减少。板蓝根、生地黄、石膏、知母煎服,也能影响食欲,剂量需用9 g以上煎服。

减少肠道吸收也是一条途径,使用药物引起腹泻,多排泄一些,营养成分少吸收一些。市场上曾风行的大黄、芦荟、番泻叶等泻下药,对消脂减肥有一定的效果,但长期服用有不良反应,尤其是肠黏膜黑变病与细胞突变。因此必须控制剂量,每天不宜超过1 g。

沈丕安喜用虎杖,每天9～30 g,煎服或开水冲泡饮用,长期使用有效,而且没有大黄这些不良反应,通便时也不引起腹痛。虎杖如果通便无效,就再加用生地黄、郁李仁、瓜蒌仁等,但需要煎煮,也可以使用腹部按摩的方法,促进肠道运动。

(3)消除脂肪肝:脂肪肝已经成为常见病,其中部分患者有相关症状,如果是转氨酶升高,形成了脂肪性肝炎则必须治疗。

具有保肝降酶,降低血脂,消除肝内脂肪的中药有,柴胡、郁金、蒲黄、当归、何首乌、枸杞子、山楂、决明子、虎杖、三七、地骨皮、海藻、昆布、女贞子、败酱草、泽泻、西红花、黑大豆、豆豉等。

虎杖有清热化瘀功效,既有保肝降酶,降低血脂,又有消除肝内脂肪的效果。虎杖能促进肠液分泌,增进肠蠕动,能使正常人的大便软化,通畅,也能使人的大便稀薄,次数增多,但没有腹痛的感觉。虎杖的常用剂量为15～30 g,水煎服。

地骨皮是枸杞的树皮和树根皮,以及枸杞的枝叶,有清火功效,不苦,略带甜味,每天30~60g,长期服用对于高血脂、脂肪肝都有效果,没有不良反应。

三七生用有止血化瘀功效,熟用有补气功效,这是由于三七所含的三七皂苷,煮熟后能转化为人参二醇苷,起到人参补气的效果。煎煮时间越长,转化得越多。因此,为了能起到既能化瘀,又能补气,煎煮时间短一些,既有三七皂苷,又有人参皂苷,每天3g,长期服用对于高脂血症、脂肪肝都有效果,没有不良反应。如感到上火,可用柴胡、地骨皮、黄芩、金银花等清热药以平衡。

脂肪性肝炎患者,谷草转氨酶(AST),谷丙转氨酶(ALT),γ-谷氨酰转酞(γ-GT)升高,可用垂盆草、鸡骨草、五味子等中草药,虎杖、女贞子也有效。女贞子为女贞树上结的果实,许多住宅小区里都有种植,烘干或炒干,每次15~30g,与等量枸杞子同煎服用,也有保肝降酶的效果。

沈丕安与上海一家民营研究所合作,研制开发的舒肝祛脂胶囊,在取得上海市科委科研成果的基础上,在上海市10多家三甲医院,作为医院制剂,临床使用已经10年,取得很好的疗效。

舒肝去脂胶囊的主要药物为:柴胡、郁金、决明子、地骨皮、枳壳、焦山楂等,水煎服。

降脂减肥与消除脂肪肝,其机制为抑制脂肪在肠道内吸收,抑制食欲,减少食量,加速脂肪氧化,抑制脂肪在肝脏内积聚等。中药虽然比较缓慢,但只要持之以恒,是有很好效果的。

2. 高尿酸血症 中医辨证为热毒蕴结,瘀滞湿阻。治法为清热解毒,祛瘀化湿。发作者则还需通络消肿。传统方剂有知柏地黄丸、三妙丸、络石藤汤(《本草纲目》)等。

中医有没有降低尿酸、防治痛风的中药?据沈丕安的临床经验,具有降低尿酸效果的中药有生地黄、虎杖、马齿苋、车前子、泽泻、猪苓、桑白皮、丹参、川芎、伸筋草、络石藤、红藤、秦皮、黄芩、黄连、大黄、知母、山慈菇等。

百合、山慈菇含微量秋水仙碱。虽然尚不足以能治疗痛风,但时食用,对于控制尿酸升高是有帮助的。

急性发作:金黄散软膏外敷、六神丸研散外敷。中成药新癀片镇痛有效。

沈丕安的经验方"复方马齿苋汤和颗粒",不但临床有效,动物实验已证实具有显著降低尿酸的作用。毒理实验表明小鼠口服人体的服用剂量的40倍,没有毒性。复方马齿苋汤的组成主要为:马齿苋、伸筋草、络石藤、红藤、车前子、虎杖等,水煎服。

《本草纲目》记载黄柏"损肾"。现毒理试验证实其具有肾毒性，不宜大剂量或长期使用。

3. 高血糖症　中医辨证高血糖症为脾肾阴虚之体，湿热瘀滞，但尚不是消渴之证。治法为滋阴清热，化湿祛瘀。传统方剂有六味地黄丸、玉女煎等。

具有降糖效果的中药有生地黄、麦冬、玄参、枸杞子、黄精、玉竹、山药、知母、葛根、鬼箭羽、菝葜、桑叶、夏枯草、威灵仙、茯苓、薏苡仁、玉米须、豆豉、三七、蜂王浆等。其中大部分中药经实验已证实具有降低血糖的作用。

实验还报道生石膏单味煎液没有降糖作用，但在人参白虎汤、玉女煎中，能使整个复方降糖增效。

中药的降糖机制为有的与促进胰岛素分泌有关，有的与抑制肝糖酵解系统有关，有的与增加组织对糖的转化利用有关等。

中药只有弱的降糖效果，而且较慢，只能用于血糖偏高，但尚未"戴"上糖尿病"帽子"的人。临床体会，空腹血糖 10 mmol/L 以下，可以中药观察，最大不宜超过 15 mmol/L。

沈丕安的经验方为葛根麦冬汤：葛根 30 g，麦冬 30 g，山药 30 g，鬼箭羽 30 g，菝葜 30 g，牛蒡子 30 g，水煎服。

4. 高血压轻症　高血压轻症中医辨证为肾阴不足，肝阳上亢。治法为滋水涵木，平肝潜阳。传统方剂有天麻钩藤饮、杞菊地黄丸等。

改善头晕头痛症状并有降压效果的中药有天麻、钩藤、白蒺藜、黄芩、川芎、白菊花、杜仲等，改善症状是中药的效果好。

降低血压是西医所长，抗血管硬化是中医所长。

具有抗动脉硬化作用的中药很多，如制首乌、枸杞子、当归、丹参、牡丹皮、赤芍、川芎、郁金、蒲黄、虎杖、积雪草、槐花米、豆豉、山楂、黑芝麻、胡桃仁、大蒜等。有数十种中药具有抗凝血、抗血小板聚集、抗动脉硬化的作用，长期食用可以防治心脑血管疾病的发生。

临床有的患者长期服用中药，不但血压稳定，有的高血压患者无形之中血压正常，有的患者甚至于偏低，降压西药就停服了。而且有的患者在 B 超中可看到颈动脉和胸主动脉斑块完全消除的效果。

沈丕安在治疗风湿病免疫病服用大剂量激素的患者，尤其是中老年人，常常是原发性高血压、肾性高血压、药物性高血压，以及更年期高血压三四种因素交叉合并在一起，非常顽固，必须中西医结合治疗，多方面用药才能有效。

治疗高血压的经验方为天麻蒺藜汤：天麻 9 g，白蒺藜 30 g，钩藤 30 g，川芎

12 g,黄芩 15～30 g,蔓荆子 15～30 g,水煎服。

天麻在云贵地区有大量培植,是治疗各种头晕的最佳药物,包括高血压头晕、低血压头晕、脑血管供血不足头晕、颈椎病头晕、梅尼埃病头晕、体位性头晕等,都有很好的效果,每天 3～9 g,煎服,或者煮在鸡汤、菌菇汤、红枣汤中饮用。

白菊花泡茶饮用,也有弱的效果,以浙江桐乡产品为地道药材,与天麻、钩藤同用能增效。路边的野菊花有抗流感病毒作用,是中成药感冒退热冲剂的主药,但剂量稍大有恶心反应。

沈丕安抗动脉硬化的经验方为生地黄 12～30 g,制首乌 30 g,丹参 30 g,牡丹皮 12 g,郁金 12 g,三七 3 g,虎杖 30 g,水煎服等。

制首乌每天 9～30 g,煎服,长期服用,有抗血管硬化、降低血脂的效果。制首乌是由中药厂炮制过的,没有毒性。树林中采摘的生首乌有通便功效,有毒,煎汤后毒性减轻,但不可经常服用,决不可用生的首乌榨汁饮用。

5. 免疫功能降低 中医辨证气虚不能卫外,甚或气血两亏,脾肾虚损。治法为益气养血,健脾补肾。传统方剂有玉屏风散、十全大补汤等。

增强免疫功能的中药很多,并以益气健脾药的效果最好。如人参、西洋参、黄芪、党参、三七、灵芝、白术、猪苓、茯苓、黄精、云芝、枫斗、银耳、鳖甲、天花粉、阿胶、冬虫夏草、当归、丹参、西红花、刀豆子、扁豆等。有数十种之多。尤其是人参、西洋参、黄芪、阿胶、冬虫夏草、枫斗、鳖甲,增强免疫的作用和效果最为显著。

其中绝大多数中药对于人体的非特异性免疫功能、细胞免疫功能、体液免疫功能、分子免疫功能、补体免疫功能等具有增强作用,临床服用有较好的效果。长期服用能减少感冒感染的次数,保持良好的精神状态,甚至可减少肿瘤的发生。

中医冬令进补服用膏滋药的最大功效就是使人强壮,不易感冒感染,也是肿瘤手术后、化疗后的常用药。实际上就是全面性地增强了人体的免疫功能。

中医对于人的体质分为阴虚阳虚二类,阴虚体质而免疫功能减低的人,平时宜多服滋阴养阴的中草药,如枫斗、石斛、炙鳖甲、天花粉,这些中药性凉有清火功效,但阳虚怕冷的人不宜长期服用。气虚阳虚体质而免疫功能减低的人,平时多服补气补阳的中草药,如人参、黄芪、党参,以及补血药阿胶,这些中药性温,容易上火,因此,阴虚内热的人不宜服用。至于冬虫夏草、西洋参、银耳、燕窝、炙龟甲、黄精性平,正常人和阴虚阳虚的人都可以服用,以补益肺肾为主。至于如何服用下面再予介绍。

医学上还有一大类疾病称为自身免疫病,如系统性红斑狼疮等,发病机制比较复杂,不是民间所理解的免疫功能低下所引起,而是由于患者自身产生了某些特异性抗体而损伤人体所引起的疾病,体内免疫功能紊乱,细胞免疫功能低下,体液免疫功能亢进。因此,为了抑制抗体,不是使用增强免疫功能的方法治疗的,而是使用免疫抑制的方法治疗的。许多增强免疫功能的中草药临床上是不适宜使用的。

6. 内分泌功能降低 内分泌功能降低中医辨证为阴阳两亏,肾精不足,治疗以滋阴壮阳,益肾填精。传统方剂有左归丸、右归丸、二仙汤等。

有许多补肾中药具有增强肾上腺皮质功能,以及增强雌激素或雄激素的作用。药物有人参、鹿茸、鹿角、龟甲、生地黄、熟地黄、枸杞子、淫羊藿、仙茅、肉苁蓉、巴戟天、白蒺藜、蜂王浆、蛤士蟆油、海狗肾、海马、蛇床子等,约有数十种。

(1)关于雄激素:男子阳痿的原因较复杂,雄激素不一定降低,这还与性兴奋和勃起功能,血管扩张充血有关。男子服用补肾壮阳中药能促进雄激素分泌增加,只有部分患者性功能得到恢复,还需增强性兴奋和勃起功能,以及促进血管扩张充血,多方面综合起来才能增加疗效。

西药伟哥起效快速,但不能强壮身体,时间一长,会有损健康。

促进雄性激素分泌的中草药为:人参、鹿茸、鹿角、淫羊藿、仙茅、白蒺藜、海狗肾、海马、蛇床子等。

沈丕安过去曾开发男子汉茶、酒和胶囊。用白酒浸泡,制成补肾壮阳酒,服用时再用白开水或饮料稀释,以治疗男性性功能减退。

男子汉茶配方为生晒参1g,鹿茸0.5g,淫羊藿0.5g,茶叶0.5g。制成袋泡茶,每袋3g,每次2～3袋,开水冲泡饮用。

男子汉酒:红参9g,鹿茸9g,淫羊藿12g,白蒺藜30g,潼蒺藜30g,海马2条,熟地黄30g,枸杞子12g,三七9g,西红花3g,乌药9g,麝香或人工麝香0.5g,甘草3g。浸泡于40～50度白酒1.5kg中,每天饮30～50mL,可用红酒、饮料或白开水稀释。喜欢饮酒的人,可继续饮酒,但不宜多饮药酒。

二方药性温热,容易上火,可用生地黄、麦冬、地骨皮等养阴清火药,煎汤服用以平衡,也可以放入药酒中一起浸泡。

对于更年期妇女的调理是中医所长,疏肝养血,不但能改善升火、烘热、烦躁、出汗、心恍、胸闷、月经不调等症状,而且能延缓体内雌激素水平的下降。

促进雌性激素分泌的中草药为:巴戟天、补骨脂、蜂王浆、蛤士蟆油、胎盘粉、脐带、蛇床子、葛根、黑大豆等。

(2)关于雌激素:改善妇女更年期症状的常用的中药如柴胡、当归、白芍、川芎、丹参、郁金、白术、茯苓、生地黄、枸杞子、女贞子、墨旱莲、知母、巴戟天、川续断、杜仲、制香附、浮小麦、北秫米、煅龙骨、煅牡蛎等。

中年男女长期服用具有促进雌性激素分泌的中药一方面令人精力充沛,另一方面会产生不良反应,有的非常严重。其中尤其是蛤士蟆油、胎盘粉、脐带、蜂王浆等,临床会促使妇女小叶增生、子宫肌瘤,甚至发生乳腺癌、宫颈癌。男子发生乳房增大发育,也会发生乳腺癌。

(3)关于肾上腺皮质激素:肾上腺是人体重要的内分泌器官,分泌肾上腺素和肾上腺皮质激素等。

促进肾上腺皮质功能分泌的中草药为:人参、鹿茸、鹿角、龟甲、生地黄、熟地黄、肉苁蓉、淫羊藿等。

长期服用泼尼松等糖皮质激素的患者,肾上腺皮质功能会受到抑制,甚至萎缩。肾上腺皮质激素可测定血浆皮质醇,含量水平低下的人,应急功能减低,抵抗力差,容易感冒感染,身体难以支撑突如其来的内外环境变化。

沈丕安临床上对于长期服用糖皮质激素,血浆皮质醇水平低下的患者,治则为滋肾填精。经验方为促激素汤,服用 3～6 个月,能使患者血浆皮质醇水平渐渐地上升,大部分患者能上升至正常范围。

促激素汤:常用的如熟地黄 30 g,鹿角片 12 g,龟甲 12 g,淫羊藿 12 g,肉苁蓉 12 g 等,水煎服。

(4)市场上壮阳产品很多,鱼龙混杂,开发的新产品很难得到认可。因此,需要调理的患者还是去找有经验的中医辨证配药服用。

沈丕安临床上对于长期服用糖皮质激素,血浆皮质醇水平低下的患者,服用益肾填精中药,能使人血浆皮质醇水平渐渐地上升至正常范围。

对于更年期妇女中医不但能改善症状,而且能延缓体内雌激素水平的下降。男子服用补肾壮阳中药能提高雄性激素。

一些中青年男性阳痿患者并非是肾虚,也不是雄性激素分泌不足,而是宗筋痿软或缩短,一为虚一为实,因而补肾壮阳常常无效。任督二脉会聚于外阴,称为宗筋,宗筋之气上达百会。督脉空虚之人宗筋痿软为虚证,肥胖腹大之人宗筋缩短为实证。沈丕安的治疗方法为壮督活血,而不是补肾壮阳。

7. 不明原因的血液细胞降低　红细胞、血红蛋白减少,白细胞减少,血小板减少,其原因较复杂。排除了血液病、免疫病等重病,以及营养性、药物性外。临床上尚有一些原因不明的血液细胞减少的患者,长期没有升上来。

对于营养性、药物性引起的血液细胞减少,是比较容易治疗的。对于血液病、免疫病引起的疾病,西医中医也都有一些综合的治疗方法。

血液细胞减少中医辨证为脾虚,气血两亏,或肾虚,精血亏损。治疗有益气补血与滋补精血二法。传统方剂有黄芪补血汤、归脾汤、龟鹿二仙胶、左归丸。

人参、党参、黄芪、白术、当归、女贞子、阿胶、山茱萸等,中医称益气补血,这些中药都具有促进骨髓造血,而有升高血液细胞的作用,有的升高红细胞,有的升高白细胞,有的升高血小板,有的三系均有升高作用和效果。

鹿茸、鹿角胶、龟甲胶、熟地黄、制首乌等,中医称补益精血,具有促进肾上腺皮质激素的分泌,促进骨髓造血作用,对于难治性的血液细胞减少较益气生血的效果更好。

临床曾对不明原因的白细胞减少为 $3.0 \times 10^9/L$ 左右与血小板减少为 $60 \times 10^9/L$ 左右的患者服用中药后上升至正常范围。曾使用补益精血与清热化瘀的经验方,使白细胞减少为 $1.0 \times 10^9/L$ 以下,以及血小板严重减少为 $10 \times 10^9/L$ 以下的自身免疫病患者上升至正常范围。

8. 脑功能降低 脑功能减退的症状中医辨证为心神不宁,五脏虚损,精血不足,脑髓失养。治法有宁心安神、平肝息风、滋肾养精、活血充髓。

直接作用于神经系统的中医治法有三,宁心安神、平肝息风、醒脑开窍,还需结合滋肾养精与活血充髓。

传统方剂有安神定志丸、孔圣枕中丹、琥珀多寐丸、纲目天麻丸、归脾丸等。

具有镇静与催眠作用的中药有:柏子仁、酸枣仁、夜交藤、五味子、远志、合欢皮、龙骨、龙齿、牡蛎、琥珀、茯苓、郁金、丹参、半夏等。

具有镇静与抗惊厥作用的中药有:天麻、钩藤、白蒺藜、天南星、全蝎、蜈蚣、地龙、蝉蜕、僵蚕、酸枣仁、远志、琥珀、石菖蒲、朱砂、磁石、羚羊角、牛黄等。

人参、西洋参、党参具有调节大脑功能作用,具有先兴奋、后抑制的作用,并且还具有促进脑神经蛋白质和 RNA 的合成,增强记忆功能。

具有增强记忆作用的中药还有石菖蒲、柏子仁、山茱萸、小麦等。

麝香对大脑兴奋与抑制具有双向调节作用。麝香、冰片还具有促进神经胶质细胞分裂和生长的作用。

珍珠粉具有镇静作用,还有延缓衰老作用,尤其是延缓脑和皮肤的衰老。黄芪、龙眼肉也具有延缓脑的衰老的作用。

改善脑循环和大脑的供血供氧供营养也是重要的环节。麝香、苏合香、石菖蒲,以及丹参、川芎、赤芍、当归、鬼箭羽等活血药都有改善脑循环的作用。

沈丕安在治疗免疫病,由于服用皮质激素兴奋而失眠的患者时,经验方夜交藤汤,能促进睡眠。

夜交藤汤:夜交藤 30 g,炒酸枣仁 12 g,石菖蒲 12 g,萆草 30 g。

夜交藤是何首乌的藤,唐代时由何姓的采药人所发现,何首乌块根炮制后,能使人保持黑发,并能延年益寿,他们子孙三代,均活了 100 多岁。现代研究制首乌具有促进毛发细胞增生的作用,并具有抗血管硬化的作用。但其延缓衰老的机制尚未研究清楚。夜交藤是茎叶,具有大脑镇静作用。制首乌和夜交藤可以长期服用,没有不良反应。但生首乌有毒,引起慢性肝肾功能损害。民间市场上出售的生首乌粉,决不可服用。

上海市中医医院睡眠研究所对于花生叶进行了研究,花生叶 30～60 g 水煎服,对于促进睡眠有较好的疗效。花生叶可以长期服用,没有不良反应。

9. 心功能减退 中医对于抗动脉硬化,防治冠心病方面,是从三个方面着手的。

(1) 降低血脂和使用具有抗动脉硬化的中药,上面已经谈及。

(2) 使用具有扩张冠状动脉作用的活血化瘀中药,以改善心脏的供血供氧,如当归、赤芍、川芎、丹参、郁金、三七、红花等。

(3) 使用具有弱的强心作用的中草药,以直接增强心肌的代偿功能。如人参、鬼箭羽、玉竹、葶苈子、五加皮、五味子、制附子等。其中鬼箭羽含卫矛素和卫矛强心苷,既具有扩冠作用,又具有强心作用。玉竹含铃兰强心苷,具有强心作用和减慢心率作用,宜用于心动过速,不宜用于心动过缓的患者。制附子含多种具有强心作用的生物碱,具有强心作用和增快心率作用,宜用于心动过缓,不宜用于心动过速的患者。地黄、麦冬也有很弱的强心作用。

中成药生脉饮,由人参、麦冬、五味子三味药组成,治疗心衰的效果很弱,但长期服用对于老年人的心脏有保健保护的效果,可以使老年人的心脏不易衰弱。

生附子有毒,炮制后有毒成分基本上被破坏,常规剂量内已没有毒性,但如果炮制不到位,剂量又过大,尚有中毒的可能性,主要是心毒性。因此,民间药膳验方附子红烧肉,以及放在火锅内当调味品,烧煮在 2 小时以上是安全的,烧煮时间短是有一定风险的。

对于中老年人慢性心功能减退,尚未引起慢性心衰的人,长期服用中药,尤其是长期服用人参,能够使人的心功能逐渐增强,不易减退衰弱。其中以红参的效果最为显著,4 年以上的生晒参的效果也好,西洋参也有效果,单用 1 种或 2 种 3 种混在一起煎汤服用都可以。

沈丕安经验方强心汤:人参 3 g,鬼箭羽 30 g,玉竹 30 g,葶苈子 30 g,用于慢性心功能减退,心肌劳损,T波改变,房性室性早搏,只要不是重症,药性虽然弱而慢,长期服用能使心功能逐渐的恢复。

对于慢性心衰长期服用小剂量地高辛的患者,决不可突然停用。使用中药与之配合后,能进一步增强疗效,控制心衰。在心衰得到解决后,地高辛才能够逐渐缓慢地减量或停用,并且还需要经常检查心电图。

10. 肾功能减退　中医辨证为肾气衰弱,三焦气化失利,水毒积聚,治疗予以补益肾气,疏通三焦,利水排毒。

补益肾气的中药有人参、地黄、麦冬、五味子、沙苑子、川续断、杜仲、菟丝子、炙龟甲、鹿角片等。

利水排毒的中药有白术、猪苓、车前子、泽泻、桂枝、桑白皮、秦皮、黄芩、虎杖、伸筋草、络石藤、薏苡仁、赤小豆等。

至于疏通三焦,没有专属功效的中药,一般是指活血药、理气药、利水药。如当归、川芎、赤芍、牡丹皮、丹参、泽兰、王不留行、三七、木香、枳壳、乌药、大腹皮、陈皮等,以及上述的利水药。

沈丕安的经验方肾衰汤:生地黄15 g,熟地黄15 g,川续断12 g,杜仲12 g,沙苑子30 g,秦皮30 g,虎杖30 g,车前子30 g等。

对于轻度的尿素氮、肌酐升高,使用中药尚能恢复。但重症可能需要透析。

目前治疗肾功能减退的主要中成药,大多使用泻下药,如大黄、芒硝等,是通过腹泻的方法,将血液中的尿素氮、肌酐从大小便中排泄出去。因此,其效果是有限的。

降低血清尿酸的方药,已在前面讲过了。

临床上常见的是正常人白天尿频尿急,或者是夜尿次数增多,可能患过尿路感染,也可能前列腺肥大。患者常常只是要求改善尿频急和夜间尿频的症状。沈丕安减少小便次数的经验方:白蒺藜30 g,沙苑子30 g,金樱子12 g,覆盆子12 g,大枣12 g,煎服,也可以研粉吞服,浸酒饮服。

11. 钙磷代谢功能降低　中医理论肾主骨,肾充髓。中老年人骨质疏松、骨质增生是肾气衰退的表现。治法有补肾壮骨,填充骨髓,祛除风湿,活血通络。传统方剂有独活寄生汤、虎骨木瓜酒、五加皮酒等。

参三七、骨碎补、接骨木、续断、补骨脂、阿胶、鹿角、龟甲、生石膏等,都具有调节钙磷代谢,保护骨质的作用。长期服用,使骨质不易衰老,不易疏松,是治本的方法。部分活血药、祛风湿药也具有协助保护骨质的效果。

三七在云贵川地区有大量培植,具有益气化瘀、止血止痛功效。生用止血不留瘀,煎服有类似于人参的补气功效。现代研究知道,三七生品含三七皂苷,外伤血肿和骨折的患者长期少量吞服 1~3 g,能较快消除血肿,较快促进骨痂形成,骨折愈合,促使长期难以愈合的骨折愈合,并且是非常好的保钙的保健药物。每天服用生三七粉 3 g,能降低血脂,消除脂肪肝,消除血管胆固醇斑块,但没有降低高血压的效果。

三七煎汤后三七皂苷会转化为人参二醇苷,民间病后、术后、产后、出血后,用三七蒸鸡肉喝汤和吃鸡肉,三七煮鱼、煮蹄髈等,补虚强壮,身体能较快康复。

三七性温,长期服用能上火,对于心动过缓的患者不宜服用。

鹿角、龟甲、阿胶具有促进钙离子吸收,血清中钙、磷含量增加,从而能保护骨质。长期服用,使骨质不易疏松。鹿角、阿胶,性温,容易上火,可与生石膏同煎,既能平衡火气,生石膏也有保护骨质的作用。生石膏汁是用来点豆腐的,我国民间食用豆腐已有两千年之久,说明长期食用生石膏汁水是没有毒性的。

沈丕安临床对由于长期使用类固醇激素所引起的骨质疏松症之经验方骨松汤,治疗骨质疏松症有较好的效果。

骨松汤:熟地黄 15 g,续断 12 g,鹿角片 9 g,骨碎补 30 g,参三七 3 g,接骨木 30 g。

12. 延缓衰老　衰老的中医辨证为元气渐耗,精血渐衰。治法有补益元气,补肾填精。

传统方剂有首乌延寿丹、还少丹、七宝美髯丹、大补元煎等。长期使用能使人不容易衰老。

补肾中药有温性、凉性、平性三类,内热的人宜服用凉性的,如生地黄、麦冬、桑椹、墨旱莲、珍珠粉等。畏寒的人宜服用温性的,如人参、党参、黄芪、白术、当归、五味子、鹿茸、鹿角、肉苁蓉、淫羊藿、川芎、酸枣仁等。至于平性的中药,二者都可以服用,如熟地黄、龟甲、制首乌、灵芝、菟丝子、枸杞子、白蒺藜、丹参、芍药、天花粉、银杏叶等。上述这些都已证实具有延缓衰老作用。长期服用一些补肾和活血的中药,能使人不容易衰老。

延缓衰老的机制与这些中药具有抗脂质过氧化,捕提与清除氧自由基,提高血清和脑细胞 SOD 的活性,以及抑制脂褐素的产生,延长果蝇寿命等有关。

三、制剂

沈丕安创制了一系列中药特色制剂,如复方生地合剂、舒肝祛脂胶囊、贝芩新咳合剂、银黄降脂袋泡茶等。

1. **复方生地合剂(原名"痹病-号合剂")** 以养阴清热为主,治疗轻、中度活动期系统性红斑狼疮患者。

2. **舒肝祛脂胶囊** 以疏肝活血为主,用于结缔组织疾病的并发症如肥胖、高脂血症、脂肪肝等脂代谢紊乱,疗效确切。"舒肝祛脂胶囊治疗脂肪肝的研究"曾获国家科技部技术创新奖,"舒肝祛脂胶囊"曾获上海市高新技术成果 A 奖。

3. **贝芩新咳合剂(原名"新咳灵合剂")** 秉承以宣为主、宣清同用的治疗原则,主要用于治疗风湿病致肺间质病变引起和激素、免疫抑制剂使用过程中出现的呼吸道感染引起的咽痒、咳嗽、咳痰等。

4. **银黄降脂袋泡茶** 清热泻火,润肠通便。用于高血脂、肥胖、大便秘结等。

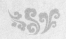

第四章

医案医话篇

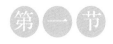

医话集锦

一、中医学对风湿病病证名称的探究

我国古代漫长的两千多年中,汉代及汉代以前的著作将关节痛一类的病症先后称为痹、风湿、风湿痛、风湿痹痛,风湿病、历节、历节病。以后历代陆续出现了痹症、痹证、痹病,以及白虎历节风、痢后风、痛风、鸡爪风、鹤膝风等的名称。

(一) 痹的提出

战国、秦(前475—前225)至西汉时期(前206—23)的著作中只有"痹""某痹"的概念。

我国现存第一部医学著作西汉时期的《内经》中有痹论、周痹二章专论,以及在许多篇章中,均有详细论述"痹"这一病症的内容。其病因是风、寒、湿三气的侵袭,其部位在四肢关节、肌肉、血脉、内脏等全身各处。临床表现有关节肌肉的疼痛,发热,以及内脏损害等。

书中记载了行痹、痛痹、着痹、热痹、皮痹、肌痹、肉痹、脉痹、筋痹、血痹、骨痹、周痹、心痹、肝痹、脾痹、肺痹、肾痹、肠痹、胞痹、挛痹、暴痹、久痹、远痹、深痹、大痹等,约70多个痹的病症名称。

《内经》的成书时期,现大都认为由战国至西汉时期陆续编写的多部著作,最后于西汉时期汇编成为一部大的医学著作。虽然非医学著作的记载可能早于或同期于《内经》,但是"痹"作为病证名称最早的医学著作记载应为《内经》,而不是其他的著作。

《神农本草经》为东汉时代(25—220)我国第一部药物学著作。书中约有80多味中药用以治疗痹、风湿、历节、关节痹痛这一类病证,至今大多还是临床治疗风湿病的常用药物。如地黄"逐血痹,除痹,生者尤良";乌头"除寒湿痹";天雄"治寒湿痹,历节痛";细辛"治百节拘挛,风湿痹痛";薏苡子"治筋急拘挛,不可屈伸,风湿痹"等。

（二）痹痛、痹候、痹证、痹症、痹病的提出

《内经》只有痹、某痹的记载。后世的中医著作中才陆续出现痹痛、痹候、痹病、痹证、痹症的病症名称。

1. **痹痛** 痹痛一词最早见于《神农本草经》"风湿痹痛"。

2. **痹候** 痹候一词最早见于隋代巢元方《诸病源候论》"风湿痹候"。

3. **痹病** 痹病一词最早见于《诸病源候论》风湿痹候："风湿痹病之状，或皮肤顽厚，或肌肉酸痛。"

后又见于北宋（960—1127）窦材《扁鹊心书·痹病》，痹病作为篇名标题。明代（1368—1644）王纶《明医杂著》风症篇："方出《内经》，用治痹病。"

4. **痹证** 痹证一词的记载可见于明代《景岳全书》风痹篇："痹证之风胜者。"证为病证、证候的意思，为一群症状的组合。

5. **痹症** 痹症一词作为病症名称的记载可见于明代《玉机微义》有"痹症"门篇。临床使用最早见于清初《临床指南医案》痹篇"唐案：乃脉络之痹症。"

病、候、证、症四个词的内涵和概念，古代常常是混用的。痹病、痹证、痹候、痹症四个病症名称的内涵和概念，也常常是混用的，不像现代将疾病、证候、症状，三者分得很清楚。因此，痹候、痹病、痹证、痹症四个名称谁先出现已是无关紧要了。

6. **关节痛** 《神农本草经》茵芋治"诸关节风湿痹痛"。说明关节痛不是近代提出来的概念，中医早在汉代的著作中已有记载。

（三）风湿病的提出

1. **风湿病** 风湿这一术语在《素问·通评虚实论》曰："跖跛寒风湿之病也。"标点如何点？两种断法，跖跛寒，风湿之病也，跖跛，寒风湿之病也。沈丕安倾向于前者的断法，意思是足跖跛行寒冷，这是风湿病，又因为《内经》提出的是风、寒、湿三气合而为痹，而不是寒、风、湿三气。因此，沈丕安认为是《内经》最先提出了风湿病的名称。《内经》中之风湿绝大多数是作为病因记载的，并且风与湿是两种致病因素。风湿病是将病因作为病证名称。《内经》中绝大多数是作为病因记载的，并且风与湿是两种致病因素。

东汉末年我国第一部内科学著作张仲景的《金匮要略》中有专题描述关节痛的章节，有痉湿暍病篇。第一次提出了有关节痛、发热症状的称为"风湿病"，并且系统地论述其病的病因、症状、治法、方剂、药物，虽然简略，但篇幅是完整的。

痉湿暍病篇中记载："病者一身尽痛，发热，日晡所剧者，名风湿。此病伤于汗出当风,或久伤取冷所致也。可与麻黄杏仁薏苡甘草汤""风湿相搏,骨节疼烦,掣痛不得屈伸,近之则痛剧……甘草附子汤主之""若治风湿者,发其汗,但微微似欲出汗者,风湿俱去也"。

以上这些症状的描述是变应性关节炎与各种风湿病所共有的临床表现。

风湿二字既是病邪病因"风湿相搏",又作为一个整体词组,为一病证名称,"名风湿""风湿病"。

隋代巢元方《诸病源候论》上有"风湿痹""风湿痹病""风湿候""风湿腰痛"等证名。"风湿"二字既作为病因,也理解作为病证名称。这与汉代是一脉相承的。

2. 风湿痹痛 《神农本草经》上已经有了"风湿痹痛"的记载。但这是作为药物主治的病症而记述的。

"风湿痹痛"四个字如何理解?"风湿痹痛"四字可作为一个整体词组,成为一个病证名称。也可与《内经》同样,风与湿作为病因,"风湿"二字为定语,意思是风湿所引起的痹痛。

3. 太阳病伤寒 张仲景的《伤寒论》中也有关节痛、发热症状的描述:"太阳病头痛发热,身疼腰痛,骨节疼痛,恶风无汗而喘者,麻黄汤主之。"张仲景将此病症称为太阳病伤寒,而不称为风湿病。意思是伤于风寒而有头痛、怕风、发热、关节痛的症状。关节痛是上呼吸道感染的一个症状,与风湿之邪引起的风湿病不同。

4. 痹证与风湿病都是中医的传统名称 我国西医在数十年前将关节痛一类的疾病的英文病名 Rheumatic Diseases 翻译成风湿病。这是借用了中医风湿病的病证名称。

由于痹证与风湿病都是中医的传统名称,因此,当代中医风湿病专家在1990 年的全国会议上提出并取得一致意见,将痹证的中医病证名称称为风湿病,与国际上西医统一,并且于 1996 年出版了《实用中医风湿病学》的专著。

美国出版的《风湿性疾病概要》有 100 多个疾病,约 100 万字。中医传统痹证痹病风湿病也有 100 多个。《实用中医风湿病学》有 110 万字之多,内容非常丰富,这已经不是痹证所能概括得了的。

(四) 历节病等的提出

1. 历节、历节痛 《神农本草经》天雄:"治寒湿痹,历节痛。"薇衔,一名糜衔,"治风湿痹,历节痛";蔓椒"治风寒湿痹,历节疼痛"。这是最先记载"历节""历节痛"名称的著作。(按:薇衔《本草纲目》一名鹿衔草,又名鹿蹄草)

2. **历节病** 《金匮要略》有"历节病"的专篇。记载有多发性关节疼痛、肿胀、屈伸功能障碍,并有关节变形症状的称为"历节病"。

"历节疼,不可屈伸,此皆饮酒汗出当风所致。""诸肢节疼痛,身体尪羸,脚肿如脱……桂枝芍药知母汤主之。""病历节不可屈伸,疼痛,乌头汤主之。"

3. **历节风** 隋代《诸病源候论》提出历节风。"历节风之状,短气自汗出,历节疼痛,屈伸不得是也。"

4. **白虎病** 唐代王焘《外台秘要》将关节剧痛,如虎咬之状,昼轻夜重者,称为"白虎病"。"白虎病者……受此风邪,经脉结滞,血气不行,畜于骨节之间,或在四肢,肉色不变,其疾昼静夜发,发则彻髓,痛如虎之啮,故名白虎之病也"。

5. **白虎历节、白虎历节风** 宋代许叔微《普济本事方》有风寒湿痹白虎历节走注诸病一篇,有"历节肿满疼痛""遍身走注疼痛,至夜则发,如虫啮其肌……此历节病也""风热成历节,攻手指作赤痛麻木,甚则攻肩背两膝""白虎历节诸风疼痛,游走无定,状如虫啮,昼静夜剧"。

宋代窦材《扁鹊心书》记载"走注疼痛,或腰背足膝拘挛,两肘牵急"称为白虎历节风。以后明清两代的许多医书上也有类似的记载。

历节风、白虎病、白虎历节、白虎历节风,都是张仲景历节病名称上的变化。其症状的描述与类风湿关节炎的临床表现是相一致的。因此,当代中医风湿病专家大都提出类风湿关节炎的病证名称为历节病。

(五)肾痹、背偻与督脉病、督脉痹等的提出

1. **肾痹** 《素问·痹论》言肾痹者:"尻以代踵,脊以代头。"李念莪注:"尻以代踵者,足挛不能伸也,脊以代头者,身偻不能直也。"肾痹为风、寒、湿三气损肾而引起痹痛,有弯腰屈背、足挛的症状。但肾痹的范畴较宽,弯腰屈背的疾病也不止一种。

2. **大偻与背偻** 《素问·生气通天论》有"寒气从之,乃生大偻"的记载。只有大偻的名称,没有症状的描述。偻为佝偻之意,大偻意为背脊佝偻之症。

隋代巢元方《诸病源候论》继承了汉代有关关节痛一类病症,名称有"风湿""风湿痹""风湿痹病""风不仁""历节风""风湿腰痛"等病候名称。在该书中第一次提出了"背偻"的名称。

背偻候:"风寒搏于脊膂之筋,冷则挛急,故令背偻。"背脊佝偻,为腰背弯曲变形的病情,背偻较大偻、肾痹似更为明确。这与现代的非风湿的佝偻病显然不同。

3. **督脉病** 督脉沿着脊柱正中行走,督脉病有腰背疼痛、强硬、功能障碍的症状。

《素问·骨空论》曰:"督脉为病,脊强反折。"

晋代王叔和《脉经·评奇经八脉病》曰:"此为督脉,腰背强痛,不得俯仰。"

肾痹、大偻、背偻、督脉病、督脉痹,现代均有专家提出作为强直性脊柱炎的病证范畴。

沈丕安认为以背偻和督脉痹作为强直性脊柱炎的病证范畴较为恰当。

(六) 血痹、狐惑病、阴阳毒的提出

《金匮要略》中有论述血痹、狐惑病与阴阳毒病的专篇,记载了这三个疾病。

1. **血痹、血痹病,脉痹、瘀痹** 血痹最先是由《灵枢·九针论》记载:"邪入于阴,则为血痹。"

《金匮要略》有血痹专病一节,做了系统的论述。

血痹的病因为"尊荣人骨弱肌肤盛,重因疲劳汗出,卧不时动摇,加被微风遂得之"。

血痹的症状为"外证身体不仁,如风痹状"。风痹又名行痹,关节游走疼痛。脉搏为"微涩在寸口,关上小紧""阴阳俱微,寸口关上微,尺中小紧"。微脉主久虚血弱,涩脉主血少精伤,紧脉主痛主寒。治疗用黄芪桂枝五物汤。

血痹病一证,由唐初孙思邈提出。《备急千金要方》曰:"论曰:血痹病从何而得之?"所记载的内容基本上与《金匮要略》相同。

综合上述记载,血痹这一病证,病因与筋骨虚弱、疲劳、汗出、卧时风吹有关。症状有麻木不仁和游走性多关节疼痛。脉搏为微弱涩紧,病邪的具体部位在血脉关节之中,损害了阴分,包括阴气、阴血、阴精。

按照以上的分析,血痹相当于现代的免疫病风湿病之血管炎。如红斑狼疮以四肢血管炎表现为主,以及多动脉炎、风湿性多肌痛等疾病。

脉痹是《内经》提出的,包括血管炎一大类疾病。脉痹可与闭塞性脉管炎、大动脉炎相对应,似更为确切。

瘀痹是《临证指南医案》提出的"络脉瘀痹""血络瘀痹",血络血脉瘀滞并有痹痛,大多为栓塞性血管炎、坏死性血管炎等一大类疾病。

2. **狐惑病** 狐惑病的症状有咽喉、阴部、眼部的溃蚀。"蚀于喉为惑,蚀于阴为狐。其面目乍赤乍黑乍白""蚀于下部""蚀于肛""目赤如鸠眼,七八日目四眦黑"。

这是在两千年之前,世界上第一次描述有一个疾病其临床表现有咽喉、阴部、眼部三个部位同时有疮蚀、溃疡。现代国际上称为白塞综合征。现国内中医界已公认将狐惑病与白塞综合征相对应。

对该病提出了治疗方法,内服有甘草泻心汤,当归赤小豆散,苦参汤外洗,雄黄外熏。这些方法临床至今还在参考,用以治疗白塞综合征。

3. 阴阳毒病 阴阳毒病的症状有面部红斑、身痛、咽喉痛。"阳毒之为病,面赤斑斑如锦文,咽喉痛,升麻鳖甲汤主之""阴毒之为病,面目青,身痛如被杖,咽喉痛,五日可治,七日不可治"。

面部有红斑、花斑,如织锦的花纹那样,并有身痛症状的疾病,临床上不是很多的,比较符合的疾病是红斑狼疮。现国内有部分中医专家提出将阴阳毒病与红斑狼疮相对应。

(七)腰痛、腰脚痛、腰腿痛的提出

关于腰痛,《素问·刺腰痛》曰:"足太阳脉令人腰痛,引项脊尻背如重状。"

《诸病源候论》上有腰痛候、腰痛不得俯仰候、风湿腰痛候、肾着腰痛候、腰脚疼痛候等的记载。

《普济本事方》有腰腿痛和肾脏风的记载。"腰腿痛""腰腿疼痛,挛急不得屈伸及腿膝冷麻"。肾脏风:"宿患肾脏风,今一足发肿如瓠。自腰以下巨细通为一律,痛不可忍。"腰腿痛的症状是明确的。肾脏风患有慢性腿肿、疼痛的症状,并且是用甘遂等泻下的方法治愈。这可能为慢性血管或淋巴管炎症栓塞引起的疾病。

(八)痢后风、痛风、鸡爪风、鹤膝风、产后风等名称的提出

宋代以后的著作中风湿病的症状与病症名称更为专业化。

1. 痢后风 将痢疾后关节疼痛,称痢风、痢后风。宋代《太平惠明和剂局方》已提出了痢后风的名称。明代《景岳全书》鹤膝风篇中明确提出痢后风的概念:"其有痢后而成者,又名痢后风。"以后《证治要诀》中也有记载。

细菌性痢疾为肠病性关节炎的主要发病因素,称痢疾后关节炎。

2. 痛风 元代朱丹溪《丹溪心法》提出"痛风"这一病名。"四肢上或身上一处肿痛,或移动他处,色红不圆块,参差逐步形成起,按之滚热,便是痛风"。这些症状的描述,与痛风性关节炎急性发作是很符合的。

痛风在许多中医古书上描述的症状都是以关节疼痛为主的,而且大多没有

像朱丹溪描述的那样清楚。因此,造成了后世痛风概念上的模糊和混淆。直到现代还常有中医将痛风作为类风湿关节炎的证名。

3. **鹤膝风** 宋代陈自明《妇人良方》曰:"妇人鹤膝风症,因胎产经行失调,或郁怒亏损肝脾,而为外邪所伤。"这可能是鹤膝风病证名称的最早记载。

明代张景岳著《景岳全书》外科钤有鹤膝风一段:"凡肘膝肿痛,臂胻细小者为鹤膝风。以其象鹤膝之形而名也。或止以两膝肿大,胻腿枯细,不能屈伸,俗又谓之鼓槌风。"(按:胻为腿胫)

描述的症状有肘、膝关节肿大,臂腿肌肉细小者,名为鹤膝风。仅有两膝肿大,腿胫细小者,名为鼓槌风。

清代雍正十年程钟龄的《医学心悟》上有鹤膝风记载:"患痹日久,腿足枯细,膝头肿大,名曰鹤膝风。"

随后乾隆五年王洪绪《外科全生集》记载:"初起膝盖骨内作痛,如风气一样,久则日肿日粗,而大腿日细者是也。因形似鹤膝,故名。"

程为苏州人,内科,王为松江人,外科,都处江南。程书早于王书8年。

这些都符合类风湿关节炎晚期关节变形,以及双膝骨关节炎的临床表现。

4. **鼓槌风** 鼓槌风在明代《景岳全书》上已经提出来了。为鹤膝风之俗称。

《医学统旨》记载:将两膝肿大,腿骨枯瘦者称"鼓槌风"。

5. **鸡爪风** 《解围元数》记载"拘挛疼痛,手指不能屈伸,状如鸡爪",称"鸡爪风"。

6. **产后风** 产后风的证名最早由《金匮要略》妇人产后病篇上提出:"产后风,续之数十日不解,头微痛,恶寒,时时有热,心下闷,干呕汗出……可与阳旦汤,即桂枝汤。"这里的产后风可能中指产后上呼吸道感染,尚没有产后关节疼痛的记载。

明代楼英《医学纲目》将"产后身痛"的病症称为"产后风"。清代程钟龄《医学心悟》有产后身痛一篇:"产后遍身疼痛"的记载。

产后关节痛有两种情况:其一,部分风湿病免疫病,如红斑狼疮、类风湿关节炎、强直性脊柱炎,生育为其诱发因素;其二,部分患者产后受凉,全身关节酸痛,但查不出来,不能明确诊断为哪一疾病。这才是产后风。西医书上没有这个疾病。

7. **白屑风** 《诸病源候论》有白癣候:"白癣之状,白色瘥瘥,然而痒。"

明代陈实功《外科正宗》将"初起微痒,久则渐生白屑,叠叠飞起,脱之又生"称"白屑风"。现称为银屑病、牛皮癣。但该书没有记载有关节痛症状。沈丕安仍将之称为白屑风,白屑风较白癣的概念更为明确。

8. **关于 72 种风的名称** 《金匮要略》妇人杂病篇中记载有"妇人六十二种风"。《备急千金要方》诸风篇有"八风十二痹"。后世中医有 72 种风的说法,清代流传至今,代代相传,没有看到古书记载。如肩关节周围炎称漏肩风,坐骨神经痛称腿股风,颈椎病称颈肩风,肋软骨炎称胸肋风,强直性脊柱炎晚期称龟背风等。这些名称沈丕安在年轻时曾在一些中医、针灸、伤科的门诊病历卡与非正规出版物上见到过。但现代已很少有人使用了。

72 种风是泛泛而称的约数,还包括中风、麻风、风疹、风疹块等非风湿病类的病证。

二、风湿免疫病"7＋1"辨证论治的观点

七邪为风寒湿热瘀痰毒,是引起风湿痹病疼痛肿胀的病邪,是病因。一为肾虚,以及伤阴伤阳是风湿病的病机,都是古人提出来的观点,本文结合风湿病免疫病作一探讨。

(一) 七邪应去除
关节炎尤其是类风湿关节炎、强直性脊柱炎是由风、寒、湿、热、瘀、痰、毒七邪,干燥综合征、牛皮癣、关节炎除有七邪外,尚有燥邪,成为八邪,或总称为复合邪、复邪致病。这些疾病风、寒、湿三气和热邪辨证论述较多,但仅此四邪辨证还是不够的,瘀、痰、毒三邪也应得以重视。

1. **风邪宜表除** 风有内风、外风之分,风邪直接引起的病症很多。风湿病之风邪是指外风,宜用解表除风法,又称表除风邪法。常用的药物有麻黄、桂枝、荆芥、防风、羌活、独活等,其中以羌活的效果最为显著,并可以大剂量使用,发汗后立即有一种轻松的感觉,因而改善了疼痛肿胀僵硬的症状。

2. **寒邪宜散除** 寒有内寒外寒之分,风湿病之寒邪是指外寒。寒邪直接引起痹痛、腰痛、肢冷、指白、咳嗽、白痰、发热等。寒邪宜用散除的治法。常用的药物有麻黄、桂枝、附子、川乌、草乌、细辛、干姜等。其中以制川乌、制草乌的效果最为显著,能较快减轻痹痛肿胀。细辛也有很好的减痛效果。

3. **湿邪宜祛除** 湿有内湿、外湿之分,风湿病之湿邪是指外湿。湿邪可引起疼痛、酸胀、肢重、低热等症状,宜用祛除的治法,祛风除湿的治法是痹证最常用的治法。常用的药物有羌活、独活、白鲜皮、苦参、苍术、防己、薏苡仁、天南星、

半夏、关白附、蚕沙、桂枝等。其中以关白附的效果为最显著,关白附温化燥湿、祛风化痰,与制川乌同用能增强止痛的效果。白鲜皮清热燥湿、祛风止痒的效果最为显著。

4. 热邪宜清除 热有内热外热之分,风湿病之热邪是指外热。在自身免疫病中如系统性红斑狼疮、成人斯蒂尔病、贝赫切特综合征、幼年型类风湿关节炎等,急性发作期常有发热的症状。热邪宜用清除的治法即清热泻火法,常用的药物有生石膏、寒水石、黄芩、黄连、金银花、青蒿、苦参、牛黄等。其中以生石膏对风湿病免疫病之发热退热的效果最为显著。黄芩、黄连、金银花、青蒿与之同用能增效。苦参以抑制抗体的效果最强,黄芩、黄连能增效。

5. 瘀邪宜化除 《内经》没有"瘀"字,痹由血凝血泣而成。《素问·痹论》有:"痹在于骨则重,在于脉则血凝而不流。"《素问·五藏生成》有:"血凝于肤者为痹,凝于脉者为泣。"《灵枢·痈疽》有"寒邪客于经络之中,则血泣,血泣则不通"的记载。

《临证指南医案》痹篇有更为明确记载:"初病湿热在经,久则瘀热入络。"风、寒、湿、热四邪引起关节炎是主要的。瘀邪能加重痹病的肿痛。

瘀邪有瘀热、瘀寒之分,还有痰瘀胶结、风血相搏、瘀毒凝滞等。风湿病免疫病以瘀热为主。瘀邪宜用化除的治法,常用的药物有牡丹皮、赤芍、川芎、郁金、水牛角、莪术、金雀根、羊蹄根、虎杖、徐长卿等,对瘀点瘀斑、紫癜紫斑等均有治疗效果,其中以莪术的效果最为显著,水牛角、牡丹皮、郁金同用能增效。对于关节瘀滞疼痛,金雀根、羊蹄根、虎杖与羌活、制川乌同用能增效。

6. 痰邪宜蠲除 《内经》没有"痰"字,没有痰邪,只有饮邪。《金匮要略》最先提出痰饮病。痰饮之邪流注经脉关节,风湿与痰瘀胶结,加重了关节疼痛、肿胀积液,为关节炎活动期长期存在的重要因素。

《临证指南医案》痹篇明确记载:"风、寒、湿三气,得以乘虚外袭,留滞于内,致湿痰浊血,流注凝濇而得之。"

痰邪也是风湿病免疫病中所常见的病邪,有痰饮、痰核、痰积等。临床表现有肿胀指、肿胀手、肿胀腿、肿胀关节、肿胀皮肤、肿胀脸、肿胀眼,腹腔、胸腔、心包、关节腔等部位的积液,以及泡沫痰、泡沫尿、泡沫便,皮下结节等。

痰邪宜用蠲除的治法。常用的药物有白芥子、葶苈子、莱菔子、桑白皮、半夏、天南星、象贝母等。其中以白芥子、葶苈子蠲除肿胀积液的效果最为显著。半夏、天南星化痰散结的效果较好。

7. 毒邪宜排除 《内经》已有寒毒、湿毒、热毒、燥毒等毒致病的记载。毒邪有二,物毒和邪毒。物毒是有毒之物,如病毒、菌毒、药毒、光毒、射线之毒、化学品之毒、食物之毒、环境污染之毒等,可诱发加重风湿病免疫病的发作。病邪化毒,称邪毒。风湿病免疫病之邪毒为风、寒、湿、热、燥、痰、瘀七邪长期侵害所伴有的毒素毒气,不但引起发热与各种并发症,而且还加重了关节炎的进行性损害。

免疫病之抗体和免疫复合物,能引起血管炎、滑膜炎,沈丕安将此称为瘀毒。

毒邪宜用排除的治法。中医传统有以毒攻毒的治法。《临证指南医案》痹篇刘案中提出"以有毒攻拔,使邪不留存"。这说明叶天士对于痹证是主张使用毒药来攻拔风湿之邪的。沈丕安常用的攻邪的毒药,如生天南星、生半夏、马钱子、山豆根、制川乌、白附子等,用以治疗顽固的关节炎和蛋白尿,但以毒攻毒决不可滥用,必须用药安全,对于有肝肾毒性的少数中草药决不可使用,有过敏反应的中草药也宜谨慎使用。

8. **关于润燥法** 燥邪与阴虚、伤津是不同的概念,中医常有混淆的情况。阴虚有内热,但内热外热均可伤津,甚至脱液。患有燥证之人,全身不一定伤津,也不一定阴虚,如银屑病,外有皮肤干燥,内有湿热积滞。

干燥综合征口眼干燥少津,全身并没有伤津脱液,但常有风湿水湿滞留,手指肿痛,大便稀薄的症状,全身并没有干燥的表现,而是津液分布不均,口眼的局部津液为燥热瘀痰所损伤。

燥既然是邪,燥邪就应该祛除。中医治法上不称祛燥除燥,而称为润燥。这与养阴生津既有密切的关系,又有所不同。只有部分养阴药有生津润燥功效,如生地黄、玄参、麦冬等,而天花粉、龟甲、鳖甲等没有生津润燥功效。部分清热药也有生津润燥功效,如生石膏、芦根、知母等。这些也是祛除热邪常用中药。

(二) 关于肾虚

风湿病免疫病之本在肾,为肾气不足,先天不足。邪毒损害肾气而发病,并逐渐加重了肾虚。肾虚的表现有肾气不足,肾阴亏损,津液干涸,精血虚损,精华流失,肾髓失养,肾不纳气,肾督虚寒,损筋动骨,肾府劳损,失华失充,封藏失司,耳窍失聪,阴阳两虚,命门火衰,计十五项肾虚表现。

(三) 关于痹证伤阴伤阳,风热瘀热的认识

1. **风病伤阳,痹病伤阴,风痹阴阳俱伤** 风病在阳,痹病在阴,是由《内经》提出来的。这是中医对于风病与痹病病机的一个重要认识。因此,痹病损伤的部位是阴分、阴经。这指导中医治疗痹病为什么需要养阴。

《灵枢·寿夭刚柔》曰："病在阳者命曰风,病在阴者命曰痹,阴阳俱病命曰风痹。"《景岳全书》引证了这段文字后,又说:"此所以风病在阳,痹病在阴也。"

《临证指南医案》痹篇记载:"风则阳受之,痹则阴受之""下焦为甚,邪入阴分"。

2. **痹病伤阴,阴虚为多** 痹的部位在阴分、阴经,损伤了阴气、阴血、阴精、阴藏。《素问·宣明五气》记载:"邪入于阴则痹。"《灵枢·九针论》记载:"邪入于阴,则为血痹。"

《景岳全书》曰:"诸痹者皆在阴分,亦总由真阴衰弱,精血亏损,故三气得以乘之。经曰邪入于阴则痹,正谓此也。"

《临证指南医案》痹篇杨案记载:"四肢流走痹痛……下焦为甚,邪入阴分。"某又案:"风淫于内,治以甘寒。"邹论:"风邪入络而成痹者,以宣通经脉,甘寒去热为主。"

沈丕安《红斑狼疮中医临床研究》一书中提出:"红斑狼疮阴虚为多的机理有三:① 肾为先天之本,先天真阴不足,水不养火,肾火易动;② 女子体阴而用阳,阴常不足,阳常有余;③ 邪入于阴则痹,痹阻先在阴分,久病伤阴,阴气、阴血、阴液、阴精均为郁火耗损。"

痹病伤阴、阴虚为多的观点,在古代早已提出,可是长期以来,人们只重视风、寒、湿外邪,没有重视伤阴的问题。

绝大多数的风湿病免疫病,如红斑狼疮、干燥综合征、皮肌炎、硬皮病、白塞综合征、风湿热等,在初起急性阶段,关节痛,中医辨证伤阳或阴阳俱伤,在慢性阶段,辨证为伤阴,阴虚为多,精虚为多,血虚为多,藏虚为多。

3. **风湿病关节酸痛,阴阳俱伤** 关节酸痛,风湿入络,既伤阴,又伤阳。阴经阳经都受到侵袭而痹阻,故"阴阳俱病者命曰风痹"。如类风湿关节炎、强直性脊柱炎、变应性关节炎、风湿性多肌痛、银屑病关节炎等,阴阳俱伤,都有侵袭。因此,风湿病关节酸痛采用奇经八脉辨证,既伤阴脉,又伤阳脉,较肝肾经脉辨证,只在阴面,不在阳面,更为全面。

4. **风湿病发热,初起风热伤阳,久则瘀热伤阴** 许多风湿病免疫病有发热的症状。初起时有发热、关节痛为风病伤阳,风热内盛,稍久关节痛消退,而发热不退,则为瘀热内盛,损伤阴分。如系统性红斑狼疮、白塞综合征、成人斯蒂尔病、脂膜炎等,可能有短时性的关节痛症状,关节痛消退后,发热还会持续存在。这时辨证为瘀热伤阴。

5. **免疫病皮疹瘙痒,风邪伤阳,风血相搏** 皮疹、红斑、瘙痒者其病变部位较浅,辨证为风血相搏,是皮肤过敏所引起。

风邪多伤及阳分、阳经、阳气,风邪在表、在腑,搏于血分,但不是血虚,也不是气血二虚,而是风血相搏,一般不损伤精血和五脏。风邪伤阳之疾病,如过敏性皮炎、荨麻疹、药疹、湿疹、多形红斑等过敏性免疫性皮肤病,都有瘙痒的症状。

6. **免疫病皮疹红斑,瘀热相搏,伤阴动血** 皮疹、红斑有不痒与瘙痒之分,瘙痒者病在皮肤,其部位较浅,如过敏性皮炎。皮疹、红斑基本不痒或轻微有痒者,其病变部位较深,在皮下,为微小血管炎所引起,辨证为瘀热相搏,伤阴动血,如红斑狼疮、皮肌炎、硬皮病、白塞综合征、结节性红斑等疾病之皮疹、红斑。

7. **免疫性黏膜病,痰湿伤阳,瘀热伤阴** 扁平苔藓、天疱疮、复发性口腔溃疡等黏膜病皮肤病,病灶局部有疼痛的症状,为免疫性疾病,而不是风湿性疾病,没有关节酸痛症状。中医辨证为湿毒、热毒、痰毒、瘀毒,虽然不是风邪伤阳,而是痰湿伤阳,瘀热伤阴。

8. **免疫性皮肤病,光毒伤阳,瘀热伤阴** 系统性红斑狼疮、皮肌炎、光敏性皮炎等阳光一照,面赤烘热,基本不痒或微痒,辨证为光毒、热毒伤阳,瘀热伤阴。

9. **干燥综合征八邪伤津,八脉痹阻** 干燥综合征口眼干燥,关节肿痛,辨证为风、寒、湿、热、燥、痰、瘀、毒八邪,八脉痹阻,损耗阴液津液,如仅有口眼干燥,没有关节肿痛,为八脉瘀滞,燥热瘀毒损耗上焦阴津。

10. **银屑病关节炎八邪入络,阴阳俱伤** 银屑病和银屑病关节炎,皮疹瘙痒,干枯脱屑,关节肿痛。辨证为风寒湿热痰瘀毒燥八邪,八脉痹阻,阴阳俱伤。

虽然都是些理论性探讨,对于辨证论治可有指导性的意义。风寒湿热,瘀痰毒燥,七邪八邪,八脉痹阻,伤阴伤阳,阴阳俱伤,这才是痹证中医传统的病因病机。

三、风湿免疫病奇经八脉辨证的探讨

奇经八脉是中医经络学说的一个重要组成部分。痹证和历节采用奇经八脉辨证这是叶天士《临证指南医案》痹篇中最先提出来的观点。

(一)复习奇经八脉的特点

1. **奇经八脉的部位** 奇经八脉在体表经络系统分布范围较广,与十二经脉纵横交叉。综合奇经八脉分布的部位大致为胞中(子宫和膀胱)、会阴、脊柱、后项、颅脑、头顶、躯体外侧、腹部白线、少腹、胸中、咽喉、腋后、肩、颈侧、头侧、额、鼻、口唇、面颊、耳后、目眶下、目内眦,季胁、绕腰一圈、髂骨上,下肢内侧、下肢外侧、腘窝、内踝、外踝、足跟、内足底、内足背、大足趾等。

2. **奇经八脉的功能**　督脉为总督一身之阳经,主肾、脑、髓。任脉为总任一身之阴经,主胞胎。冲脉为调节十二经气血,主月经。带脉为约束纵行之脉。阴跷阳跷为濡养眼目,司眼睑开合,下肢运动。阴维阳维为维络阴阳诸脉。

3. **奇经八脉与上肢经脉**　上肢关节奇经八脉虽然并不直接循行,但还是有联络的。督脉任脉督任一身之阳经阴经,冲脉为调节十二经气血,带脉为约束纵行之脉,说明奇经八脉与全身经脉和上肢关节经脉都是有关联的。

4. **奇经八脉既有阴经又有阳经**　奇经八脉的循行分布广泛,既有阴经又有阳经,既有阴面,又有阳面。奇经八脉虽与肝肾有关,但肝肾经脉的循行分布部位仅在人体的阴面,不在阳面。

5. **奇经八脉不涉及脏腑辨证**　奇经八脉只与十二经脉维系,并不归属于五脏六腑。督、带、冲、任四脉与肝肾有关。因此,奇经八脉辨证可以不涉及脏腑辨证。奇经阻滞和八脉空虚,能引起奇经八脉病证,而不是脏腑病证。

(二)痹证奇经八脉辨证的观点

1. **关于奇经八脉阻滞和虚损**　痹证、痿证、痿痹证与奇经阻滞和八脉空虚有关,既有奇经实邪,又有八脉虚损。下肢关节为阴跷、阳跷、阴维、阳维四脉所分布,因此,膝关节肿胀疼痛与跷维四脉痹阻有关。内踝、外踝为阴维、阳维所循行,损害与此二脉痹阻有关。内踝至大趾内侧为冲脉痹阻有关。脊柱为督脉和冲脉所循行,脊柱疼痛与督脉、冲脉痹阻有关。眼睛口腔咽喉为跷脉、任脉所循行,损害与此二脉痹阻有关等,总称为八脉痹阻。

2. **奇经八脉与上肢痹证**　奇经八脉与上肢经脉是有联络的。对于上肢和四肢的疼痛乏力,《临证指南医案》痹篇中有多个医案就是采用八脉辨证的,如宋案:"下焦痛起,继而筋掣,及于腰窝左臂。"某患:"劳力感湿,腰痹酸痛,四肢乏力。"说明对于四肢关节疼痛采用奇经八脉辨证较十二经脉辨证多,叶天士作出了创新性的发展。

3. **奇经八脉既有实证又有虚证**　痹证、痿证肝肾虚损是常有的情况。既有脏证腑证,也有经证。肝肾经脉阻滞为实症,经证。但肝肾经脉的分布仅在阴面,不在阳面。因此,痹证、痿证的阻滞或虚损,不论实证还是虚证,阴经还是阳经,统一辨证为奇经八脉损害,较肝肾损害辨证更为明确而全面。

4. **奇经八脉痹阻的常见临床表现**　风湿侵害奇经八脉是较多的。常见症状有腰脊疼痛,髋腿疼痛,膝周肿痛,足踝肿痛,足底疼痛,颈肩疼痛,腹胁疼痛,咽喉肿痛,口腔溃疡,面颊红斑,眼失濡养,眼红损害,眼睑下垂,头晕头痛,月经不调,死胎流产等。这些都是风湿病免疫病的常见临床表现,与奇经八脉循行分布部位的痹阻损害有关。

5. **风湿病免疫病与奇经八脉痹阻** 风湿病免疫病中医辨证为风、寒、湿、热、瘀、痰、毒等病邪侵害奇经八脉而形成,如未分化脊柱关节炎、强直性脊柱炎、类风湿关节炎、狼疮性关节炎、干燥综合征、白塞综合征、产后关节炎、痛风性关节炎等疾病。至于免疫性血液病、免疫性肾病、免疫性内分泌疾病、免疫性神经系统疾病、抗磷脂综合征、退行性骨关节炎、股骨头坏死等,以及长期服用激素而影响内分泌功能、影响骨质、影响月经的患者,也常有侵害奇经八脉的情况,从而发生许多八脉痹阻的临床表现。

因此,奇经八脉不但可作为类风湿关节炎之辨证方法,也可作为强直性脊柱炎、干燥综合征、痛风等许多免疫病风湿病关节肿痛的辨证方法。

6. **痿证和痿痹证主要损害奇经八脉** 风湿病、免疫病属于痿证的疾病较少,重症肌无力、多发性硬化症、脱髓鞘症,这些疾病都有肌肉痿软乏力,并有许多神经系统的症状,以及风湿病神经系统并发症,如系统性红斑狼疮脑损害,抗磷脂综合征并发蜘网膜下腔出血等。

痿证和痹证是两个病证,痹证是风湿入络,以疼痛为主症,痿证是肺热叶焦,以痿废为主症,既痿又痛者称痿痹证。三者都是损害筋脉。叶天士提出这三证都以奇经八脉损害来辨证。他的观点和治疗方药,至今仍可指导中医的临床。尤其是疏通和填补奇经八脉与补益肝肾。

按:痿和萎是两个不同的概念。痿是痿软、痿废的意思,痿软、痿废是软弱无力而废弃不能使用。萎是萎缩,体积缩小的意思。

7. **眼和口腔的损害与奇经八脉** 免疫性疾病有口腔溃疡、腮腺肿胀、葡萄膜炎、眼睑下垂,中医怎么辨证?脏器虚损是一方面,瘀热入络、湿毒为害为更主要的方面。什么经络?一般都是以瘀热入于十二经络来解释的。如果用奇经八脉来解释,可能会更加合理。治疗上使用疏通奇经八脉的方法可能会更加有效。

(三)为什么要提出奇经八脉辨证

奇经八脉辨证有实证也有虚证。奇经阻滞为实证,八脉空虚为虚证。十二经脉各有脏腑归属,而奇经八脉损害并不涉及脏腑,因此在辨证上除了与肝肾有关联外,而五脏之脏证损害在早期绝大多数情况下可以不需要考虑,尤其是中医长期存在的痹证以脾虚辨证,四君子汤、归脾汤、参苓白术散等治疗脾虚为主的方药,主要是君臣药,就不适宜使用。临床上确实曾遇到使用这类方剂的主要药物人参、党参、黄芪等治疗免疫性风湿病,关节炎肿痛加重的情况,也观察到这类药物激活抗体的情况,这为沈丕安长期不主张使用这类中药不但依据临床观察,而且找到了中医的理论根据。

(四) 奇经八脉病症的治疗

1. 中草药的归经　中草药归经和引经只有十二经脉,没有奇经八脉。《临证指南医案》上以八脉辨证所提出的疏通奇经,填补八脉的用药,可作为八脉归经之参考,这是他的创新。

沈丕安结合《本草纲目》《临证指南医案》的记载,以及自己的临床经验,试将风湿病免疫病有关的用药与疏通奇经八脉结合,其中许多中药与入肝肾经有关。但又不完全与肝肾有关,清热、化瘀、利湿、祛风、通络、理气等均有,而且较补益肝肾精血和疏通肝肾经脉的提法更为明确。

2. 奇经八脉的药物　《临证指南医案》痹篇记载有八大治法,治疗痹症和痿证的全部医案中,有部分是用奇经八脉辨证的。

《临证指南医案》治疗奇经八脉病症的中药有鹿茸、鹿筋胶、鹿角霜、牛骨髓、猪脊髓、鱼鳔胶、肉苁蓉、巴戟天、骨碎补、补骨脂、菟丝子、沙苑子、白蒺藜、桂枝、柴胡、当归、牛膝、小茴香、草薢、独活、知母、黄柏等。其中绝大多数也是沈丕安常用于治疗有关这方面的病症。

除上述以外,沈丕安常用的尚有入督脉经之鹿角片、鹿角胶、狗脊、杜仲等,入任脉经之熟地黄、龟甲、川续断、补骨脂等。入于八脉的还有水牛角、紫河车、坎炁、益智仁、益母草、制香附、乌药、菝葜、金雀根、羊蹄根、虎杖、土茯苓等。其中有些中草药原来就有归经的,也有一些中草药原来就没有归经的记载。沈丕安就将这些中草药归入了奇经八脉,提出来供大家参考。

沈丕安治疗类风湿关节炎、强直性脊柱炎、白塞综合征等许多风湿病免疫病的经验方,如羌活地黄汤,鹿角壮督汤(鹿角、生地黄、熟地黄、羌活、川续断、杜仲、制狗脊等),芩连土茯苓汤(黄芩、黄连、土茯苓、生地黄)等,就是依据奇经八脉辨证而用药组方的。

四、风湿免疫病发热与中医发热理论的关系

中医发热理论有外感和内伤两大类,其理论在本书中都已做了系统的整理

阐述。下面结合风湿病免疫病再谈一些体会。

（一）外感发热理论与抗感染的临床的体会

外感发热是最常见的疾病。轻则外感风寒，重则外感热毒。风湿病免疫病常由外感而诱发加重。控制感染现临床普遍采用抗生素治疗。但中医中药在抗感染方面可与西医西药优势互补，尤其是对病毒感染有非常好的疗效。

古代没有抗生素的时候，感染性疾病和发热疾病全部是由中医诊治服用中药。现今对于感染性疾病，认为中药的疗效靠不住，不及抗生素好和快。即使是病毒感染也是先看西医，西医无效才会来看中医。

沈丕安的临床体会中医中药治疗感染性疾病的效果是显著的。对于中医中药的抗感染治疗的理论和方药，临床还在发挥作用，中医驱邪外出的治法，可以与抗生素起到优势互补的效果。但对于重症感染中医中药是有困难的，中西医结合治疗，结合得恰当会增加疗效。

伤寒理论和温病理论，六经辨证和卫气营血辨证虽然是专业性较强的理论和方法，但中医理念是相通的，其中许多治法和方药都可经借用至风湿病免疫病发热的治疗中。

（二）其他病邪的发热

风湿病免疫病发热的致病因素，是由风、寒、湿、热、痰、瘀、毒七邪所引起，这些都是外邪，都必须驱除，化解。中医有驱风、散寒、除湿、清热、祛痰、化瘀、解毒七种治法，这七种治法能治疗风湿病免疫病的各种临床表现，其中只有部分清热药、驱风药具有降低体温的效果，大多数是解决不了发热的，必须与清热泻火药组合成复方才能退热。

（三）内伤发热理论与免疫病临床的体会

风湿病免疫病发热没有感染病灶，是由自身的免疫性炎症而引起的发热，属于内伤发热范畴。

长期发热的患者，体质非常虚弱，或者是体质虚弱的人，患了高热。患者严重的消耗，使免疫功能紊乱，一方面是细胞免疫功能低下，另一方面是自身抗体亢进与免疫复合物瘀积。

1. **益气药与清热药组合治疗气虚发热**　李东垣的贡献，在于建立了一个模式——益气扶正药与清热降温药组合，能起到既扶正又退热的效果。

甘温益气的中药能退热吗？这从补中益气汤的方剂组成两个方面来分析。

（1）益气扶正：方中的人参、黄芪、当归、白术、陈皮、甘草这些甘温药都是益气扶正药，都不是退热药，仅用甘温的益气药是退不了热的。

（2）清热降温：升麻、柴胡才是降温退热药。如高热不退，升麻、柴胡的退热力度是不够的。东垣又提出加用生石膏、黄连、黄芩、黄柏等10多种清热解毒药。东垣制定的同类方剂还有清暑益气汤、清陷汤、升阳散火汤等。

（3）益气清热与免疫：益气清热理论是中医在800年之前提出来的学说，在当时是最先进的理论。直到近代国际上免疫学的创建和发展，我国专家对此进行了研究，证实了益气扶正中药具有全面提高人体免疫功能与强壮机体功能的作用。

益气与清热的组合，对于免疫功能低下，非常虚弱的感染性发热患者，既能退热和抗感染，又能增强免疫功能。

西医抗感染治疗与增强免疫的干扰素等同用，才只有10多年的历史。

（4）益气退热的理解误区：临床上有这样的情况，有人对益气退热、甘温退热从字面上理解，认为甘温的益气药能够退热，就加重了人参、黄芪等，结果非但退不了热，反而体温升得更高，就认为中医无效。这是对益气退热理论的理解误区。

2. 滋阴与清热是直接退热　许多自身免疫病在慢性活动期阶段，低热、内热，舌红，脉细数是普遍现象。辨证为阴虚，内热、瘀热、湿热、风热是常见的。

滋阴清热是扶正退热的第二个方法，对于免疫病的治疗，比益气退热应用得更加广泛。

朱丹溪、王纶的贡献，在于建立了第二个模式——养阴扶正药与清热降温药组合，能起到既扶正又退热的效果。

（1）养阴扶正：地黄、麦冬、沙参、玄参、知母、芦根等，以及增液汤、沙参麦冬汤等，均有养阴清热、生津润燥的功效，是温病学派所创建的理论与常用方药。养阴药能清除内热和低热，但对于中等以上的发热，养阴药尚不能解决。

（2）清热降温：养阴与清热泻火组合，地黄、麦冬与生石膏、黄芩、黄连、金银花、青蒿、柴胡等同用。古方有玉女煎麦冬与生石膏、知母等同用，清燥救肺汤麦冬与生石膏、桑叶等同用，清营汤生地黄、麦冬、玄参与黄连、金银花、连翘等同用。这些中药与方剂临床都具有清热降温的效果。

犀角已经退出药市；水牛角退热无效；羚羊角能降温退热，宜掌控使用。

黄柏泻火损肾，现已证实黄柏有肾毒性和生殖毒性，确能损肾。黄柏、知母均有消化道反应,不宜增大剂量和长久服用。

（3）养阴清热与免疫：上述这些养阴药与清热药,具有抑制体温中枢而有降温退热的作用。临床上对于自身免疫病组合使用,既有清除内热的效果,而且对于免疫性发热具有直接降温退热的效果。

免疫病自身抗体亢进,上述这些养阴药与清热药,大多具有免疫抑制作用。但由于中药药力较弱,短时期内效果不太明显,只要坚持长期使用,效果会越来越好,而且基本上没有不良反应,都是安全的药物。

（4）还需注重选药：养阴药与清热药是两个大类的药物,加起来共有100多味。不是所有的养阴药与清热药都具有降温退热的效果,也不是所有的养阴药与清热药都具有免疫抑制作用。只有部分方药临床才具有这方面的效用。古人的学术思想与经验积累是非常宝贵的,需要继承和发扬,用药还需要结合临床筛选。

（5）正虚与发热先解决哪个：发热患者普遍有正虚的表现,是先解决发热,还是先解决正虚,还是两者并重兼顾?

沈丕安的临床体会,免疫病在绝大多数情况下,是先解决发热,待发热退下后,在康复阶段,再予扶正。并且,大剂量的生地黄、玄参、知母不但对退热有益,而且还有养阴扶正功效。而熟地黄、龟甲等过于滋腻,并无退热效果,需在适当的时机使用,不宜早用。

只有在长期高热,患者的体质虚弱得难以支持的情况下,才可适当使用扶正与退热同用,但不适宜普遍使用。

五、风湿免疫病治法之除法的探究

风湿病免疫病不是感染性疾病,为什么也要驱邪外出。因为引起风湿病免疫病的病因是风、寒、湿、热、痰、瘀、毒,都是病邪,当然必须除去。风湿病免疫病由风、寒、湿、热、瘀、痰、毒七邪所引起。这七种病邪都必须驱除出体外。中医传统有驱邪外出,祛除外邪的治法,简称为除法、驱法。但除法、驱法这是传统八法的衍变治法,为八法以外的一种新的提法。八法中的汗、吐、下、和、温、清、消七法,过去总称为攻法,为攻除外邪的方法。八法中攻法与补法是对立的二法,攻法与补法之比为7∶1,说明中医的治疗方法是以攻邪为主的。但攻法的用词不及除法、驱法贴切,容易被人误解为攻下法。攻邪实际上是祛除外邪的意思。因此,可改称为驱法、除法、驱除法,有解除法、散除法、祛除法、清除法、化除法、蠲除法、排除法等。

中医已有补法与攻法泻法相对立,并可以同用,称为攻补兼施,补泻同用。但攻法、泻法各有所指,攻法常指峻猛之药,有攻击、攻杀之意,泻法是中医的术语,有泻火、泻水、泻痰等治法,但现代人常理解为泻下、腹泻之意。

除法是祛除外邪,而不是杀伤外邪、消灭外邪。只是将病邪祛除、驱除、消除。意思是除去、化掉或者赶出体外,就能使患者恢复健康。这是与西医抗菌药将细菌抑制杀灭是完全不同的理念和治疗方法。

六淫中尚有暑邪和燥邪,是不是也需要采用除法。暑有暑热和暑湿二邪。燥有内燥、外燥的区别,外燥也是外邪。暑燥二外邪当然都是采用驱邪外出的方法来治疗。

至于内燥,这不是邪,是肾虚津亏,当使用滋肾养阴、生津润燥的方法来治疗,这与肾阴不足、阴虚火旺,使用滋肾养阴、补水养火相类似。

(一) 风邪宜散除表除

风有内风、外风之分。风邪是指外风。风邪直接引起的病症很多,并直接引起头痛、鼻塞、痹痛、风疹、瘙痒、干燥、发热等病症。

风邪能与六邪合病,风寒、风湿、风热、风痰、风毒、风血相搏。

风邪宜用解除的治法——解表除风法,又称表除风邪法。

常用的药物有荆芥、防风解表散风,麻黄、桂枝解除风寒,羌活、独活祛除风湿,金银花、黄芩清除风热,白附子、天南星化除风痰,络石藤、海风藤除风通络。

风毒之邪则用除风与解毒相配伍,称除风解毒,风血相搏则用除风与凉血化瘀相配伍,称除风凉血,除风化瘀。

(二) 寒邪宜散除

寒有内寒、外寒之分。寒邪是指外寒。寒邪直接引起的病症很多,并直接引起痹痛、腰痛、肢冷、指白、咳嗽、白痰、发热等。

寒邪能与六邪合病,风寒、寒湿、寒瘀、寒痰、寒毒,与热邪也能合病,其症状称寒热,既中寒邪,又中热邪。

寒邪宜用散除的治法——散除寒邪法。

常用的药物有麻黄、桂枝、附子、细辛、干姜等。

(三) 湿邪宜祛除

湿有内湿、外湿之分。湿邪是指外湿。湿邪直接引起的病症很多,并直接引起痹痛、腰酸、肢重、低热等。

湿邪能与六邪合病，风湿、寒湿、湿热、湿瘀、痰湿、湿毒。

湿邪宜用祛除的治法——祛除湿邪法。湿邪的治法有除湿、祛湿、化湿、渗湿、燥湿、敛湿、胜湿、温化等。

常用的药物有羌活、独活、白鲜皮、地肤子、苦参、黄连、黄芩、苍术、防己、薏苡仁、滑石、天南星、半夏、蚕沙、桂枝等。

祛风除湿的治法是痹证最常用的治法。

（四）热邪宜清除热

热邪有内热外热之分。热邪是指外热。热邪直接引起的病症传统有伤寒热病、火病、温病，以及杂病发热（内科热病）四大类。

热邪宜用清除的治法——清除热邪法，又称清热泻火法。

热邪有风热、湿热、血热、瘀热、痰热、热毒诸病邪。免疫病如系统性红斑狼疮、成人斯蒂尔病、白塞综合征、儿童类风湿关节炎等，急性发作期常有发热高热的症状。

常用的药物有生石膏、寒水石、羚羊角、黄芩、黄连、金银花、苦参、青蒿、牛黄等。

（五）瘀邪宜化除

瘀邪有瘀热、瘀寒之分，还有痰瘀胶结、风血相搏、瘀毒凝滞等。

瘀邪宜用化除的治法——化除瘀邪法。

免疫病风湿病普遍有瘀滞凝滞，如系统性红斑狼疮、皮肌炎、白塞综合征、类风湿关节炎等。

常用的药物有牡丹皮、赤芍、川芎、郁金、莪术、金雀根、羊蹄根、徐长卿等。

（六）痰邪宜蠲除

痰邪宜用蠲除的治法——蠲除痰邪法。

痰邪能与六邪合病，有风痰、寒痰、湿痰、热痰、瘀痰、痰毒，还有痰饮、痰核、痰积等。

1. **痰邪**　包括呼吸道之咳嗽之痰，上消化道之泛吐之痰。

2. **饮邪**　包括肿胀指、肿胀手、肿胀关节、肿胀皮肤、肿胀脸、肿胀眼、肿胀腿等。

3. **痰饮** 风湿病免疫病痰饮之邪表现有——腹腔、胸腔、心包、关节腔等部位的积液，以及泡沫痰、泡沫尿、泡沫便等。

4. **痰核** 免疫病常有淋巴结肿大，大多为免疫性反应。甲状腺肿大为瘿气、瘿瘤，其性质也属痰核范畴。

5. **痰瘀胶结** 风湿病之红斑性结节，类风湿结节等属于痰瘀胶结。

6. **无形之痰** 头晕、目眩，中医有"无痰不作眩""怪病皆属痰"的说法。这是指神经性眩晕、颈椎病眩晕、失眠眩晕，都属于无形之痰之眩晕。

神经症和一些精神症状，中医辨证为无形之痰的怪病。

耳源性眩晕，有头晕、呕吐，辨证为痰湿眩晕，眩晕而干呕无痰者也属于无形之痰。

常用的药物有白芥子、葶苈子、莱菔子、桑白皮、半夏、天南星、象贝母等。

（七）毒邪宜排除

毒邪宜用排除的治法——排除毒邪法。

毒邪能与六邪合病，有风毒、寒毒、湿毒、热毒、燥毒、瘀毒、血毒、痰毒、饮毒、药毒、食毒等。必须将毒邪中和、化解和排除。

1. **毒药是用以治病的** 《内经》提出大毒治病、中毒治病、常毒治病、无毒治病的四种方法，说明毒药是用来治病的。

2. **以毒攻毒的理解** "以毒攻毒"的治法是《本草纲目》乌头条目中最先提出来的，较毒药治病更有针对性。李时珍之前有没有人提出，需要进一步查阅。

以毒攻毒的毒邪很多，风湿病免疫病有毒吗？什么毒？主要的就是上述的六邪之毒。能否使用毒药来攻？叶天士《临证指南医案》对于痹证是明确主张使用毒药来攻拔风湿之邪的。

临床上以毒攻毒使用恰当确能提高疗效，但使用不当能引起不良后果。因此，缺少经验的青年中医师决不可随意使用以毒攻毒的治法和有毒中草药。滥用"以毒攻毒"的治法可能会引起不必要的医疗纠纷。

六、《临证指南医案》治痹八法的论述

由于风湿病涉及的疾病范围较广，《临证指南医案》痹篇中提出的观点与一些治法比较全面，长期以来指导着中医的临床。现代对于各种风湿病的治疗方

法,在《临证指南医案》中都可以找到依据。因此,有必要进行阐述,可归纳为八法。

叶天士提出痹症八种治法归纳如下。

(一) 邪入经隧,宣通经脉

宣通经脉是叶天士最常用的方法,医案最多。"却邪之剂,在乎宣通经脉"。杜案:"风寒湿三气交伤为痹,游走上下为楚,邪入经隧,虽汗不解,贵乎宣通。"

这是指对风寒湿三邪,采用宣行疏通的方法,将经脉之内的病邪驱除出体外。叶天士使用有祛风、化湿、清热、通络功效的方药,药性有温有凉,如桂枝、生石膏、防己、薏苡仁、萆薢、滑石、杏仁、通草、桑枝、姜黄、附子、蚕沙、细辛、威灵仙等。

1. **温阳通络** 整方以温药为主,祛寒湿,散风寒。

某案:"湿痹脉络不通,用苦温渗湿小效,但汗出形寒,泄泻,阳气大伤,难以湿甚生热例治。通阳宣行,以通脉络,生气周流,亦却病之义也。"药用生白术、附子、狗脊、薏苡仁、茯苓、萆薢。

2. **清热通络** 整方以凉药为主或温凉并用,祛湿热或祛风寒除湿热同用。

王案:"风湿雨露从上而受,流入经络,与气血交混,遂致痹痛,经月来,外邪已变火化,攻散诸法,不能取效,急宜宣通清解。"药用防己、姜黄、石膏、杏仁、蚕沙、滑石。

某案:"风邪由风池风府,流及四末,古为痹症,忽上忽下,以风为阳,阳主动也,阳明中虚可见,却邪之剂,在乎宣通经脉。"药用桂枝、羚羊角、杏仁、海桐皮、天花粉、防己、桑枝、姜黄。

3. **养营通络** 痹痛患者,血虚络涩,营中留热,治以养营养血,疏通脉络。医案后邹滋九综述为:"血虚络涩及营虚,而成痹者,以养营养血为主。"

某案:"脉沉小数,营中留热,骱骨尚有微痛,宜通经络,佐清营热。"药用生地黄、当归、钩藤、牡丹皮、白蒺藜、姜黄。

(二) 新邪宜急散,宿邪宜缓攻

痹病有急性和慢性,或急性发病。急性阶段应较快的将病邪散除出体外,慢性病久者则宜缓缓攻除。这是对病邪缓攻,而不是调理正气。

叶天士急散病邪的常用中药有桂枝、羚羊角、姜黄、白蒺藜、海桐皮、生石膏、羌活、独活、木防己、防风等。

缓攻则以虫类药制成丸散,每日吞服。

鲍案:"风湿客邪,留于经络,上下四肢流走而痛……新邪宜急散,宿邪宜缓攻。"药用蛴螬虫、全蝎、地龙、穿山甲、川乌、麝香、乳香,制丸,以及中成药活络丸。

(三) 风淫于内,治以甘寒

甘寒养阴、清热通络也是叶天士常用的方法,医案较多。案后邹滋九综述为:"风邪入络而成痹者,以宣通经脉,甘寒去热为主。"常用的药物有羚羊角、生地黄、生石膏、玄参、麦冬、天冬、北沙参、枸杞子、石斛、天花粉、防己、牡丹皮、当归、白蒺藜、桑枝、连翘、茯苓、甜杏仁、绿豆皮、梨汁、川贝母等。

某又案:"风淫于内,治以甘寒,寒可去热,甘味不伤胃也。"

张案:"经络痹痛亦减于平日,主以和阳甘寒,宣通经脉佐之。"

(四) 瘀痰混处经络,治以化瘀祛痰

瘀痰为痹病的重要机制,但由于此前的许多中医著作长期受风寒湿三气杂至,合而为痹的影响,对瘀痰二邪重视不够。因此,叶天士非常重视瘀痰二邪。提出"初病湿热在经,久则瘀热入络""外邪留着,气血皆伤,其化为败瘀凝痰,混处经络,盖有诸矣"。最终导致残疾不治:"年多气衰,延至废弃沉疴。"

叶天士常用的化瘀化痰药有当归、地龙、穿山甲片、白芥子、川芎、牡丹皮、姜黄、桃仁、红花、牛膝等。

(五) 邪留经络深处,治以搜剔动药

搜剔的意思为搜风剔络,将经络深处的病邪搜剔出来,逐出体外。动与静相对,动药的意思为有流动活动性质,并有一定的推动之力的药物,一般是指动物类中药与祛风逐寒的重剂毒药。现代中医临床常使用蛇虫类药物与古代传统是一脉相承的。

叶天士常用的药物为乌蛇、白花蛇、全蝎、蜈蚣、地龙、穿山甲、蜂房、蛴螬虫、地鳖虫、麝香、川乌、桂枝等。

某案:"痹痛在外踝筋骨,妨于行走,邪留经络,以搜剔动药。"药用川乌、全蝎、地龙、穿山甲、大黑豆皮。

(六) 奇经八脉论治

痹证损害奇经八脉,《临证指南医案》痹篇中有观点有医案。奇经八脉论治

一般较少受到重视,而临床又较重要,因此,特再次提出。

医案后邹滋九综述为:"温热入血络而成痹者,用固卫阳以却邪,及宣通营络,兼治奇经为主。"

唐案:"此脉络中气血不行,遂至凝塞为痛,乃脉络之痹症,从阳维阴维论病。"药用鹿角霜、小茴香、桂枝、沙苑子、茯苓。

宋案:"内踝重隧发斑,下焦痛起,继而筋掣,及于腰窝左臂。《经》云,伤于湿者,下先受之,夫下焦奇脉不流行,内踝重着,阴维受邪,久必化热烁血,风动内舍于肝胆……先通营络,参之奇经为治。"药用鹿角霜、桂枝、茯苓、当归、川芎、白蒺藜、白术、菊花。

方案:"阳维阳跷二脉无血营养,内风烁筋,胕腨痹痛,暮夜为甚者,厥阴旺时也,病在脉络。"药用石斛、蚕沙、防己、黄柏、半夏、萆薢、大槟榔汁。

(七)精血虚损,咸苦滋阴以却邪

痹痛病久,损害肝肾,精血虚损。对于腰痹酸痛,痹痛在下,四肢乏力者,龟鹿味咸,杜脊味苦,益肾滋阴,壮腰健骨,能较快地改善腰酸症状,但并不能却邪,祛除风湿需要配伍。叶天士药用蚕沙、防己、生薏苡仁、桂枝、牛膝等。邹滋九综述为:"肝阴虚,疟邪入络,而成痹者,以咸苦滋阴以却邪。"

金案:"痹痛在下,重着为移……痛处无形,岂是六淫邪聚。"药用枸杞子、肉苁蓉、虎骨胶、麋角胶、杜仲、桑椹、天冬、沙苑子、茯苓,制丸。

某案:"劳力感湿,腰痹酸痛,四肢乏力。"药用杜仲、生薏苡仁、沙苑子、茯苓、桂枝、狗脊、蚕沙、防己。其他医案中常用的尚有淫羊藿、龟甲、牛膝等。

(八)春夏养阳,重在扶培生气

这是指痹痛已经完全消除,但正气尚未康复,患者软弱无力。因此,需要扶培生气,常用的药物有黄芪、白术、茯苓、当归、牛膝等,并与益肾药或祛风化湿药同用。

杜又案:"今痹痛全止,行走痿弱无力,经脉受伤,阳气不为护持,法当温养通补,经旨春夏养阳,重在扶培生气耳。"药用黄芪、茯苓、白术、肉苁蓉、当归、牛膝、淫羊藿、虎骨胶、狗脊。

李案:"脉小弱,当长夏四肢痹痛,一止之后,筋骨不甚舒展,此卫阳单薄,三气易袭,先用阳明流畅气血方。"药用黄芪、白术、独活、防己、薏苡仁、茯苓。

使用扶培生气还有数案,一例俞某是肩臂痛的肢痹,相当于颈椎病,有数案都是调理的,还有一例徐评认为是错用的。

可见,叶天士是将扶培生气使用于痹病肿痛已经完全消除的康复阶段。在历节肿痛阶段都是祛除病邪,而不是使用黄芪等扶培生气的。

七、中药人参、黄芪治痹的争议

免疫性风湿病,以及关节肿痛的发作期,是不宜使用人参、党参和黄芪的,这在《金匮要略》《伤寒论》《本草纲目》《临证指南医案》《温病条辨》中都可找到依据。中医经典中有的著作没有痹证使用人参、黄芪治疗的记载,有的著作直接提出不可使用人参、黄芪。

使用人参、黄芪治疗风湿痹痛这是后人对经典著作理解的误区。现临床上使用人参、党参治疗风湿痹痛的情况比较少。但使用黄芪是普遍的,甚至到了滥用的情况。因此,必须做进一步的阐述。

(一)《金匮要略》的分析

《金匮要略》涉及关节痛,有痉湿暍和历节病二篇。痉湿暍篇的原文是"风湿脉浮,身重汗出恶风者,防己黄芪汤主之"。防己黄芪汤治疗的病症是感冒和上呼吸道感染时所发生的症状,并没有说关节痛,并且与水气病篇的风水也有这一相同的条文,仅第一字风与水的一字之差,说明这是治疗水湿证,而不是治疗风湿痹痛证的。至于有关节痛和全身酸痛症状的患者,《金匮要略》使用的是麻黄杏仁薏苡甘草汤、桂枝附子汤、白术附子汤、甘草附子汤。

历节病篇中治疗历节病关节痛的方剂是桂枝芍药知母汤、防己地黄汤、木防己汤,是没有人参、黄芪的。只有乌头汤中有黄芪,《本草纲目》黄芪与乌头二药条目中都没有选用乌头汤。李时珍既肯定了乌头治疗历节,但对于黄芪是否能治疗历节,采取了回避的方法,说明他是有不同的意见。

(二)《伤寒论》《温病条辨》治疗痹痛分析

《伤寒论》《温病条辨》论述的是感染性疾病和传染性疾病的辨证论治。其中有论述痹证关节酸痛的症状的条文。

1.《伤寒论》 太阳病篇有风湿相搏、关节酸痛症状的记载。原文共有 4 条(35、38、174、175 条),"头痛发热,身疼腰痛,骨节疼痛""风湿相搏,身体烦痛""发热恶寒,身疼痛""风湿相搏,骨节烦痛,掣痛不得屈伸,近之则痛剧"。

感冒和上呼吸道感染,疾病本身就可能会发生关节疼痛或全身疼痛的症状。这也可能是变应性关节炎、早期类风湿关节炎的表现。太阳病篇中提出的治疗方药为麻黄汤、大青龙汤、桂枝附子汤、甘草附子汤诸方药,是不用人参、黄芪等温补的,这些方药现临床上还在加减使用。

沈丕安临床上对于风湿病内热发热、关节疼痛的患者,经常使用生石膏治疗的依据就是从木防己汤、大青龙汤等方剂中吸取的。

2.《温病条辨》 中焦篇湿温证有"寒战热炽,骨骱烦痛"的症状,是由于"湿聚热蒸,蕴于经络"所致,主张使用清热化湿、苦辛宣通的治法,主方为宣痹汤,主药有防己、杏仁、滑石、薏苡仁、连翘等,有发热酸痛症状的方剂尚有薏苡竹叶散、杏仁薏苡汤、加减木防己汤等,药物有桂枝、石膏、姜黄等,没有一方是用人参、黄芪等温补的。

发热有酸痛症状的疾病有很多,感染性疾病会有,免疫性疾病更会有,如成人斯蒂尔病、系统性红斑狼疮、脂膜炎的临床表现也有"寒战热炽,骨骱烦痛"的症状,上述方药是有效的。

(三)《本草纲目》的分析

由于古代方书上治疗风湿痹证的著名方剂中是有人参或黄芪的,影响很大。沈丕安查阅了《本草纲目》黄芪条目和人参条目,李时珍引用了历代本草著作的记载。在黄芪、人参二药的[主治]一项中都没有治疗风湿、痹痛、历节等有关痹证方面的记载,黄芪没有这方面的一个[附方]。

人参的"附方"非常多,约有六七十个,只有一个治疗筋骨风痛的验方:人参、土茯苓、山慈菇三药,该方治疗中老年人退行性筋骨酸痛是恰当的。其他的[附方]都是与风湿痹痛无关的。这说明历代本草学家和李时珍在编写著作时对[主治]与[附方]是有选择性的,他们没有采用方书上治疗风湿痹痛有黄芪和人参的复方。

(四)《临证指南医案》的分析

1. 关于痹痛不可使用人参 叶天士明确指出在痹痛发作时期不可使用人参。周案"痛势流走而肿,后感外邪,参药不可与也,从行痹治"。药用羌活、防己、石膏、海桐皮、杏仁、生甘草。

书中有多个医案使用人参等温补之药以康复调理。徐灵胎对此也提出了批评,认为是错用的:"既知风寒湿为痹,则尽属外邪可知,而用人参及温补之药者,十居二三,恐有留邪之患。"

可见在300多年之前,痹病是否可用人参等温补之药,已经作了否定,理由是补药留邪,待到病邪去除了,调理康复时使用也有争论,需要谨慎。

2. **关于痹痛使用黄芪的分析**　春夏养阳,重在扶培生气,这是叶天士痹证的第八个治法,是指痹痛已经完全消除,但正气尚未康复,患者软弱无力。因此,需要扶培生气,常用的药物有黄芪、白术、茯苓等,并与益肾药或祛风化湿药同用。

分析《临证指南医案》痹痛使用黄芪有以下几个方面:① 痹痛已除,需要康复,杜案、李案。② 与免疫无关的风湿病疼痛,俞案肩臂痛,洪案肩痛。③ 风湿痹痛,汗出过多,"固卫阳以却邪"如王案,用玉屏风散加味。④ 用于调理,虽有酸痛,但不是病邪引起。陈案"周身痹痛,此非客邪,法宜两调阳明厥阴"。⑤ 医案简略,陈述不清,或症状记述不明,较难理解,如孙案、洪案、王又案。可见,叶天士将黄芪使用于痹病肿痛已经完全消除的康复阶段。在历节肿痛阶段都是祛除病邪,是不用黄芪的。

3. **对于使用黄芪的批评**　对于个别肿痛未除的医案中叶天士使用了黄芪、党参,同时代的徐灵胎提出了批评,并且明确指出是不可以使用的,这有补药留邪的后患。如王案使用人参、黄芪,徐的评语为"方补无托,何以去病""此等方,其如痛乎"在篇后的评语中再次提出,使用人参及温补之药者,恐有留邪之患的观点。

黄芪、党参,益气健脾,与叶天士本人提出来的奇经八脉辨证也是不相符合的。

由于方书上治痹的著名方剂是有使用人参和黄芪的,影响很大,但中医的经典《伤寒论》《金匮要略》《本草纲目》《临证指南医案》都作出了否定。

4. **方书上方剂治痹的分析**　由于方剂书上介绍的独活寄生汤中有人参,三痹汤、蠲痹汤中有黄芪,因此影响很大。独活寄生汤是《备急千金要方》偏风篇上的方剂,其主治是"腰背痛""腰痛挛脚重痹",这是中老年人骨关节炎和下腰背综合征的表现,而不是全身性的风湿病,所以是可以使用的,临床也是有效的,但不是主治风痹、历节,说明孙思邈的记载是正确的。因此,独活寄生汤不宜扩大使用范围,尤其是免疫性疾病的关节炎。

(五) 沈丕安的观点

沈丕安对于免疫性风湿病一贯主张不宜使用人参、党参、黄芪,并在1997年出版的著作《红斑狼疮中医临床研究》一书中已经做了阐述,这是从临床中观察到的。其中医传统在《伤寒论》《金匮要略》《本草纲目》《临证指南医案》等经典著作中均可找到。

即使是虚人风湿也必须是祛邪为主,病邪一除,正气能很快地自行康复。中医传统的代表性方剂应是《金匮要略》的乌头汤加减,李东垣《内外伤辨惑论》的羌活胜湿汤加减,王海藏《此事难知》的九味羌活汤加减。这些都是中医的重要著作,其方剂有祛风化湿、散寒活血功效,临床对类风湿关节炎是有效的,现国内外都有人在研究。沈丕安的经验方羌活地黄汤就是从这些方剂中演变而来的。

免疫性风湿病不论在疾病的活动期还是康复期,都不可使用人参、黄芪等温补治法。只有与免疫无关的风湿病,退行性改变之筋骨酸痛,调理与祛风化湿结合,筋骨为肝肾所主,人参、黄芪虽然可用,但也是益肝肾多于健脾胃。

调理康复是中医所长,黄芪是常用药,病邪已经祛除,疼痛已经缓解,黄芪当然可以使用。风湿病并不全是与免疫有关的,与免疫无关的风湿病疼痛,如骨关节炎、颈椎病、腰背综合征等,独活寄生汤、蠲痹汤等方剂中使用人参或黄芪当然是可以的。这两种情况在《临证指南医案》也是有记载的。

八、治未病理论对风湿免疫病的指导

(一) 中医的防病思想

1. **温疫病的预防观点** 对于温病、疫病,中医古代早就提出了预防的观点,主要是体内正气内存,精气充沛,邪气就可以不侵扰,不发病。

《素问·刺法论》记载:“五疫之至……不相染者,正气存内,邪不可干。”《素问·金匮真言论》记载:“夫精者生之本也,故藏于精者,春不病温。”

中医在明代发明了人痘接种法“鼻苗法”来预防天花。这是中医疫病防病思想的具体体现。

2. **痹病的预防观点** 对于痹病《内经》提出也可预防,主要是体内正气充沛,经气疏通,不受风、寒、湿三气侵袭,就可不发生痹证。

《素问·痹论》曰:“逆其气则病,从其气则愈,不与风寒湿气合,故不为痹。”老年人的生活体会,温暖干燥一些不会关节酸痛,寒冷潮湿一些就会关节酸痛。

中国人的习俗,妇女产后坐月子,就是为了避免风、寒、湿三气的侵扰,可以不发生关节酸痛的病症。

（二）免疫病风湿病的预防

"免疫"二字为免于疫病,有治未病的意思。本书各论编写了很多类疾病,各有其特点,治疗与预防复发有所区别。

1. **结缔组织病和免疫性疾病** 这两类疾病病因尚未清楚,绝大多数可能与基因免疫变异有关。遗传因素难以解决,但其诱发因素还是可以避免,可以预防的。主要为感冒感染,疲劳,阳光与射线,生育,雌激素的变化,长期服用某些药物和某些保健品等,以及与体内免疫功能紊乱。这些因素都有可能成为诱发因素,外因激活了体内抗体亢进,其中有些因素是人为的,是可以避免和防治的。

沈丕安临床上就有一批系统性红斑狼疮、类风湿关节炎、干燥综合征等患者,病情控制后,长期服用中药调理,长期处于缓解状态,没有复发。

2. **过敏性疾病** 这一类疾病病因与过敏物质有关,也与体内过敏介质亢进有关。远离过敏物质是排除了外因,是预防发作的重要一环。体内过敏介质亢进,作为风毒瘀毒,必须采用解毒除毒的方法,长期服用中药治疗。

3. **退行性风湿病** 这一类疾病病因与劳损、外伤、寒冷、潮湿等因素有关,也与衰老退行性改变,体内代谢功能紊乱有关。

外因是人为的因素,除了运动员和重体力劳动者难以避免外,大多数人群是可以避免和防止的。

抗退行性改变与调节体内代谢功能,都是中医所长,长期服用中药调理,就能延缓衰老,延缓退行性改变,促进代谢功能康复。

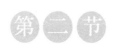

医案撷英

一、类风湿关节炎

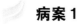

病案1

王某,男,31岁。2012年6月18日初诊。

2012年1月出现双手指间关节肿痛,晨僵>1小时。就诊症见双手指间关节、双腕关节、双膝、双踝关节肿痛,查 RF 389.0 IU/mL,抗 CCP 抗体 47.0 RU/mL,

CRP 2.9 mg/L。

西医诊断：类风湿关节炎。

中医诊断：尪痹。

辨证：风湿瘀阻证。

治法：祛风除湿，通络止痛。

方药：羌活地黄汤加减。羌活 30 g，忍冬藤 30 g，黄芩 30 g，生地黄 30 g，金雀根 30 g，莪术 30 g，苦参 30 g，葶苈子 30 g，白芥子 12 g，制川乌 9 g，白附子 18 g，姜黄 30 g，陈皮 6 g，佛手 6 g，枳壳 6 g，黄连 9 g，炮姜 12 g，甘草 3 g，芡实 12 g，服药 14 剂，每日 1 剂。

二诊：2012 年 7 月 4 日。患者仍有双手指间关节、双腕关节、双膝、双踝关节肿痛，方药调整为原方加川牛膝 30 g，服药 14 剂，每日 1 剂。

三诊：2012 年 7 月 17 日。家属代诊，诉双手指间关节、双腕关节、双膝、双踝关节肿痛减轻，方药调整为原方去芡实，服药 14 剂，每日 1 剂。

【按】沈丕安认为，《素问·痹论》篇中提出类风湿关节炎的病因病机由风寒湿三气所致是正确的，但并不局限于三气，热邪也是很重要的致痹因素。瘀血和痰饮是病理性的，加重了病情。风寒湿热为外邪，痰瘀为内邪，六邪均可化为毒邪，成为七邪。七邪为外邪实邪，而其本为虚证，肾阴不足，久则真阴衰弱，精血亏损，筋骨损伤。因此，类风湿关节炎的病机为"风寒湿热痰瘀毒＋肾虚"，即"7＋1"发病机制。沈丕安根据类风湿关节炎"7＋1"发病机制，提出治疗类风湿关节炎应以祛邪为主，包括祛风化湿、清热解毒、温寒化饮、化瘀通络，并结合养阴益肾。由此拟定了治疗该病的有效方剂——羌活地黄汤。本病案治疗的主方即羌活地黄汤加减。

（江春春）

病案 2

李某，男，58 岁。2012 年 11 月 1 日初诊。

2010 年 3 月出现双手指间关节、掌指关节肿痛，晨僵＞1 小时。外院已明确诊断"类风湿关节炎"。就诊症见双手指间关节、掌指关节肿痛，晨僵。

西医诊断：类风湿关节炎。

中医诊断：尪痹。

辨证：风湿瘀阻证。

治法：祛风除湿，通络止痛。

方药：羌活地黄汤加减。羌活 30 g，生地黄 30 g，忍冬藤 30 g，黄芩 30 g，制川乌 9 g，白附子 21 g，姜黄 30 g，生石膏 15 g，葶苈子 30 g，白芥子 12 g，虎杖 30 g，莪术 30 g，金雀根 30 g，陈皮 6 g，佛手 6 g，枳壳 6 g，高良姜 9 g，黄连 9 g，吴茱萸 3 g，甘草 3 g，服药 14 剂，每日 1 剂。

二诊：2012 年 11 月 13 日。患者双手指间关节、掌指关节肿痛明显减轻，病情稳定，续方继服 30 剂，每日 1 剂。

三诊：2012 年 12 月 13 日。患者仍时有双手指间关节、掌指关节肿痛，查 RF 121.0 IU/mL，抗 CCP 抗体 265.0 RU/mL，CRP（一），血常规（一）。

方药调整为原方加苦参 30 g，服药 14 剂，每日 1 剂。

【按】沈丕安根据类风湿关节炎"卫气留滞、卫气内伐"的致病理论，以及"7+1"的发病机制，提出治疗该病应以祛除外邪、疏通经脉为主，包括祛风化湿、清热解毒、温寒化饮、化瘀通络，并结合养阴益肾，制定了治疗类风湿关节炎的有效方剂——羌活地黄汤，药物组成：羌活、生地黄、黄芩、苦参、金雀根、制川乌、白附子、姜黄、白芥子。方中羌活解表寒、祛风湿、利关节，生地黄补肾滋阴、清热生津，黄芩清热燥湿解毒，苦参清热燥湿，金雀根补气活血止痛，制川乌祛风除湿、温经止痛，白附子燥湿化痰、祛风止痉、解毒散结止痛，姜黄破血行气、通经止痛，白芥子温肺豁痰利气、散结通络止痛。诸药合用，补虚泻实，标本兼顾，共奏养阴祛邪、化瘀解毒之效。现代药理研究提示苦参能有效降低抗 CCP 抗体水平。

（江春春）

 病案 3

漂某，女，41 岁。2012 年 5 月 25 日初诊。

2012 年 5 月出现双手指间关节、双腕关节肿痛，晨僵＞1 小时，双膝、双肩关节疼痛。就诊症见双手指间关节、双腕关节肿痛，双膝、双踝关节疼痛。查 RF 59.4 IU/mL，抗 CCP 抗体 103.0 RU/mL。

西医诊断：类风湿关节炎。

中医诊断：尪痹。

辨证：风湿瘀阻证。

治法：祛风除湿，通络止痛。

方药：羌活地黄汤加减。羌活 30 g，忍冬藤 30 g，黄芩 30 g，生地黄 30 g，莪术 30 g，苦参 30 g，制川乌 9 g，白附子 18 g，姜黄 30 g，白芥子 12 g，葶苈子 30 g，金雀根 30 g,陈皮 6 g,佛手 6 g,甘草 3 g,服药 14 剂,每日 1 剂。

二诊:2012 年 6 月 7 日。症见双手晨僵,指间关节、双腕关节疼痛减轻,方药调整为原方加桂枝 9 g,服药 14 剂,每日 1 剂。

三诊:2012 年 6 月 21 日。症见双手指间关节、双腕关节疼痛轻微,方药调整为 6 月 7 日方药加川牛膝 30 g,服药 14 剂,每日 1 剂。

【按】沈丕安经过多年临床实践,筛选出治疗类风湿关节炎的有效中药,如祛风者,首选羌活,祛寒者,选用制川乌、片姜黄、桂枝,祛湿毒者,用苦参,清热者,选忍冬藤、黄芩、黄连、生石膏,祛痰者,首选葶苈子、白芥子,化瘀者,用莪术、牡丹皮、赤芍,补肾者,用生地黄、熟地黄、鹿角片等。现代药理研究提示羌活、制川乌、白附子、姜黄等具有较好的抗炎解痛作用。由于羌活地黄汤太苦,长期服用容易损伤脾胃,因此常加用陈皮、佛手、白豆蔻、甘草、大枣等,保护脾胃,改善口味,以使患者能够坚持长期服用中药。

(江春春)

病案 4

叶某,女,45 岁。2013 年 11 月 14 日初诊。

患者突发左手第一指间关节及右手第三指间关节肿痛,晨僵,于当地医院查 RF 159 RU/mL↑,抗 CCP 抗体 137 RU/mL↑,红细胞沉降率 78 mm/h↑,CRP 25 mg/L↑。按 2010 年 ACR/EULAR 的诊断标准项目评分为 6 分,确诊为类风湿关节炎,同月于本院风湿科门诊治疗就诊,症见双手 MCP、PIP 及双膝关节微肿,压痛,腰酸,手足心热,眼稍干,胃纳可,睡眠不佳,舌红苔薄白,脉细。

实验室检查:RF 137 RU/mL↑,抗 CCP 抗体 116 RU/mL↑,红细胞沉降率 92 mm/h↑,CRP 26.3 mg/L↑,IgG 17.2 g/L↑,IgA 5.62 g/L↑,IgM 1.67 g/L,C3 1.3 g/L,C4 0.3 g/L,血小板 342×10^9/L↑。

西医诊断:类风湿关节炎。

中医诊断:尪痹。

辨证:风湿瘀阻证。

治法:祛风除湿,通络止痛。

方药:羌活 30 g,忍冬藤 30 g,黄芩 30 g,生地黄 30 g,制川乌 9 g,白芥子 12 g,赤芍 30 g,白芍 30 g,桂枝 9 g,金雀根 30 g,半夏 9 g,关白附 6 g,佛手 6 g,陈皮 6 g,甘草 3 g,木瓜 30 g,秦皮 30 g,红藤 30 g,上药服 7 剂。

二诊:2014 年 2 月 20 日。患者双手 MCP、PIP 疼痛及晨僵减轻,双膝关节仍有肿痛,胃纳尚可,睡眠不佳,舌红苔薄白,脉细。实验室检查:RF 26.2 RU/mL↑,抗 CCP 抗体 274 RU/mL↑,红细胞沉降率 69.4 mm/h↑,CRP 21.9 mg/L↑,IgG 17.2 g/L↑,IgA 5.62 g/L↑,IgM 1.67 g/L,C3 1.3 g/L,C4 0.3 g/L,血小板 295×10⁹/L。药用:羌活 30 g,忍冬藤 30 g,黄芩 30 g,生地黄 30 g,制川乌 9 g,白芥子 12 g,赤芍 30 g,白芍 30 g,桂枝 9 g,金雀根 30 g,半夏 9 g,关白附 6 g,牛膝 30 g,佛手 6 g,陈皮 6 g,甘草 3 g,木瓜 30 g,秦皮 30 g,红藤 30 g,牛膝 30 g。上药服 7 剂。

三诊:2014 年 5 月 8 日。患者双手及双膝关节无疼痛,胃纳尚可,睡眠不佳,舌红苔薄白,脉细。实验室检查:血小板 266×10⁹/L,ALT 18 U/L,肌酐 47 μmol/L,红细胞沉降率 6.2 mm/h,CRP 0.59 mg/L,RF 20 RU/mL,抗 CCP 抗体<25 RU/mL。继用原方。

长期服用中药治疗,随访 7 年余,效果良好。

【按】患者双手 MCP、PIP 微肿、压痛,腰酸,手足心热,胃纳可,睡眠不佳,舌红苔薄白,脉细,诊断为"历节病,肝肾阴虚证"。抗 CCP 抗体 116 RU/mL↑,红细胞沉降率 92 mm/h↑,CRP 26.3 mg/L↑,IgG 17.2 g/L↑,IgA 5.62 g/L↑,RF 137 RU/mL↑,患者体征及指标示患者处于类风湿关节炎活动期,故沈丕安予羌活地黄汤加减用以滋肾阴,羌活、生地黄祛风除湿,养阴生津,平衡寒热,羌活、忍冬藤用以祛风通络,同时羌活具有消肿止痛、抑制炎症之效,忍冬藤通利四肢关节,调节免疫,黄芩清热解毒,协助地黄平衡免疫,制川乌、关白附温经通络止痛,川乌抗炎、抗变态反应用以改善炎症,白芥子消肿止痛,改善患者 MCP、PIP 肿痛,赤芍凉血活血,改善关节炎症,白芍养血敛阴、柔肝止痛,为止痛良药,用以改善关节疼痛,改善肝阴不足,桂枝温经通脉、平衡寒热,半夏、陈皮、佛手、甘草、木瓜和胃化湿,固护脾胃,以防寒凉伤胃,木瓜、红藤通利关节利于改善关节症状,秦皮清肝明目,改善眼干症状,同时应用其现代药理作用以抗炎镇痛。全方不仅在中医理论指导下滋补肾阴,通络止痛,同时应用西医药理抑制疾病活动,改善炎症。患者初诊后体征及指标都有所改善,沈丕安针对患者双膝关节肿痛加入牛膝 30 g,用以引药下行,使方药中活血止痛等作用下引至关节,以改善关节症状。

(赵镇玺、陈薇薇)

病案 5

患者,女,78 岁。2012 年 6 月 12 日初诊。

患者反复多关节肿痛 30 年余。诉 30 年前无明显诱因出现双手指间关节、双腕肿痛,在多家医院就诊,查 RF(+),双手 X 线片示:双手指间关节多个低密度影(囊变),诊断为"类风湿关节炎",予 MTX 10 mg,每周 1 次口服,泼尼松 5 mg,每日 3 次口服。治疗后疼痛缓解,其后泼尼松渐减量至 5 mg,每日 2 次口服。2010 年因关节肿痛加重,加用来氟米特 10 mg,每日 1 次口服,服用 3 个月后出现肝功能转氨酶升高,停用来氟米特及 MTX,以泼尼松 5 mg 每日 2 次口服维持治疗,关节肿痛反复发作。刻下:四肢关节肿胀疼痛,关节变形,肌肉萎缩,关节色泽淡暗,行动受限,生活不能自理,视野模糊,便秘,3 日 1 次,寐差。舌质红,或有瘀点瘀斑,苔薄白,脉弦细涩。

西医诊断:类风湿关节炎。

中医诊断:尪痹。

辨证:风湿痰瘀痹阻。

治法:祛风除湿,滋阴温阳,化痰活血止痛。

方药:羌活地黄汤加减。羌活 30 g,忍冬藤 30 g,生地黄 30 g,黄芩 30 g,金雀根 30 g,虎杖 30 g,葶苈子 30 g,白芥子 12 g,制川乌 12 g,白附子 21 g,姜黄 30 g,半夏 12 g,陈皮 6 g,佛手 6 g,白豆蔻 3 g,枳壳 6 g,藿香 9 g,石菖蒲 12 g,夜交藤 30 g,白蒺藜 30 g,生大黄 6 g,甘草 3 g,独活 12 g。

嘱患者家属:上述药方中,喝完汤剂后,将上述的药渣加水适量(3~5 倍),再煎煮 1 小时左右,趁热泡手泡足。平时尽量多做手足保健运动,以利于关节活动。

方解:羌活解表寒、祛风湿、利关节,忍冬藤清热解毒、疏风通络,黄芩清热燥湿、解毒,生地黄补肾滋阴、清热生津,金雀根补气活血止痛,虎杖清热解毒、利胆退黄、祛风利湿、散瘀定痛,葶苈子泻肺平喘、行水消肿,白芥子温肺豁痰利气、散结通络止痛,制川乌祛风除湿、温经止痛(控制剂量),白附子燥湿化痰、解毒散结止痛(控制剂量),制半夏燥湿化痰,陈皮理气健脾、燥湿和中,佛手疏肝理气、和胃止痛,白豆蔻化湿行气、温中止呕,枳壳破气化痰消积,藿香化湿和胃,石菖蒲化湿开胃、开窍豁痰、醒神益智,夜交藤养心安神、祛风通络,白蒺藜平肝解郁、祛风明目,生大黄攻积导滞、泻下通便,独活祛风胜湿、散寒止痛,姜黄破血行气、通经止痛,甘草和中缓急、润肺解毒、调和诸药。方中诸药祛外邪、祛内邪和补肾阴三法并用。

二诊:2012 年 9 月 19 日,双手关节疼痛减轻,仍有双肘关节、双膝、双髋关节疼痛。上方去独活,加莪术 30 g,改白附子 30 g,服药 14 剂,每日 1 剂。

方解：患者仍有关节疼痛，加用莪术 30 g、改白附子加量至 30 g，以加强活血化瘀止痛效果。

嘱患者家属：上述药方中，喝完汤剂后，将上述的药渣加水适量（3～5 倍），再煎煮 1 小时左右，趁热泡手泡足。平时尽量多做手足保健运动，以利于关节活动。

三诊：2013 年 1 月 30 日，全身关节疼痛缓解，能拄拐杖行走，予 2012 年 7 月 18 日方去半夏、独活，改制川乌 9 g，服药 14 剂，每日 1 剂。

方解：患者关节疼痛缓解，去半夏、独活，制川乌减量至 9 g。

诊疗特点：关节肿痛反复发作，关节畸形，色暗，肌肉萎缩，舌质有瘀点瘀斑，脉细涩。久病成虚，晚期累及阴阳气血，脏腑虚损，以肾虚骨损为重，虚瘀为主。治疗上，既要温阳祛寒（羌活、川乌），又要养阴清热（生地黄、忍冬藤、黄芩、金雀根），阴阳寒热，内外虚实同治。

（姚重华）

病案 6

患者，女，51 岁。2013 年 5 月 6 日初诊。

患者反复多关节肿痛 5 年余。诉 2008 年 1 月无明显诱因出现双手指间关节、双腕肿痛，在当地医院就诊，查 RF（＋），诊断为"类风湿关节炎"，予 MTX 10 mg 每周 1 次口服、泼尼松 10 mg 每日 2 次口服，治疗后疼痛缓解，其后泼尼松渐减量至 5 mg 每日 2 次口服，关节肿痛减轻后不规则服用上述药物，关节肿痛反复发作。为求进一步诊治，遂来诊。查 RF 490.0 IU/mL，抗 CCP 抗体 719 RU/mL。刻下：四肢小关节对称性肿胀刺痛，关节色泽晦暗，关节疼痛夜间加重，关节局部色素沉着，双手麻木，纳可，寐差，二便调。舌质淡暗，有瘀点或瘀斑，苔薄白，脉弦细涩。

西医诊断：类风湿关节炎。

中医诊断：尪痹。

辨证：风湿热瘀痹阻。

治法：祛风除湿清热，活血通络止痛。

方药：羌活地黄汤加减。羌活 30 g，忍冬藤 30 g，黄芩 30 g，生地黄 30 g，莪术 30 g，制川乌 9 g，白附子 6 g，甘草 3 g，姜黄 18 g，葶苈子 30 g，白芥子 12 g，金雀根 30 g，陈皮 6 g，佛手 6 g，枳壳 6 g。

方解：羌活解表寒、祛风湿、利关节，忍冬藤清热解毒、疏风通络，黄芩清热燥湿、解毒,生地黄补肾滋阴、清热生津,莪术行气破血、消积止痛,制川乌祛风除湿、温经止痛(有毒,慎用),白附子燥湿化痰、祛风止痉、解毒散结止痛(有毒,慎用),姜黄破血行气、通经止痛,葶苈子泻肺平喘、行水消肿,白芥子温肺豁痰利气、散结通络止痛,金雀根补气活血止痛,陈皮理气健脾、燥湿和中,佛手疏肝理气、和胃止痛,枳壳破气、行痰、消积,甘草和中缓急、润肺解毒、调和诸药。

二诊:2013年4月2日。患者诉服药后关节疼痛仍有,较前明显缓解,泼尼松已自行减量至5 mg,每日1次口服,纳寐可,二便调。舌质淡暗,有瘀点或瘀斑,苔薄白,脉弦细涩。予原方加苦参30 g,改白附子18 g、姜黄30 g,服药14剂,每日1剂。

方解:患者仍有关节肿痛,因此继续予羌活地黄汤祛风除湿清热,活血通络止痛,患者关节疼痛,舌质暗,有瘀点瘀斑,血瘀较重,加用苦参30 g清热燥湿,改白附子18 g、姜黄30 g,加强温阳活血止痛。

(姚重华)

病案7

患者,女,38岁。2013年3月5日初诊。

患者反复多关节肿痛6月。诉6个月前因受寒出现双手指间关节、双腕、双肘、双膝关节酸痛,在当地医院就诊,予美洛昔康治疗后疼痛缓解,停药后再次出现疼痛,渐至出现双手指间关节、双腕关节肿胀,晨僵。为求进一步诊治,遂来诊。查RF 164.0 IU/mL,CCP 755 RU/mL。刻下:双手指间关节、双腕关节、双膝、双踝关节肿痛,晨僵>1小时,畏寒肢冷或畏风,关节疼痛得热则舒,纳寐可,二便调。舌质红,苔薄黄,脉弦。

西医诊断:类风湿关节炎。

中医诊断:尪痹。

辨证:风湿热瘀痹阻。

治法:祛风除湿清热,活血通络止痛。

方药:羌活地黄汤加减。羌活30 g,忍冬藤30 g,黄芩30 g,生地黄30 g,制川乌9 g,白附子9 g,姜黄18 g,白芥子12 g,葶苈子30 g,莪术30 g,苦参30 g,陈皮6 g,佛手6 g,黄连9 g,吴茱萸3 g,枳壳6 g,甘草3 g,白豆蔻3 g,服药14剂,每日1剂,水煎2~3小时至400 mL左右,早、晚饭后1小时各服1次。

方解:羌活解表寒、祛风湿、利关节,忍冬藤清热解毒、疏风通络,黄芩清热

第四章　医案医话篇

燥湿、解毒,生地黄补肾滋阴、清热生津,制川乌祛风除湿、温经止痛(慎用),白附子燥湿化痰、解毒散结止痛(慎用),姜黄破血行气、通经止痛,白芥子温肺豁痰利气、散结通络止痛,葶苈子泻肺平喘、行水消肿,莪术行气破血、消积止痛,苦参清热燥湿,陈皮理气健脾、燥湿和中,佛手疏肝理气、和胃止痛,黄连清热燥湿解毒,吴茱萸散寒止痛、降逆止呕、助阳止泻,枳壳破气、行痰、消积,甘草和中缓急、润肺解毒、调和诸药,白豆蔻行气暖胃、消食宽中。

二诊:2013 年 3 月 26 日,患者诉服药结束后,仍有双手指间关节、双腕关节、双膝、双踝关节仍有肿痛,晨僵稍减轻,足跟痛,仍有畏寒肢冷或畏风,关节疼痛得热则舒,大便稀,每日 3～4 次。治疗:原方加金雀根 30 g、炮姜 12 g、芡实 12 g、石榴皮 12 g、半夏 12 g,改姜黄 30 g,服药 14 剂,每日 1 剂。

嘱上述药方中,喝完汤剂后,将上述的药渣加水适量(3～5 倍),再煎煮 1 小时左右,趁热泡手泡足即可。

方解:患者仍有关节肿痛,因此继续予羌活地黄汤祛风除湿清热,活血通络止痛,加用金雀根 30 g,补气活血止痛,半夏 12 g,散结止痛,患者仍畏寒肢冷,加用炮姜 12 g,改姜黄加量至 30 g,加强温阳驱寒止痛,患者大便稀,加用芡实 12 g、石榴皮 12 g,涩肠止泻。

三诊:2013 年 5 月 14 日。患者诉服药结束后,仅左踝关节肿痛,余关节无肿痛,晨僵不明显,无足跟痛,纳寐可,二便调。治疗:原方(2013 年 3 月 26 日)服药 14 剂,外用法同前。

(姚重华)

 病案 8

患者,女,63 岁。2018 年 5 月 23 日初诊。

既往诊断为类风湿关节炎,患者有手指关节鹅颈样畸形,2017 年 12 月 21 号曾检查:抗 CCP 抗体 69 RU/mL,红细胞沉降率 131 mmol/h,ANCA:C-ANCA 阳性,其余阴性,RF 1 010 IU/mL(0～20 IU/mL),C 反应蛋白:71 ng/L,ANCA 阴性,ENA 阴性,抗双链 DNA 10 IU/mL,血红蛋白 97 g/L,白细胞 7.6×10⁹/L,血小板 410×10⁹/L。

西医诊断:类风湿关节炎。

中医诊断:尪痹。

辨证:风湿瘀阻证。

治法:祛风除湿,化瘀通络。

方药：羌活 27 g,忍冬藤 30 g,黄芩 30 g,金雀根 30 g,川乌 9 g,白附子 27 g,片姜黄 27 g。白芥子 9 g,南葶苈子 30 g,莪术 27 g,陈皮 6 g,佛手 6 g,制半夏 9 g,甘草 3 g,香附 9 g,秦皮 27 g,大血藤 27 g,桂枝 9 g,木瓜 27 g,苦参 9 g。

【按】类风湿关节炎中医古代称为历节病、白虎历节风。《金匮要略》对历节病有"诸肢节疼痛,身体尪羸"的描述。《灵枢·寿夭刚柔》有"病在阳者命曰风,病在阴者命曰痹,阴阳俱病命曰风痹"的记载,张景岳据此指出:"诸痹者皆在阴风,亦总由真阴衰弱,精血亏损,故三气得以乘之。"叶天士的《临证指南医案》痹篇提出历节痹为风湿之邪侵入奇经八脉,奇经阻滞,八脉空虚,奇经八脉分布于人体之阴面和阳面,但不入五脏六腑,冲任督带四脉与肝肾经脉相连。类风湿关节炎患者关节筋骨损伤,以肝肾不足为多,因此沈丕安按照叶天士提出的疏通奇经,填补八脉的用药归经,将此作为治疗类风湿关节炎用药归经之参考,提出类风湿关节炎的病机并不局限在风、寒、湿三气,热血也是很重要的致痹因素,风寒、湿热、瘀滞等邪毒聚集一体而致病,他认为七邪为外邪、实邪,而其本为虚,肝肾阴不足,久则真阴衰弱,精血亏损,筋骨损伤。类风湿关节炎既有伤阴而阴虚胃热,又有伤阳而阳虚胃寒,阴阳俱伤,内外同病,治疗上既要温阳驱寒,又要益肾清热,阴阳寒热,内外虚实同治。沈丕安的经验方羌活地黄汤对于治疗类风湿关节炎有很好的疗效,该方以祛邪为主,包括祛风化湿、清热解毒、温寒化饮、化瘀通络,并结合养阴益肾,方中羌活解表寒,祛风湿利关节,生地黄补肾滋阴、清热生津,黄芩清热燥湿、解毒,苦参清热燥湿,金雀根补气、活血止痛,制川乌祛风除湿、温经止痛,白附子燥湿化痰、祛风解毒、散结止痛,姜黄破血行气、通经止痛,白芥子温肺豁痰利气、散结通络止痛,诸药合用,补虚泻实,标本兼顾,共奏养阴祛邪、化瘀解毒之效。

(汤志奇)

二、系统性红斑狼疮

病案 1

夏某,女,28 岁。2016 年 3 月 3 日初诊。

患者红斑 5 月,加重 2 周。刻诊见其面部蝶形红斑,双手指背侧红斑,伴脱屑,无破溃,无瘙痒,光敏感,无发热,无口腔溃疡,无关节炎,无浮肿,无泡沫尿,纳可,便调。舌红苔薄,脉细。近 2 周面部红斑范围从两颊向外侧扩大,双手指背侧红斑范围向外扩大。2016 年 2 月 18 日查抗核抗体 ANA(＋)1∶3 200,抗核糖体蛋白抗体 RNP(＋)，抗斯密斯抗体 Sm(＋)，抗双链 DNA 208 IU/mL↑，抗磷脂抗体 ACA(－)，免疫球蛋白 IgG 16.9 g/L↑，补体 C3 0.69 g/L↓，补体 C4 0.13 g/L，抗中性粒细胞抗体 ANCA(－)，尿蛋白(－)。

西医诊断：系统性红斑狼疮。

中医诊断：红斑痹。

辨证：阴虚内热。

治法：养阴清热，凉血化瘀。

方药：生地黄 30 g，生石膏 30 g，黄芩 30 g，莪术 30 g，郁金 12 g，牡丹皮 15 g，水牛角 30 g，秦皮 30 g，赤芍 12 g，忍冬藤 30 g，金雀根 30 g，羊蹄根 30 g，陈皮 6 g，佛手 6 g，香橼 6 g，制香附 9 g，生甘草 3 g。

二诊：2016 年 3 月 31 日。红斑范围未见进一步扩大，纳可，便调，舌红苔白腻，脉细。上方加土茯苓 30 g，苦参 30 g，姜半夏 6 g，服药 21 剂，每日 1 剂。

三诊：2016 年 4 月 26 日。红斑色转淡，范围未扩大，纳可，大便偏稀，舌红苔白，脉细。血常规：白细胞 $3.1×10^9$/L，血红蛋白 130 g/L，血小板 $132×10^{12}$/L。上方去姜半夏，熟地黄 20 g，炮姜 12 g，芡实 30 g，服药 28 剂，每日 1 剂。

之后用此法加减治疗 3 个月左右，面部及手部皮肤渐退尽。

四诊：2017 年 2 月 14 日。肤色黧黑，无皮肤红斑，纳可，便调，舌质暗红、苔薄，脉细。辅助检查：IgG 11.6 g/L，IgA 1.65 g/L，IgM 0.66 g/L，C3 0.99 g/L，C4 0.23 g/L，C 反应蛋白：1.52 mg/L，ANA(＋)1∶1 000，RNP(＋)，Sm(－)，dsDNA 10 IU/mL，ACA(－)。处方：生地黄 30 g，生石膏 30 g，黄芩 30 g，莪术 30 g，郁金 12 g，牡丹皮 15 g，水牛角 30 g，秦皮 30 g，赤芍 12 g，忍冬藤 30 g，金雀根 30 g，土茯苓 30 g，陈皮 6 g，佛手 6 g，香橼 6 g，制香附 9 g，生甘草 3 g，炮姜 12 g，芡实 30 g。

【按】沈丕安辨系统性红斑狼疮为阴虚内热型红斑痹，本虚标实，其本为虚证，肾阴不足。标实以热、瘀、痰、毒为主，血络瘀滞，经脉痹阻，卫气内伐。以养阴清热、凉血化瘀为治疗方法。君药为生地黄 30 g，重补肾阴。臣药为生石膏 30 g、黄芩 30 g，具有清热凉血，增强生地黄之功效，臣药莪术 30 g，郁金 12 g，牡丹皮 15 g，水牛角 30 g，秦皮 30 g，赤芍 12 g，化瘀凉血。佐药为忍冬藤 30 g，金雀根 30 g，羊蹄根 30 g，辅以活血通络。使药为陈皮 6 g，佛手 6 g，香橼 6 g，制香附 9 g，生甘草 3 g，顾护胃气。

此法治疗 1 个月后红斑范围未见进一步扩大，控制病情发展，加土茯苓 30 g，苦参 30 g，姜半夏 6 g 清热祛湿。2 个月后红斑转淡，血白细胞减少，考虑阴虚血少致精血亏虚,加熟地滋补肾精,因大便偏稀,炮姜,芡实固涩止泻。治疗 6个月,红斑渐退尽。近一年后复查免疫球蛋白,血清补体等免疫指恢复正常,ANA 滴度下降,dsDNA 抗体转阴。考虑到系统性红斑狼疮是终身性疾病,继予红斑汤加减巩固治疗。

(陈薇薇)

病案2

王某,女,42 岁。2012 年 5 月初诊。

患者关节痛 2 年余,泡沫尿 1 个月。外院查 ANA 阳性,1:1 000,抗 SSA 阳性,抗 dsDNA>800 IU/mL,白细胞 $3.6×10^9$/L,尿蛋白(++)。肾穿:狼疮性肾炎,Ⅳ型。

西医诊断:系统性红斑狼疮(活动期),狼疮性肾炎。

中医诊断:红斑痹。

辨证:瘀热内结。

治法:养阴清热,凉血化瘀。

方药:患者尚未服用激素,以清热化瘀之红斑汤加减。生地黄 30 g,生石膏 30 g,黄芩 30 g,忍冬藤 30 g,苦参 30 g,金雀根 30 g,羊蹄根 30 g,郁金 12 g,牡丹皮 12 g,陈皮 6 g,佛手 6 g,甘草 3 g,每次 14 剂。

2012 年 8 月,抗 ds-DNA 下降至 561 IU/mL;2013 年 2 月,抗 ds-DNA 下降至 233 IU/mL;2013 年 5 月,抗 ds-DNA 下降至 87 IU/mL。

【按】沈丕安认为,患者先天禀赋不足、肝肾亏虚,或情志久郁、郁而化火,耗伤肝肾之阴,或接触某些化学毒物,损伤阴精,终致肝肾阴虚,虚热内生,成为系统性红斑狼疮发病之本,内因阴虚内热,加之外感风湿热毒,或暴晒日光,或饮食不节,湿热内生,两热相搏,经脉痹阻,致使气血阴阳逆乱,毒瘀互结,成为系统性红斑狼疮发病之标。故"阴虚内热,毒瘀互结"是系统性红斑狼疮的基本病机。

沈丕安根据"阴虚内热,毒瘀互结"这一基本病机,确立了养阴清热、解毒化瘀是该病的基本治则。并由此拟定了由生地黄、生石膏、忍冬藤组成的治疗该病的有效方剂——复方生地合剂。

该方由生地黄、生石膏、忍冬藤等组成。方中生地黄味甘、苦,养阴凉血,生石膏味辛、甘,微寒,清热泻火,忍冬藤味甘,性寒,清热解毒、疏风通络。诸药合用,补虚泻实,标本兼顾,共奏养阴清热、解毒化瘀之功。

(姚重华)

病案 3

患者,女,44 岁。

2004 年无明显诱因下出现全身关节疼痛、晨僵,无肿胀,伴有低热及脱发、蛋白尿,无口腔溃疡,无皮疹,无光敏,至仁济医院风湿科查 ANA、SSA、ds - DNA 阳性,诊断为"系统性红斑狼疮",予泼尼松 20 mg/d、硫酸羟氯喹片 100 mg/d 控制病情,先后联合硫唑嘌呤、来氟米特控制病情,蛋白尿转阴后停止硫唑嘌呤治疗,来氟米特服用后因脱发明显而停药。前 7 年病情较稳定。至 2011 年 2 月泼尼松减量为 10 mg/d 后开始出现腹痛、腹痛,并伴有脓血、黏胨样便,无蛋白尿,无发热,同年 6 月至某医院消化科查见血小板 85×10⁹/L,肠镜提示"直肠炎伴多发溃疡",考虑合并"溃疡性结肠炎",予注射用甲泼尼龙琥珀酸钠 80 mg/d+硫酸羟氯喹片 300 mg/d+SASP 500 mg,每日 3 次,腹痛缓解,仍有间歇性腹泻,后因疗效欠佳停用 SASP。2012 年 3 月因血小板进一步减少(20×10⁹/L),伴有便血,行骨髓涂片:增生正常偏低,巨核细胞少见,病理:增生减低,造血 20%,中粒各期可见,未见成熟障碍,巨核细胞全片 3 个。染色体检查示:骨髓样本中有获得性克隆性染色体异常。经静注人免疫球蛋白(静丙)20 g、5 日,环孢素 75 mg、每日 2 次等治疗效果不显。2013 年 4 月患者便血加重,至某医院复查骨穿,活检示造血细胞三系增生低下(++),伴少数幼稚细胞,骨穿图片示:骨髓增生活跃,粒红比减低,粒红巨三系增生活跃,粒、巨二系伴成熟障碍,血小板散在少见,红系增生活跃,可见轻度病态改变,血片中可见幼粒细胞。红细胞沉降率 77 mm/h,血常规:白细胞 1.30×10⁹/L↓,血红蛋白 82 g/L↓,血小板 14×10¹²/L↓,IgG 758 mg/dL,IgA 81 mg/dL↓,IgM 67 mg/dL,补体 C3 61 mg/dL↓,补体 C4 19 mg/dL,抗核抗体 1∶80(+),抗 SSA 抗体(+),余 ANA、ENA(−),抗双链 DNA 69.6 IU/mL。考虑系统性红斑狼疮合并骨髓增生异常综合征及溃疡性结肠炎,予泼尼松 25 mg/d+环孢素(100 mg,每 12 小时 1 次,7 日,后调整浓度,减量为 75 mg,每 12 小时 1 次)+静脉丙种球蛋白(20 g,5 日),同时配合输血(红悬、血浆),TPO、注射用重组人白细胞介素 - 11 升血小板,美沙拉嗪灌肠,抑菌消炎等治疗后,血小板未见明显上升(20×10⁹/L~30×10⁹/L),2013 年 8 月至南京某医院血液科,行间质干细胞抑制,三系无改善,便血仍有反复,2013 年 9 月就诊于上海某医院血液科,欲行异基因骨髓移植,配型成功后因反复便血,出血量多无法进行移植,2013 年底查见肝损、腹水,考虑 CsA 相关,停服,2014 年 1 月至某医院血液科加用利妥昔单抗注射液 100 mg,每周 1 次,连用 4 次后,疗效不显,停用。2014 年 7 月至南京某医院血液科加用他克莫司 2 片,每日 2 次(后因浓度偏低,改为 3 片,每日 2 次),后出现停经,服用半年余,查见肝肾功能再次受损,停服后肌酐降至正常,但 ALT 仍维持在 120～350 U/L,白细胞波动在 $0.9×10^9$/L～$1.5×10^9$/L,血红蛋白 5 g/L,血小板 $60×10^9$/L～$90×10^9$/L(EPO 升血小板治疗中),仍常有便血。2014 年 9 月查上腹部 CT 示弥漫性肝脏病变,结合病史考虑系统性红斑狼疮相关性自身免疫性肝炎、肝硬化、脾大、腹腔内少量积液、左肾囊肿。2014 年 10 月 14 日至我院沈丕安门诊就诊,当时体重 30 kg,消瘦明显,无法行走(已有 2 年),每 20 日输红悬 4u 维持治疗,初诊时患者精神差、面色萎白、四肢皮肤瘀斑、消瘦、汗出频频、腹胀、小便不利、大便不畅、伴出血、纳差、夜寐差。观其舌暗红苔薄黄脉细涩。

西医诊断:系统性红斑狼疮。

中医诊断:红斑痹。

辨证:瘀热痰毒阻塞,肾精亏虚。

治法:养阴清热,祛瘀化痰。

方药:熟地黄 30 g,生石膏 15 g,忍冬藤 30 g,黄芩 30 g,黄连 9 g,水牛角 30 g,金雀根 30 g,鹿角片 9 g,秦皮 30 g,莪术 30 g,郁金 12 g,葶苈子 30 g,白芥子 12 g,桂枝 9 g,泽泻 9 g,垂盆草 30 g,炮姜 12 g,芡实 9 g,石榴皮 9 g,豆蔻 3 g,陈皮 6 g,佛手 6 g,甘草 3 g。

二诊:2014 年 12 月 9 日。患者出汗好转,睡眠改善,便血仍有,排便困难,舌暗红苔薄黄,脉细涩。沈丕安以上方加用地榆 30 g,生地黄 20 g,白及 9 g,山茱萸 30 g,土茯苓 30 g,去忍冬藤、石榴皮、桂枝、豆蔻。

三诊:2015 年 1 月 20 日。患者诉可扶墙行走,腹部胀痛仍稍有,大便时稀时秘,便血仍有,复查 ALT 74 mmol/L↑,血肌酐 72 mmol/L↑,前法得度,再拟调治,上方加槐米 30 g,茜草炭 30 g,虎杖 30 g,灶心土 30 g,去炮姜、白及。

四诊:2015 年 3 月 31 日。患者便血明显好转,无须输血,复查白细胞 $3.10×10^9$/L↓,血红蛋白 88 mg/L↓,血小板 $46×10^{12}$/L↓,ALT 46 mmol/L,血肌酐 65 mmol/L↑。

之后用此法加减治疗 4 年,2016 年月经复至,体重恢复到 50 kg,能参加轻工作。

【按】沈丕安认为系统性红斑狼疮的中医病因病机为血络瘀滞,经脉痹阻,卫气内伐,真阴不足,肾阴亏损,标实本虚。标实为风寒湿热瘀痰毒,七邪为害,该病病程长,变化多,病程长者以热瘀痰毒为主,本虚为肾阴不足,精血亏损。沈丕安于 1987 年和 1993 年两度带队总结系统性红斑狼疮住院患者中医临床分析,分别为 60 例和 82 例,合计 142 例,发现由急性发作期转为慢性阶段时,其临床表现随之向阴虚内热转化,约 90%。而沈丕安认为系统性红斑狼疮患者的阴虚,是以肾阴虚为主。《医宗金鉴》有云:"阳虚外寒损肺经,阴虚内热从肾损,饮食劳倦自脾成。"故其中医辨证早期为"7+1",中后期为"4"(热、毒、瘀、痰)+"1"(肾阴虚)。据此制定治疗原则为"清热化瘀治其标,补肾养阴治其本",标本兼治。

本患者虽患多种疾病,先生以为运用中医理论,遵循"整体观"和"辨证论治"的原则,以"一元论"之说阐释其病机。"候之所始,道之所生",凡多种疾病或症状多方面相互牵涉时,必须有一个起决定和影响作用的,而其他的疾病或症状都是随之产生而产生,随之转变而转变。而本案患者中,系统性红斑狼疮这一疾病便是关键所在,其伴随症状是可以用系统性红斑狼疮的中医病因病机而阐述的。

患者系统性红斑狼疮病程缠绵,久病之后,由气入络,则肠道血脉瘀阻,血行不畅,血不循经,溢于脉外,则见便血、瘀斑,痰热下注,伤及肠道脉络,传导气化失常,则见大便不畅,肾虚络瘀,封藏失司,精微妄泄,则见泡沫尿,患者久病经久不愈,脏腑受损,耗伤精气,肾精亏虚,髓海不足,则见全血细胞减少,结合四诊,证属热毒瘀阻、肾阴亏虚,治拟清热祛瘀、补益肾阴,方中生地黄、生石膏、忍冬藤、黄芩、苦参、莪术、郁金、金雀根、羊蹄根为沈丕安治疗系统性红斑狼疮的经验用方——红斑汤。红斑汤作为基础方主要针对系统性红斑狼疮阴虚和热毒瘀以养阴清热、凉血活血,其中生地黄养阴凉血清热,生石膏清热泻火,忍冬藤清热解毒通络,黄芩清热解毒、泻火燥湿,苦参清热解毒燥湿,莪术破血行气、消积止痛,郁金行气化瘀,金雀根祛风活血,羊蹄根清热解毒泻火,而生地黄、熟地黄、山茱萸、鹿角片为沈丕安另一经验方——地黄升血汤,其中山药、山茱萸填补真阴,鹿角片益精填髓,阴中求阳,运用补肝肾、益精血的方法改善血细胞减少,地榆、槐米、茜草炭凉血止血,黄芩、黄连清热燥湿、泻火解毒,以改善便血。患者坚持服药至今 4 年,随症加减,已无便血腹痛之苦,无输血之虑,无轮椅之助,重拾了前路的光明。

(黄慧萍)

病案 4

患者,女,49 岁。2017 年 9 月 12 日初诊。

既往诊断为狼疮性肾炎,近期检查 ANA 1:320,抗双链 DNA 217 IU/mL,

C3 0.68 g/L，C4 0.14 g/L，ANCA 阴性，血红蛋白 124 g/L，血小板 91×10^9/L，肝肾功能正常。24 小时尿蛋白 108 mg/d，甲状腺球蛋白 88.85 IU/mL，甲状腺过氧化物酶 8.58 IU/mL。

西医诊断：系统性红斑狼疮，狼疮性肾炎。

中医诊断：红斑痹。

辨证：阴虚内热。

治法：养阴清热，凉血化瘀。

方药：生地黄 27 g，石膏 30 g，黄芩 30 g，忍冬藤 30 g，金雀根 30 g，莪术 27 g，水牛角 30 g，郁金 9 g，牡丹皮 9 g，秦皮 27 g，陈皮 6 g，佛手 6 g，甘草 3 g，黄连 9 g，吴茱萸 3 g，藿香 9 g，豆蔻 3 g，苦参 18 g，香附 9 g，接骨木 9 g。

【按】《金匮要略》有阴阳毒一病，其症状有面赤斑斑如锦文，咽喉痛，身痛，与红斑狼疮临床表现相似，但阴阳毒的名称离红斑狼疮较远，不容易理解，且系统性红斑狼疮既有红斑又有关节痛，因此沈丕安提出红斑痹的名称，《内经》认为系统性红斑狼疮是胃气滞，胃气内伐。意思是胃气滞留，逆行，在体内割伐自身不能驱邪，保卫自身。沈丕安认为中医治疗系统性红斑狼疮只有调节卫气，没有抑制卫气的观点，但也绝不是增强卫气，他认为系统性红斑狼疮是由于瘀热化毒之邪损害了血脉经脉，需采用养阴清热、凉血化瘀的治疗方法，因此沈丕安的经验方红斑汤是专门治疗该病的，方中生地黄有养阴生津、凉血清热功效，为古方清营汤的君药，以治疗温病发热。西医药理研究发现，该要有增强肾上腺皮质功能，促进激素分泌的作用，具有抗血管炎、内皮炎症的作用，抑制蛋白尿的作用，生石膏有清热泻火功效，为古方白虎汤的君药，以治疗伤寒发热壮热，药理研究表明，该药具有抑制体温中枢的发热作用。黄芩、忍冬藤有清热解毒功效，忍冬藤有清热通络功效，配伍生石膏与地黄，以增强药力，药理研究表明，黄芩具有抗过敏、抗变态反应作用，忍冬藤具有免疫抑制作用。金雀根、接骨木这两味药具有益气活血功效，以改善系统性红斑狼疮的乏力症状，药理研究发现，金雀根具有抑制体液免疫作用，接骨木有活血利水功效，也可以治疗肾炎蛋白尿。莪术、广郁金、牡丹皮、赤芍、徐长青这几味药具有活血化瘀功效，对于治疗系统性红斑狼疮之弥漫性血管炎之栓塞，能够消除瘀斑、紫斑、红斑，可以抑制抗体，药理研究发现，这些中药具有抗血管炎、抗凝血、抗血栓栓塞作用以及免疫的作用。鬼箭羽、水牛角，这两味药具有凉血化瘀功效，狼疮性肾炎肺动脉高压是由于周围弥漫性小血管炎所引起，只有抗血管炎、扩张四肢小动脉才能有效，鬼箭羽、水牛角、赤芍能改善胸闷，缓解肺动脉高压。药理研究发现，鬼箭羽具有扩张四肢小血管和冠状动脉、脑动脉的作用,小剂量有强心苷的作用,促进胰岛素分泌,有较弱的降糖作用。虎杖、羊蹄根这两味药具有清热化瘀功效,虎杖传统上用于治疗黄疸、风湿痹痛,药理研究显示两药均具有免疫抑制作用,虎杖具有保肝降酶的作用和生白细胞的作用。苦参、山豆根这两味药具有清热燥湿功效,沈丕安用苦参治疗系统性红斑狼疮抗双链 DNA 抗体阳性的有效,同时用于治疗顽固的蛋白尿和肾功能不全、肌酐尿素升高的患者。熟地黄、山茱萸这两味药都有益肝肾、补精血的功效,为六味地黄丸的君药和臣药,长期使用可以治疗狼疮性肾炎蛋白尿,以及系统性红斑狼疮引起的血细胞的减少,如白细胞、红细胞、血小板等三系下降的患者均有疗效,有助于激素的减量及抑制抗体的效果,药理研究发现,两者均具有促进骨髓造血功能,并有弱的免疫制作用,熟地黄具有促进肾上腺皮质功能作用,以提高体内激素水平。天南星、制半夏这两味药性温,有和胃、止呕、燥湿、化痰功效,治疗狼疮性肾炎的蛋白尿,抑制双链 DNA 抗体以及淋巴结的肿大,能够抑制唾液、胃液和痰液的分泌,对于脾胃湿阻,舌苔白腻有很好的功效。鹿角片制龟甲有益肾填精功效,鹿角片性温,入督脉经,为阳中之阳药,温补命门之火衰,龟甲性平,入任脉经,为阴中之阴药,滋阴降火,两者对于治疗系统性红斑狼疮引起的三系下降有一定的作用,并有助于小剂量激素的减量,有辅助功效。且两药有助于保护骨质,减轻长期使用激素引起的骨质疏松。药理研究发现两药均具有促进骨髓造血功能,促进肾上腺皮质功能的作用,可以提高体内的激素水平,并有弱的增强免疫作用。

(汤志奇)

三、狼疮性肾炎

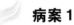 **病案 1**

黄某,女,21 岁。2010 年 4 月 13 日初诊。

患者 2007 年确诊为"系统性红斑狼疮",肾穿刺检查提示狼疮性肾炎 V 型,目前服用泼尼松(20 mg/d)已半年余,曾使用环磷酰胺(具体剂量不详),但蛋白尿反复不愈,本次因反复下肢肿 1 个月就诊。刻诊:时感腰酸乏力,双下肢轻度浮肿,面部红斑隐隐,自觉身热,舌红、苔薄黄腻,脉滑数。实验室检查:ANA(+)1:10,ds-DNA 404 IU/mL,24 h 尿蛋白 1.8 g/d,IgG 1.10 g/L,补体 C3 0.54 g/L,C4 0.1 g/L,ESR 24.8 mm/h。

西医诊断:狼疮性肾炎。

中医诊断：阴阳毒。

辨证：肾阴亏虚，湿热内蕴。

治法：养阴活血，清热化湿。

方药：清肾汤加味。生地黄 30 g，生石膏 30 g，忍冬藤 30 g，黄芩 30 g，金雀根 30 g，接骨木 30 g，落得打 30 g，川续断 12 g，杜仲 12 g，葶苈子(包煎)30 g，白芥子 12 g，陈皮 6 g，佛手 6 g，生甘草 3 g，每日 1 剂，水煎早晚分服。激素续服不加量，不加用任何免疫抑制剂。

二诊：患者以本方加减治疗 3 个月，症状消失，尿蛋白转阴，7 月 1 日复查：24 h 尿蛋白定量 0.31 g，抗 ds‐DNA 滴度 153.3 IU/mL，补体 C3、C4 基本正常，血常规、红细胞沉降率及肝肾功能均正常。

【按】患者素体阴虚、肾阴亏虚、湿热内蕴导致腰酸疲乏、红斑身热、轻度浮肿、舌红、苔薄腻，故方中以生地黄、生石膏、忍冬藤养阴清热退斑，金雀根、接骨木、落得打、川续断、杜仲补肝肾活血，黄芩、葶苈子、白芥子清热化湿利水，陈皮、佛手、甘草和胃。诸药合用，补肾养阴以治本，清利湿热、活血利水以治标。方中生地黄与生石膏、黄芩配伍养阴不滋腻，利水化湿与补肾活血同用治标不伤正，再辅以和胃之药，药证相合，故收佳效。

（唐华燕）

病案 2

汤某，女，25 岁。2010 年 1 月 5 日初诊。

患者 2002 年因出现面部红斑、脱发伴反复发热(T>38℃)、光敏感于外院就诊。检测 ANA(+)、ds‐DNA(+)，诊断为"系统性红斑狼疮"，给予泼尼松(最大剂量 50 mg/d)合硫酸羟基氯喹治疗。症状改善后泼尼松渐减至 5 mg/d，2004 年出现大量蛋白尿，24 h 尿蛋白最多为 6 g，又予注射用甲泼尼龙琥珀酸钠(40 mg/d)静脉滴注冲击治疗，并加用环磷酰胺，然蛋白尿改善不明显，泼尼松渐减至 17.5 mg/d(目前已维持两年多)。2009 年 10 月起出现反复发热(最高39.8℃)，伴有头痛剧烈，脑脊液检查提示隐球菌感染，予对症抗隐球菌治疗，并停用所有免疫抑制剂。本次因蛋白尿、肢肿不退来诊。刻诊：腰酸乏力，双下肢凹陷性肿，面部红斑散在，色暗红，时有心烦潮热、口干，偶有低热伴头晕头痛，舌暗红、苔薄黄腻，脉细滑。患者有继发性高血压、高脂血症、高尿酸血症病史 7 年余。血常规：白细胞、血小板正常，血红蛋白 79 g/L，红细胞 $2.76×10^{12}$/L，红细胞沉降率 13.0 mm/h，生化：白蛋白 23 g/L，ALT 10 IU/L，总胆固醇 7.04 mmol/L，三酰甘油 4.01 mmol/L,尿素氮 10.30 mmol/L,肌酐 126 μmol/L,尿酸 594 μmol/L,尿蛋白(+++),24 h 尿蛋白 485 mg,免疫球蛋白 G5.51 g/L,血清 C3 0.68 g/L,血清 C4 0.27 g/L,血清 C 反应蛋白 13.30 mg/L,ANA 颗粒型(+) 1:100,抗 SSA(+),ds-DNA 317.80 IU/mL。

西医诊断:狼疮性肾炎。

中医诊断:阴阳毒。

辨证:肾阴亏虚,瘀热痹阻。

治法:滋肾养阴,活血祛瘀。

方药:复方金雀根汤加味。金雀根 30 g,山豆根 9 g,生地黄 30 g,炙龟甲 9 g,莪术 15 g,生石膏 30 g,忍冬藤 30 g,黄芩 30 g,苦参 30 g,半夏 15 g,天南星 15 g,接骨木 30 g,落得打 30 g,川续断 12 g,杜仲 12 g,黄连 9 g,炮姜 12 g,吴茱萸 3 g,陈皮 6 g,佛手 6 g,生甘草 3 g,每日 1 剂,水煎,早晚分服。

二诊:2010 年 1 月 19 日。患者服药 14 剂后,肢肿明显改善,复查尿蛋白 (+++)。上方山豆根加量至 12 g。

三诊:2010 年 3 月 18 日。服药 3 个月后,低热消退,头晕头痛改善,偶有下肢、眼睑浮肿,面部红斑逐渐消退,乏力心烦症状减轻。查 24 h 尿蛋白 2 896 mg,血清白蛋白 27 g/L,ds-DNA 105.60 IU/mL,血清 C3、C4 升至正常(分别为 0.90 g/L、0.36 g/L),血红蛋白 93 g/L,红细胞沉降率 75.4 mm/h。前方山豆根加量至 15 g,因患者时有头晕、头部隐痛,故加用石菖蒲、蔓荆子。

四诊:2010 年 7 月 1 日。服药 3 个月后,患者临床症状基本消失,无发热、头痛、红斑、肢肿消退、腰酸乏力、口干心烦均改善。复查 24 h 尿蛋白 2 504 mg,血清白蛋白 32 g/L,红细胞沉降率 43.7 mm/h,补体 C3、C4 正常,总胆固醇 5.02 mmol/L,三酰甘油 2.06 mmol/L,尿素氮 8.10 mmol/L,肌酐 103 μmol/L,尿酸 381 μmol/L,血红蛋白 103 g/L,ds-DNA 162.0 IU/mL。在本次治疗过程中,患者维持泼尼松 17.5 mg/d,未使用任何免疫抑制剂,中药内服无不适,未出现不良反应。

【按】该患者病情复杂,曾出现病情反跳,长期激素治疗过程中出现高血压、隐球菌性脑膜炎等并发症,故西药治疗受到限制。然患者大量的蛋白丢失,精微流失而致乏力、肢肿、头晕等,又因肾阴不足、瘀血阻络使津液不能上乘敷布而出现口干,瘀热内蕴则见红斑、低热、心烦。方中以金雀根、山豆根清肾活血化瘀为君药,生地黄配生石膏、忍冬藤养阴清热,黄芩、苦参清热化湿,龟甲、接骨木、落得打、川续断、杜仲滋阴补肾、清热活血利水,莪术、半夏、天南星涤痰祛瘀,黄连、炮姜、吴茱萸、陈皮、佛手、甘草护胃。

（唐华燕）

四、干燥综合征

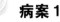 **病案 1**

李某,女,50 岁。2014 年 3 月 2 日初诊。

患者反复口干 3 年余,有时关节痛。2013 年发生一次左侧腮腺炎,西医明确诊断干燥综合征,服泼尼松 15 mg/d,HCQ 0.1 g,每日 2 次,口服。2014 年以来体检时发现 ALT、AST 升高,检查 HBsAg 等二对半均阴性,HBV - DNA 阴性,排除了慢性乙型肝炎,不规则服用双环醇治疗。前来就诊时检查 ANA 1∶1 000 阳性,抗 SSA 阳性,抗 SSB 阳性,抗 dsDNA(-),RF 88 IU/mL 阳性,红细胞沉降率 63 mm/h,CRP(-),抗 CCP(-)。ALT 122 IU/L,AST 87 IU/L,TBIL 18 μmol/L,M2AMA(-),抗平滑肌抗体(-),眼科 Schirmer 试验,泪液左 1 mm/5 min,右 0/5 min,(正常值>15 mm/5 min),提示双眼泪液明显减少。唇腺活检示:淋巴细胞大量增生。舌红,苔少,脉细数。

西医诊断:干燥综合征,继发性肝损害。

中医诊断:燥痹,肝损。

辨证:阴虚津亏,瘀热痹阻,肝络受损。

治法:养阴生津,清热解毒,化瘀理气,疏肝通络。

方药:经验方红斑汤、鸡骨草汤加减。生地黄 30 g,生石膏 30 g,黄芩 30 g,忍冬藤 30 g,柴胡 9 g,郁金 12 g,白芍 12 g,金雀根 30 g,虎杖 30 g,败酱草 30 g,鸡骨草 30 g,岗稔根 30 g,芦根 30 g,黄连 9 g,陈皮 6 g,枳壳 9 g,佛手 6 g,甘草 3 g。

二诊:服药 28 剂后复查,ALT 40 IU/L,AST 36 IU/L,都已下降至正常范围。本次治疗口眼干燥为主,兼以巩固肝功能。方药:经验方生芦润燥汤、密蒙花秦皮汤加减。生地黄 30 g,生石膏 30 g,黄芩 30 g,忍冬藤 30 g,郁金 12 g,赤芍 12 g,金雀根 30 g,虎杖 30 g,秦皮 30 g,密蒙花 15 g,鸡骨草 30 g,岗稔根 30 g,芦根 30 g,黄连 9 g,陈皮 6 g,枳壳 9 g,佛手 6 g,甘草 3 g。

连续服用 3 月余,口干明显好转,关节痛基本缓解,复查肝功能正常。

【按】沈丕安认为,患者先天禀赋不足、肝肾本虚,或情志久郁、郁而化火,耗伤肝肾之阴,或接触某些化学毒物,损伤气血阴阳,终致肝肾阴虚,虚热内生,成为干燥病发病之本,内因气阴两虚,虚火内生,加之外感湿热燥毒,或长期服用激素,药毒化火,伤阴耗液,或饮食不节,湿热内生,两热相搏,经脉痹阻,致使气血阴阳逆乱,毒瘀互结,成为干燥病发病之标。故"阴虚内热,毒瘀互结"是干燥病的基本病机,治疗宜以益气养阴,解毒化瘀为基本法则。临床观察表明,该治法治疗干燥综合征,疗效颇佳。

(姚重华)

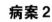

病案2

张某,女,50岁。2017年4月7日初诊。

患者四肢关节痛半年余,伴口干眼干。医院检查红细胞沉降率70 mm/h,RF阳性,ANA 1∶40阳性,抗SSA阳性,抗SSB阳性,抗Sm阴性,抗dsDNA阴性。眼科Schirmer试验:泪液左5 mm/5 min,右1 mm/5 min,(正常值＞15 mm/5 min),提示双眼泪液明显减少。口腔黏膜活检:唇腺淋巴细胞2个/4 mm。刻诊:口干、眼干、四肢关节疼痛,舌质红边稍紫、少津、苔薄,脉濡细。

西医诊断:原发性干燥综合征。

中医诊断:燥痹。

辨证:阴虚津亏,瘀热痹阻。

治法:养阴清热,化瘀生津。

方药:经验方生芦润燥汤合三根汤。生地黄30 g,生石膏30 g,黄芩30 g,芦根30 g,北沙参15 g,五加皮30 g,忍冬藤30 g,金雀根30 g,虎杖根15 g,牡丹皮12 g,川芎12 g,佛手6 g,甘草3 g,服药14剂,水煎服。

二诊:2017年4月21日。患者诉口干好转,口腔已感到滋润,眼干未见好转。上方加青葙子30 g、密蒙花12 g。此后根据病情变化以二诊方基础上加减。

三诊:2017年7月14日。服药3个月时,自觉口腔和眼睛滋润,夜间不需要起床饮水,眼内异物感减轻,已无明显关节疼痛。

四诊:2017年10月13日。6个月后,查双眼泪液均在10 mm/5 min,红细胞沉降率35 mm/h,RF阴性,ANA 1∶40阳性,抗SSA阳性,抗SSB阴性,仍偶有眼睛干涩感,余无不适。

服药1年余,双眼泪液均在15 mm/5 min以上,查RF、ANA、抗SSA、抗SSB、全部转为阴性,红细胞沉降率8 mm/h,达到临床缓解。

【按】本案患者为肾气下降,元阳不固,外邪侵入,血脉痹阻津道经脉,形成燥痹。症见口眼干涩,关节疼痛等。治疗当养阴清热、化瘀生津为主。方中生地黄、生石膏、忍冬藤、黄芩、芦根、北沙参清热解毒、养阴生津,金雀根、虎杖根、牡丹皮、川芎凉血活血化瘀,五加皮祛风除湿、补益肝肾,佛手理气和胃,甘草调和诸药。诸药合用治疗免疫复合物沉积和关节炎症,使腺体分泌、排泄通畅,则诸症缓解,抗体转为阴性。

(王不易、夏嘉)

 病案3

林某,女,64岁。2020年5月21日初诊。

患者口干、眼干10年余。伴口腔黏膜疼痛,曾手足关节疼痛史。当地唇腺活检提示"干燥综合征"。2019年5月15日查抗核抗体ANA(＋)1∶320(颗粒型、均质型),抗Sm(－),抗SSA(＋＋＋),抗SSB(＋＋＋),ESR17,RF(－),ANCA(－),抗双链DNA抗体(－),抗CCP(－),眼科检查结果:干眼症。刻诊见其口腔黏膜干燥,唾液分泌减少,全口充血,舌乳头萎缩光滑如镜面。纳可,便调,夜寐安。舌红苔薄,脉细。

西医诊断:舍格伦综合征。

中医诊断:燥痹。

辨证:阴虚津亏,瘀热痹阻。

治法:养阴清热,化瘀生津。

方药:生地黄30 g,黄芩30 g,生石膏30 g,忍冬藤30 g,秦皮30 g,南沙参12 g,北沙参12 g,莪术18 g,牡丹皮12 g,赤芍12 g,青葙子30 g,密蒙花12 g,白附子9 g,香橼12 g,陈皮6 g,佛手6 g,甘草3 g。

二诊:2020年6月15日。口腔疼痛、干燥症状缓解,睡眠不佳,便调,舌红苔白腻,脉细。上方加夜交藤30 g,加干芦根30 g。

三诊:2020年7月16日。症状进一步改善,关节疼痛无发作,纳可,便调,舌红苔白腻,脉细。上方莪术加至30 g,加香附12 g,去白附子。

嘱患者之后用此法加减连续用药2个月复诊。

四诊:2020年9月13日。口腔黏膜干燥,唾液分泌少,舌乳头萎缩。纳可,便调。舌红苔薄,脉细。处方:生地黄30 g,黄芩30 g,生石膏30 g,忍冬藤30 g,秦皮30 g,南沙参12 g,北沙参12 g,莪术30 g,牡丹皮12 g,赤芍12 g,青葙子30 g,密蒙花12 g,芦根30 g,香橼12 g,香附12 g,陈皮6 g,佛手6 g,甘草3 g。

【按】沈丕安认为,舍格伦综合征之病因病机主要为真阴不足、血热瘀滞、经脉痹阻、津液暗耗。其辨证用药,当以化瘀通络,养阴生津。方中生地黄为君药,养阴生津,凉血养血。黄芩清热燥湿,泻火解毒,生石膏清热泻火,黄芩、生石膏共为臣药,增强生地黄之功效。忍冬藤、秦皮、莪术、牡丹皮、赤芍共为佐药:忍冬藤、金雀根活血通络,秦皮清热燥湿,莪术破血祛瘀、消积散结,牡丹皮、赤芍清热凉血,活血散瘀。香橼、香附、陈皮、佛手共为佐药,保护脾胃。甘草为使药,调和上述多味药。

患者接受此方治疗 1 个月后,口干情况缓解,关节疼痛症状消失,加芦根30 g 清热生津,夜交藤 30 g 安神通络。继续用药 2 月后症状进一步改善,患者反映口干灼痛减轻,激动时已经有泪液分泌,为巩固疗效,莪术加至 30 g 增强化瘀散结之功,加香附 12 g 和胃理气。沈丕安经验方加减治疗约半年,患者口腔干痛、眼干明显缓解,舌乳头萎缩情况也有一定程度恢复,但本病为终身疾病,需长期用药以维持疗效。

（王海燕）

病案 4

患者,女,44 岁,既往诊断为干燥综合征。核医学检查显示:双侧腮腺功能重度受损,双侧颌下腺功能受损,眼科检查示:泪液分泌流速右眼小于 5 mm/5 min,左眼 6 mm/5 min,双眼内膜破裂时间均小于 5 秒,抗 SSA 阳性,抗 SSB 阳性,P - ANCA 阳性,ANA 1∶100,抗 CCP 263 RU/mL,CD4 0.17 g/L,RF81.2 IU/mL,红细胞沉降率 12 mm/h,C 反应蛋白 1.09 mg/L,甲型肝炎、乙型肝炎、梅毒均为阴性,肌酐 65.8 μmol/L,ALT 34.7 IU/L,AST 29.02 IU/L,尿蛋白:弱阳性,血红蛋白 135 g/L,血小板 204×10^9/L,白细胞 5.86×10^9/L。

西医诊断:干燥综合征。

中医诊断:燥痹。

辨证:阴虚津亏,瘀热互结。

治法:养阴清热,化瘀生精。

方药:地黄 20 g,制黄芪 20 g,金雀根 20 g,水牛角 20 g,牡丹皮 9 g,南沙参9 g,青葙子 20 g,香附 9 g,陈皮 6 g,甘草 3 g,忍冬藤 20 g,石膏 20 g,秦皮 20 g,玉竹 20 g,广郁金 9 g,北沙参 9 g,密蒙花 9 g,香附 9 g,佛手 6 g,白附子 9 g,黄连3 g,苦参 9 g。

【按】明代王伦《明医杂著·风症》论及"血热而燥",并有血热作痛,腿膝热痛的症状,干燥综合征属于痹证范畴中的燥痹,由瘀热为主的七邪所引起的,是由风寒、湿热、瘀滞、积饮、风寒湿热瘀、痰毒,七邪聚积一体而致病。干燥综合征致口眼干燥,一方面是由于肾水亏损,胃阴不足,津液不能上润所致,是内燥,津液亏损,而不是燥邪侵害,另一方面是由于风寒湿热瘀痰毒,七邪为患,瘀阻静脉导致血脉,堵塞三焦津管液道,而不是燥邪为患,在治疗方面易采用去除七邪为主,结合生津润燥的方法,而不是祛除燥邪。干燥综合征七邪损害之部位既与十二经脉分布有关,更与奇经八脉的关系密切。干燥综合征有四种情况,一是瘀热伤津,指血脉瘀热阻滞,津管液道阻塞而口干,这是干燥综合征的病机;二是虚热伤津,轻者阴虚内热,津液暗耗,重者肾水亏损,津液干伤;三是实火伤津,干燥综合征激发感染,并发腮腺炎,发热,则口干加重;四是药毒化火,多见于服用了皮质激素以后,舌苔增厚,少精,口干没有改善,这多为药毒化火而伤津,其次误用温燥中药,如苍术、厚朴、半夏、天南星、砂仁、高良姜之后也会化火伤津,加重口干。沈丕安多用生石膏、黄芩、忍冬藤、苦参、黄连、密蒙花、青葙子、秦皮等有清热解毒,其中石膏、黄连兼有清热生津功效,沈丕安亦多用广郁金、牡丹皮、赤芍、莪术等凉血化瘀药,有抑制免疫复合物、抑制血管炎的作用。此外,生地黄、熟地黄、南沙参、北沙参、玉竹这类中药既有养阴功效,又有生津功效,其中地黄和麦冬为滋肾生津的主药,沙参、玉竹、玄参为滋养肺胃,生津润燥的主药。

(汤志奇)

五、产后风湿病

患者,女,29 岁。2022 年 7 月 18 日初诊。

主诉:产后半月出现反复多关节肿痛 1 月余。患者诉 1 月前因分娩后出现双手指间关节、双腕肿痛,在当地医院就诊,查 RF(一)、抗 CCP 抗体(一)、ESR(一)。1 周前,再次出现关节肿痛,遂来诊。刻下:双手指间关节、双腕关节、左侧踝关节肿痛,畏寒肢冷或畏风,关节疼痛得热则舒,纳寐可,二便调。舌质红,苔薄白,脉弦。

西医诊断:关节痛。

中医诊断:痛痹。

辨证:风湿痹阻。

治法:祛风除湿,通络止痛。

方药:羌活地黄汤加减。羌活 30 g,忍冬藤 30 g,生地黄 30 g,黄芩 30 g,金雀根 30 g,桂枝 9 g,当归 9 g,姜黄 18 g,陈皮 6 g,淫羊藿 30 g,鹿角 9 g,白芍 9 g,佛手 6 g,枳壳 6 g,甘草 3 g,服药 14 剂,每日 1 剂,水煎 2~3 小时至 400 mL 左右,早、晚饭后 1 小时各服 1 次。

二诊：2022 年 8 月 2 日。患者诉服药后双手指间关节、双腕关节肿痛明显减轻,左侧踝关节仍有疼痛,纳寐可,二便调。治疗：原方加赤芍 30 g、川牛膝 30 g,每日 1 剂。

其后患者回复关节冷痛症状全部消除,嘱其继续用药 1 个月,后未再来诊。

【按】方中羌活解表寒、祛风湿、利关节,忍冬藤清热解毒、疏风通络,黄芩清热燥湿、解毒,桂枝调和营卫、温经通络,姜黄破血行气、通经止痛,淫羊藿温肾壮阳,鹿角补肾强骨,枳壳破气、行痰、消积,白芍养血柔肝,以上诸药,均为祛风除湿通络之品,生地黄、金雀根补肾滋阴、补气活血止痛,陈皮、佛手理气健脾、燥湿和中,甘草和中缓急、润肺解毒、调和诸药。

(姚重华)

六、痛风

病案 1

患者,男,2018 年 5 月 23 日初诊。

主诉及刻下：出现有右足跖趾关节、右手食指关节及左膝关节红肿热痛 3 日,原有痛风病史。

西医诊断：痛风。

中医诊断：热痹。

辨证：湿热蕴阻。

治法：清热利水,化瘀解毒,祛风化湿。

方药：生地黄 30 g,大血藤 30 g,秦皮 30 g,络石藤 30 g,伸筋草 20 g,马齿苋 30 g,白附子 9 g,白芥子 12 g,陈皮 6 g,佛手 6 g,甘草 3 g,香橼 9 g,半夏 9 g,桑白皮 9 g,服药 14 剂,水煎服,每日 1 剂。

【按】中医认为痛风是热毒瘀血所致。治疗上以清热利水、化瘀解毒、祛风化湿治疗为主。古代文献对本病早有记载,如《类证治裁·痛风》曰："痛风,痛痹之症也,其痛有常处。"痛风多因饮食失节,损伤脾胃之运化而使湿浊,内蕴湿热,瘀阻关节而发病。沈丕安在应用中医药治疗痛风性关节炎中,结合痛风性关节炎急性期以清热淤阻为主的特点,急则治标,经验方有：地黄乌附汤,方中采用马齿苋、秦皮为君药,清热燥湿、泄浊解毒;臣药以红藤、络石藤活血通络、宣痹止痛;车前子、桑白皮,健脾利水,渗湿为佐;陈皮、佛手、甘草护脾胃。全方在清热利湿、泄浊解毒的同时,健脾、利水、渗湿,对痛风患者有较好的临床疗效。现代药理学表明,络石藤、红藤、白附子具有抗炎镇痛作用,对痛风急性期患者的剧烈疼痛有缓解作用。高尿酸血症是痛风发生的基础,因此治疗高尿酸血症是治疗痛风的关键,而有效降低尿酸的形成和促进其排泄是治疗该病的关键。沈丕安经验方痛风颗粒在临床中有良好的疗效,方中通过泽泻、车前子健脾,利水渗湿,马齿苋、络石藤泄浊解毒,加快其产物的代谢,能有效降低血尿酸的水平。

(汤志奇)

病案2

段某,男,32岁。2018年6月8日初诊。

主诉反复右手指间关节肿痛2年,加重2日。患者2016年初无明显诱因下出现右手第二指间关节肿痛,夜间疼痛尤甚,平素长期居住国外,饮食不节,未予重视和治疗。后右手第二手指伸侧开始出现黄白色赘生物,并不断扩大,局部皮肤菲薄,手指活动受限。回国后遂至外院就诊,查尿酸572 μmol/L,肌酐112 μmol/L,尿常规示pH 5.00,余正常。肾结石(一)。先后予非布司他、苯溴马隆降尿酸治疗,均由于胃肠反应不能耐受故停,2日前,患者饮酒后手指肿痛又作,疼痛难忍,遂至我科门诊就诊。

刻下:右手第二指间关节红肿热痛,活动受限,触之痛甚,伸侧见黄白色赘生物,触之较硬,大小约5 cm×1.8 cm,局部皮肤菲薄,无发热,余关节无肿痛,无腹痛等,纳可,二便尚调,夜寐一般。舌红苔黄腻,脉弦滑数。既往否认高血压、糖尿病等内科疾病史。辅助检查(2018年6月8日):尿酸548 μmol/L,肌酐110 μmol/L,尿常规:pH 5.00,余正常。尿微量白蛋白(一),ESR 64 mm/h,CRP 36 mg/L。

西医诊断:痛风。

中医诊断:痛风。

辨证:湿热瘀毒,痹阻脉络。

治法:清热除湿,化瘀通络止痛。

方药:复方络石藤汤加减。生地黄18 g,络石藤30 g,伸筋草30 g,大血藤30 g,北秦皮30 g,虎杖根30 g,忍冬藤30 g,车前子30 g(包煎),薏苡仁30 g,建泽泻18 g,桑白皮18 g,川牛膝18 g,广陈皮6 g,川佛手6 g,生甘草6 g,14剂,水煎服。

二诊:患者手指关节红肿热痛明显好转,压痛明显减轻,皮色不红,赘生物触之较前柔软,活动度较前改善,腹胀,大便质稀不成形,纳可,小便调,夜寐安。

查血尿酸 450 μmol/L,肌酐 100 μmol/L,尿常规：pH 6.00,余正常。ESR 34 mm/h,CRP 15 mg/L。舌红苔薄黄脉细。前法得度,再拟调治。上方去虎杖根,加白术 9 g,山药 15 g,芡实 15 g,14 剂,水煎服。

三诊:患者复查血尿酸 380 μmol/L,肌酐 89 μmol/L。尿常规：pH 6.50,余正常。ESR 15 mm/h,CRP 2.4 mg/L。继服中药 2 个月,临床诸症悉消,赘生物质地进一步变软,随访无复发。

【按】患者患病 2 年,疼痛持续存在,观其证,析其因,系素体阳盛,"肾为先天之本""脾为后天之本",脾肾功能失调,复因饮食不节,嗜酒肥甘,脾失健运,肝失疏泄,聚湿生痰,血滞为瘀,久蕴不解,酿生浊毒。湿热瘀毒外则流注经络骨节,肢体疼痛,甚则痰瘀浊毒附骨,出现痛风结节。本病以脾肾失调、脏腑蕴热为本,以湿热、痰瘀、浊毒为标。故与痹病发病机制各异,治疗当易辙寻之。

"急则治标,缓则治本",发作期清热除湿、化瘀通络止痛为主,缓解期则着重健脾益肾为主。正所谓"正气存内,邪不可干"。方中络石藤味苦性凉,合生地黄能凉血解毒化瘀,配伸筋草则可祛风除湿、舒筋活络,两擅其功,三药紧扣痛风急性发作主要病机,其中生地黄亦可补益肾气,扶正祛邪并举,共为君药。"考之于古,验之于今",伸筋草药理证实所含的石松碱具有降低尿酸之效,又因《丹溪心法》中提出"肥人肢节痛,多是风湿与痰饮流注经络而痛",除湿通络之法不可偏废,故佐以虎杖、忍冬藤、鸡血藤化瘀滞、利经络、通利血脉关节,其中鸡血藤亦蕴含"治风先治血,血行风自灭"之意,湿热氤氲,易蒙上流下,弥漫三焦,痛风病位虽属下部,然除湿之法应兼顾三焦,重在下焦,因而重用车前子、泽泻、薏苡仁等导湿邪从下焦而去,秦皮清热燥湿,桑白皮宣肃肺气,通调水道而利湿,以上利湿、燥湿、宣湿三法并投,治备三焦,湿邪黏腻,易阻气机,故佐以陈皮、佛手理气,亦即叶天士所谓"流动之品",以求气行湿化,甘草调和诸药。观全方清热除湿、化瘀通络止痛,故守法服用,终获良效。缓解期,由于患者脾失健运为其病本,加用白术、山药、芡实健运脾胃,扶正固本,脾健肾强脏腑和,气血津液运行如常,杜其生痰生湿之源,湿痰瘀毒不生,其病自愈。

（黄慧萍）

七、成人斯蒂尔病

患者,男孩,17 岁,诊断为成人斯蒂尔病,发病于 2016 年 11 月,发病时有发热,双下肢,大腿部出现红色皮疹,左膝关节疼痛大便有真菌感染,每日泼尼松 3

粒,大扶康口服治疗。

西医诊断:成人斯蒂尔病。

中医诊断:周痹。

辨证:风湿热阻。

治法:清热泻火,通络止痛。

方药:地黄 27 g,黄芩 30 g,牡蒿 27 g,半夏 9 g,佛手 6 g,甘草 3 g,石膏 30 g,金雀根 30 g,秦皮 18 g,陈皮 6 g,香橼 9 g,14 剂,水煎服,日 1 剂。

【按】成人斯蒂尔病临床表现多有持续的高热关节疼痛,皮疹,白细胞增高,中性粒细胞升高,血培养阴性,需排除严重感染并发败血症,排除其他免疫病引起的发热才可诊断。沈丕安认为本病属于痹病风湿发热范畴,并研制了石膏退热汤,多数对持续性高热有效。沈丕安以生石膏与生地黄二药同用为主,加大剂量将高热退下,其他清热药如黄芩、牡蒿,加大剂量与生石膏、生地黄同用,能增加退热效果,如个别难以退热者,将用羚羊角粉 0.3 g 吞服,病情多会好转。

(汤志奇)

八、其他

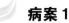

病案 1

孟某,女,68 岁。2021 年 3 月 17 日初诊。

患者口腔黏膜反复破溃疼痛 5 年余。外院曾以“天疱疮”“口腔扁平苔藓”治疗,给予醋酸泼尼龙(最大量为 60 mg/d)、硫酸羟氯喹、沙利度胺等效果不佳。刻诊见其口内双颊、牙龈、舌背、软腭部大面积不规则糜烂,表面覆盖黄白色假膜,周围黏膜充血发红,舌乳头萎缩舌背白色均质斑纹,皮肤指甲未见明显异常。纳可,便调,夜寐安。舌红苔薄,脉细。

2019 年 3 月 12 日 Dsg1、Dsg3、BP180 抗体(一)。

2020 年 8 月 5 日查抗核抗体 ANA(+)1∶320(颗粒型、均质型),抗 Sm(一),抗 SSA−Ro52(++),抗 SM 抗体(弱+),抗 RNP/Sm 抗体(+),抗双链DNA 抗体(一)。

2020 年 8 月 13 日胸部 CT 报告:前上纵隔占位,考虑肿瘤性病变,胸腺瘤可能。

2020 年 8 月 17 日病理:(前上纵隔)AB 型胸腺瘤。

2021年3月10日口腔病理会诊：(舌背)黏膜鳞状上皮增生、水肿、轻度过角化、溃疡形成，基地细胞尚完整，固有层较弥散急慢性炎症细胞浸润，组织学形态诊断黏膜扁平苔藓或白斑证据不足，考虑为黏膜慢性炎。

西医诊断：口腔苔藓样病损(副肿瘤综合征待排)。

中医诊断：紫癜风。

辨证：阴虚内热。

治法：养阴清热，解毒化瘀。

方药：生地黄30g，黄芩30g，生石膏30g，忍冬藤30g，土茯苓30g，秦皮30g，莪术18g，郁金12g，牡丹皮12g，赤芍12g，藿香9g，陈皮6g，佛手6g，甘草3g。

二诊：2021年3月24日。口腔疼痛症状缓解，溃疡面仍存，便调，舌红苔白腻，脉细。上方土茯苓加至60g。

三诊：2021年4月11日。症状进一步改善，纳可，便调，舌红苔白腻，脉细。上方赤芍加至30g，加白鲜皮30g。

嘱患者之后用此法加减连续用药2个月复诊。因特殊原因，停诊半年，其间曾他院使用健脾化湿方剂治疗病情加重。

四诊：2022年10月13日。口内双颊、舌背、舌腹黏膜不规则白纹，舌乳头萎缩，伴明显充血糜烂，质软，触痛。皮肤未见明显异常。纳可，便调。舌红苔薄，脉细。处方：生地黄30g，黄芩30g，生石膏30g，忍冬藤30g，金雀根30g，土茯苓30g，秦皮30g，莪术30g，郁金12g，牡丹皮12g，赤芍30g，香橼12g，制香附12g，陈皮6g，佛手6g，甘草3g。

【按】沈丕安认为，口腔苔藓样病损之病因病机主要为瘀滞热毒，风血相搏，而风、热、瘀、毒，是其发作之关键所在。其辨证用药，当以清热化瘀、祛风解毒为主。方中生地黄为君药，养阴生津、凉血养血。黄芩清热燥湿，泻火解毒，生石膏清热泻火，黄芩、生石膏共为臣药，增强生地黄之功效。忍冬藤、金雀根、秦皮、土茯苓、莪术、郁金、牡丹皮、赤芍共为佐药：忍冬藤、金雀根活血通络，秦皮清热燥湿，土茯苓清热解毒、除湿通络，莪术破血祛瘀、消积散结，郁金凉血清心、行气化瘀，牡丹皮、赤芍清热凉血、活血散瘀。香橼、香附、陈皮、佛手共为佐药，保护脾胃。甘草为使药，调和上述多味药。

该患者因特殊原因无法就诊，使用益气健脾化湿类药物病情加重，从另一方面证明了沈丕安的观点，即该患者为自身免疫相关疾病应避免使用补益药物，否则会加重"卫气内伐"之表现。恢复使用此法后症状有所控制，其间仍有病情波动,口腔病损加重时土茯苓曾加至 60 g,加白鲜皮 30 g 清热化湿。

(王海燕)

病案 2

冯某,女,57 岁。2021 年 3 月 3 日初诊。

患者口腔黏膜反复破溃疼痛 13 年加重半年。曾间断性使用羟氯喹和甲泼尼龙(最大量为 30 mg/d)和沙利度胺片等效果不佳。刻诊见其口内双颊、舌背、舌腹黏膜大量树枝状白纹,伴充血糜烂,质软,触痛。皮肤未见明显异常。纳可,便调,夜寐不安。舌红苔薄,脉细。

2021 年 2 月 18 日查抗核抗体 ANA(+)1:80(均质型),抗 Sm(−),抗 SSA - Ro52(+),抗 PM - Sc I 抗体(−),抗双链 DNA 8.7 IU/mL↑,$CD^{3+}CD^{4+}$ T 细胞 20.40↓,免疫球蛋白、补体(−),抗中性粒细胞抗体 ANCA(−),抗磷脂抗体 ACA(−),抗 CCP 抗体(−),TSH 7.70 nU/mL↑,抗甲状腺过氧化物酶抗体 TPOAb>600.00↑,尿常规(−)。

2021 年 1 月病理结果:"舌缘"黏膜镜下符合扁平苔藓,免疫荧光 2021 - 01249:Fib(+),IgG、IgA、IgM、C3(−)。

西医诊断:重叠综合征(扁平苔藓为主要表现)。

中医诊断:痹病,紫癜风。

辨证:阴虚内热。

治法:养阴清热,解毒化瘀。

方药:生地黄 30 g,黄芩 30 g,生石膏 30 g,金雀根 30 g,土茯苓 30 g,秦皮 30 g,莪术 18 g,郁金 12 g,牡丹皮 12 g,赤芍 12 g,香橼 12 g,陈皮 6 g,佛手 6 g,甘草 3 g。

二诊:2021 年 3 月 17 日。口腔充血糜烂疼痛症状明显改善,胃痛不适,便调,舌红苔白腻,脉细。上方加豆蔻 3 g,黄连 6 g,吴茱萸 3 g。

三诊:2021 年 3 月 31 日。症状进一步改善,纳可,便调,舌红苔白腻,脉细。原方。

之后用此法加减连续用药 2 个月,其间虽有小面积糜烂反复,皮肤瘙痒加白鲜皮 30 g,夜寐不安加夜交藤 30 g,患者自诉疼痛明显减轻,生活质量明显提高。

四诊:2021 年 11 月 2 日。口内双颊、舌背、舌腹黏膜浅白纹,舌乳头萎缩,伴少许充血未见糜烂,质软,无触痛。皮肤未见明显异常。纳可,便调。舌红苔薄,脉细。处方:生地黄30g,黄芩30g,生石膏30g,忍冬藤30g,金雀根30g,土茯苓30g,秦皮30g,莪术30g,郁金12g,牡丹皮12g,赤芍12g,香橼12g,制香附12g,陈皮6g,佛手6g,甘草3g。

【按】沈丕安认为,扁平苔藓患者先天禀赋不足,或情志久郁、郁而化火,耗伤肝肾之阴,终致肝肾阴虚,虚热内生,成为发病之本,内因阴虚内热,加之外感风湿热毒,两热相搏,经脉痹阻,致使气血阴阳逆乱,毒瘀互结,成为发病之标。故"阴虚内热,毒瘀互结"是扁平苔藓的基本病机,因此养阴清热、解毒化瘀是该病的基本治则。方中生地黄为君药,养阴生津、凉血养血。黄芩清热燥湿,泻火解毒,生石膏清热泻火,黄芩、生石膏共为臣药,增强生地黄之功效。土茯苓、秦皮、金雀根、莪术、郁金、牡丹皮、赤芍共为佐药:土茯苓清热解毒、除湿通络,秦皮清热燥湿,金雀根活血通络,莪术破血祛瘀、消积散结,郁金凉血清心、行气化瘀,牡丹皮、赤芍清热凉血、活血散瘀。香橼、陈皮、佛手共为佐药,保护脾胃。甘草为使药,调和上述多味药。

该患者使用药物1个月后舌背、舌腹病损明显愈合,同时甲泼尼龙片也从每日8mg逐渐停用,失眠症状也得到改善。其间曾因腹胀不适加豆蔻3g、藿香9g顾护胃气。在后面的随访中,口腔病损加重时土茯苓曾加至60g,增强清热祛湿功效,配合口腔局部的抗炎治疗,病情一直得到控制。相比之前数年的治疗经过,沈丕安经验方的效果最为显著。

(王海燕)

病案3

肖某,男,25岁。2019年4月1日初诊。

患者口腔黏膜反复溃疡无间断发作,使用糖皮质激素(10mg)及沙利度胺(每日50mg)等可以控制,但停药既发。刻诊见其双唇、舌缘、颊数个溃疡,喉镜示会厌深大溃疡,否认眼、皮肤及生殖器病损史。纳可,便调,夜寐安。舌红苔薄,脉细。

2019年5月8日查自身免疫抗体全部阴性,血常规、肝肾功能、血糖无殊。

西医诊断:复发性口腔阿弗他溃疡。

中医诊断:口疮。

辨证:阴虚内热。

治法:养阴清热,解毒化瘀。

方药:生地黄30g,黄芩30g,黄连9g,土茯苓30g,秦皮30g,莪术18g,牡丹皮 12 g,赤芍 12 g,香橼 12 g,香附 12 g,陈皮 6 g,半夏 9 g,甘草 3 g。

二诊:2019 年 4 月 15 日。口腔溃疡发作缓解,仍疼痛,便调,舌红苔白腻,脉细。上方土茯苓加至 60 g。

三诊:2019 年 4 月 29 日。口腔溃疡发作周期延长,激素停用,纳可,便调,舌红苔白腻,脉细。上方加生蒲黄 9 g。

嘱患者之后用此法加减连续用药 2 个月复诊。

四诊:2022 年 10 月 13 日。左舌腹溃疡已近愈合。纳可,便调。舌红苔薄,脉细。患者诉沙利度胺减至 2 日口服 1 粒。现每 2 个月复发 1 次,症状明显改善。处方:生地黄 30 g,黄芩 30 g,黄连 9 g,土茯苓 30 g,秦皮 30 g,莪术 30 g,牡丹皮 12 g,赤芍 30 g,香橼 12 g,制香附 12 g,陈皮 6 g,半夏 9 g,甘草 3 g。

【按】沈丕安认为,复发性口疮发病原因很多,很大一部分病因病机主要为肾阴不足、口咽湿热瘀滞。治则应以清热解毒、凉血化瘀为主。方中生地黄为君药,养阴生津,凉血养血。黄芩清热燥湿,泻火解毒,黄连清热燥湿、泻火解毒,土茯苓清热解毒、除湿通络,黄芩、黄连、土茯苓共为臣药,增强生地黄之功效。秦皮、莪术、牡丹皮、赤芍、香橼、香附、陈皮、半夏共为佐药:秦皮清热燥湿,莪术破血祛瘀、消积散结,牡丹皮、赤芍清热凉血,活血散瘀。香橼、香附、陈皮、半夏,保护脾胃。甘草为使药,调和上述多味药。

复发性口疮病因复杂,目前尚无根治药物。该患者曾因咽部深大溃疡入院治疗,后使用糖皮质激素联合沙利度胺得到缓解,但副作用明显,使用沈丕安经验方后症状缓解明显,西药逐渐减量,加生蒲黄 9 g 化瘀解毒,后因大便溏次多,加石榴皮 12 g、炮姜 12 g 固涩止泻。治疗半年后,口疮发作周期明显延长。因本病为慢性疾病,嘱患者继续使用此方。

(王海燕)

第五章

匠心传承篇

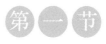

传承脉络

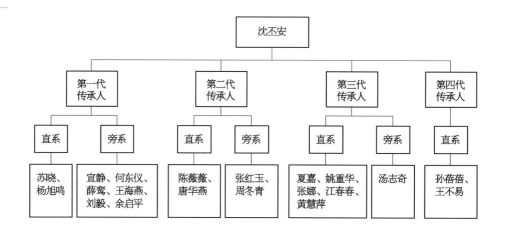

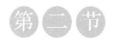

跟师心得

心得一

沈丕安对风湿病的中医病理与治法研究积有独特的经验,兹将其治疗系统性红斑狼疮经验介绍如下。

(一) 辨证求因,明辨虚实

系统性红斑狼疮系全身性自身免疫性疾病,病变部位在全身结缔组织,可罹及皮肤、黏膜、浆膜、血管、关节、淋巴系统及各主要器官,其病理基础主要是免疫功能失调,细胞免疫降低,体液免疫增强,免疫复合物增多引起的血管炎。中医学中无此病名,但究其临床表现在文献中有类似描述,如"鬼脸疮""痹病""水肿""心悸""悬饮"等。沈丕安认为本病系起于先天禀赋不足,肝肾阴亏,精血不足,加之情志内伤,劳倦过度,六淫侵袭,阳光暴晒,瘀血阻络,血脉不通,皮肤受损,渐及关节、筋骨、脏腑。该病基本病机是素体虚弱,真阴不足,热瘀内盛,痹阻脉络,内侵脏腑。病位在经络血脉,以三焦为主,与心脾肾密切相关。而该病的性质是本虚标实,虚实夹杂,以心、脾、肾阴虚、血虚为本,瘀热、火旺、瘀滞、积饮为标。该病初在表,四肢脉络痹阻,先表后里,由四肢脉络入内而损及脏腑脉络,在内先驻上焦,由上而下,渐及中焦,再及下焦,由轻渐重,由浅渐深,在表在上较为轻浅,在里在下较为深重,若表里上下多脏同病,当为重证,如再由下而上弥漫三焦,五脏六腑俱损,上入巅脑最为危重。

(二) 辨证施治,养阴为本

沈丕安认为系统性红斑狼疮属真阴不足,阴虚血虚为本,故治疗应以养阴固本贯穿始终。该病慢性活动期,患者以阴虚内热最为常见,可贯穿在整个病程和各个症候中,包括早期、轻症病例,有浆膜炎、血细胞减少、肾脏等内脏损害病例,以及相对稳定和恢复期、缓解期病例。病程中阴虚内热常与血热、瘀热相互胶结且较易为外邪所诱发,而急性发作,急性发作病例,以气营热盛为主,待邪热退后,病势向阴虚内热转化。其中狼疮性肾炎的中晚期伴有低蛋白血症、肾性高血压、肾功能不全者,常由阴虚内热转为气阴两虚、脾肾两虚、阴阳两虚。故常选用生地黄、麦冬、玄参、何首乌、石斛、炙龟甲、玉竹、炙鳖甲、枸杞子、南沙参、北沙参、太子参、芦根、知母等滋肾补阴养血柔肝之品以固其本,常用方剂有六味地黄丸、杞菊地黄丸、左归丸、大补阴丸、增液汤、沙参麦冬汤等以及经验方红斑汤、强心汤等。沈丕安认为养阴的含义有补阴、清热、生津、润燥等4个方面,在推崇养阴大法的同时,依据临床不同症情,配清热、活血、祛风、益气、补肾、养血、利水、安神诸法,灵活运用。

(三) 辨别证型,对症下药

沈丕安经过长期临床观察,根据系统性红斑狼疮病程发展特点,分为阴虚内热证、气营热盛证、瘀热痹阻证、血热瘀滞证、热郁积饮证、瘀热血虚证、气阴两虚证、瘀热损肾证、脾肾两虚证、瘀热入脑证,并以各个证型的症情为依据制定出系列方剂,取得满意的效果。

1. **适用于阴虚内热证的红斑汤** 本证多见于系统性红斑狼疮早期,轻症、慢性活动期以及服用糖皮质激素后,病情未完全控制,属红斑狼疮的基本型。方药组成:生地黄、生石膏、玄参、黄芩、生薏苡仁、知母、忍冬藤、羊蹄根、川牛膝、绿豆衣、生甘草、陈皮、大枣。功效养阴清热,活血通络。

2. **适用于气营热盛证的三石退热汤** 本证多见于系统性红斑狼疮急性发作期,或撤减激素不当引起的反跳。药物组成:生石膏、寒水石、滑石、生地黄、玄参、金银花、黄芩、知母、生薏苡仁、牡丹皮、赤芍、人中黄、羚羊角粉或紫雪散。功效清气凉营。

3. **适用于瘀热痹阻证的忍冬藤汤合红斑汤加减方** 本证多见于以关节炎、血细胞轻度减少为主的慢性活动期患者,或用激素或雷公藤减量后轻度反跳。药物组成:生地黄、忍冬藤、岗稔根、虎杖根、生薏苡仁、生石膏、黄芩、川芎、羊蹄根、海风藤、川牛膝、生甘草、陈皮、大枣。功效祛瘀退热,宣痹止痛。

4. **适用于血热瘀滞证的紫斑汤合红斑汤加减方** 本证以手足栓塞性微血管炎为主,或并发肢端溃疡。药物组成:生地黄、玄参、生石膏、黄芩、忍冬藤、鬼箭羽、槐花、生藕节、水牛角、川牛膝、生甘草。功效养阴清热,活血祛瘀。

5. **适用于热郁积饮证的蠲饮汤合红斑汤加减方** 本证相当于系统性红斑狼疮引起的浆膜炎、心包积液、胸腔积液,少量积液时无症状,但在扇超、B超等检查中发现,部分患者同时伴心肌损害。药物组成:生地黄、生石膏、知母、黄芩、玉竹、葶苈子、白芥子、生薏苡仁、桑白皮、猪苓、茯苓、郁金、五加皮、枳壳、甘草、大枣。功效养阴清热,利水蠲饮。

6. **适用于瘀热血虚证的紫斑汤** 本证多见于系统性红斑狼疮以血小板减少为主。药物组成:生地黄、生石膏、知母、黄芩、羊蹄根、虎杖、生藕节、墨旱莲、水牛角、炙龟甲、槐花、陈皮、生甘草。功效养阴清热,凉血生血。

7. **适用于气阴两虚证的生血汤** 本证见于系统性红斑狼疮以红、白细胞减少为主,即是抗红白细胞抗体引起的自身溶血,也可能是其他因素引起的血小板减少。药物组成:生地黄、熟地黄、山茱萸、女贞子、枸杞子、制何首乌、黄芪、白术、猪苓、茯苓、知母、黄芩、白及、佛手、陈皮、甘草、大枣。功效益气养阴,健脾生血。

8. **适用于瘀热损肾证的清肾汤合红斑汤加减方** 本证相当于系统性红斑狼疮中的狼疮性肾炎。药物组成:生地黄、炙龟甲、知母、生石膏、黄芩、落得打、接骨木、六月雪、猪苓、茯苓、泽泻、杜仲、续断、黑大豆、赤小豆、甘草、大枣。功效补肾养阴,活血利水。

9. **适用于脾肾两虚证的清肾汤合蠲饮汤加减方** 本证见于系统性红斑狼疮中慢性狼疮性肾炎,轻度氮质血症,肾性高血压。药物组成:黄芪、白术、生地黄、炙龟甲、杜仲、续断、菟丝子、葶苈子、猪苓、茯苓、桑白皮、泽泻、落得打、接骨木、川牛膝、甘草、陈皮、大枣、黑大豆、赤小豆。功效健脾滋肾，利水蠲饮。

10. 适用于瘀热入脑证的清脑汤合红斑汤加减方　本证见于系统性红斑狼疮中狼疮脑损害之轻证，在临床出现中枢神经病理表现，且变化缓慢，方适合中医治疗，如出现重症脑损害，宜中西医结合抢救。药物组成：生地黄、黄芪、枸杞子、天麻、蒺藜、川芎、蔓荆子、炙穿山甲、生石膏、黄芩、全蝎、僵蚕、半夏、陈皮、甘草。功能养阴清热，平肝活血。

（苏　晓）

心得二

系统性红斑狼疮是最复杂最典型的风湿免疫性疾病，可累及全身各脏器各系统。中国古代无红斑狼疮这一病名，对于红斑狼疮复杂的病情及一些临床表现，中医文献中有类似的记载。沈丕安根据系统性红斑狼疮的红斑、关节炎等系统表现，提出系统性红斑狼疮的中医名为"红斑痹"。经过数十载的临床研究，逐渐创立了一整套诊治该病及其合并症、并发症的完整的理法方药。

（一）红斑痹病机新解

沈丕安精辟地总结系统性红斑狼疮为"4＋1"致痹，其中"4"为标实：热、瘀、痰、毒四邪，"1"为本虚：肾阴虚。肾阴不足，久则真阴衰弱，精血亏损。

沈丕安博览经典，勤于思考，善于阐释，从《内经》到张仲景的《伤寒杂病论》，从朱丹溪的《丹溪心法》、叶天士的《温热论》《临证指南医案》，到吴鞠通的《温病条辨》，传承经文，创立新说。

《素问·痹论》篇论"风寒湿三气杂至，合而为痹也""痹或痛，或不痛，或不仁，或寒，或热、或燥、或湿"，传承五邪致痹之说，创"7＋1"致痹理论。《灵枢·营卫生会》云"其营气衰少，而卫气内伐"和《灵枢·口问》所言："脉道不通，阴阳相逆，卫气稽留"，传承卫气内伐、卫气稽留之说，创卫气理论致痹理论。《临证指南医案·痹》认为"风寒湿三气，得以乘虚外袭，留滞于内，致湿痰浊血，流注凝濇而得之"，传承外邪致痰瘀之说，创痰瘀致痹理论。《素问·宣明五气》提及"邪入于阴则痹"，朱丹溪曰"阳常有余，阴常不足"，《景岳全书》曰："然则诸痹者，皆在阴分，亦总由真阴衰弱，精血亏损，故三气得以乘之而为此诸证……"传承各家痹本于阴虚之说，创痹从阴虚论治理论。

沈丕安披古览今，提出系统性红斑狼疮病因病机为本虚标实，本虚为肾阴不足,标实为热、瘀、痰、毒,血络瘀滞,经脉痹阻,卫气内伐,外伤肤损络,内损营血、脏腑和三焦,即"4+1"致痹理论。

沈丕安细究病机,发现患者多为年轻女性,正值气火旺盛之时,水易亏,火易旺,多阴虚火旺,正气虚弱,易受外邪的侵袭,外邪感时而发,或风寒化热,或湿热内蕴,或热毒亢盛,气、痰、瘀、风、湿、火、饮等诸多病邪久居体内,郁而化热,转化为气火、痰热、瘀热、饮热,时时损耗正气,病久必虚,由实证转化成虚证,则虚火内盛,产后百脉空虚,精血耗失,肾水亏损,不能与肾阳相配,内火燔灼,或因房事不节,相火妄动,水亏于下,火炎于上,虚火销铄,真阴愈亏,长期服用激素,药毒化热。

沈丕安于 1987 年和 1993 年两度带领团队总结系统性红斑狼疮患者 142 例的临床分型。当气营热盛和瘀热积饮等证候的高热、积液、血管炎等消退后,即由急性发作期转为慢性阶段时,其临床表现随之向阴虚内热转化。因此,所有的慢性病例全部是虚证,而且阴虚占了大多数,约 90% 左右,气阴两虚、脾肾两虚等约 10% 左右。142 例中,虚火者 86 例,实火者 41 例,有火者 127 例(89.44%)。当急性转为慢性时,实火亦随之转为虚火,所以有 90% 的慢性病例为阴虚内热证候。从临床上反证了朱丹溪之阳有余、阴不足和沈丕安系统性红斑狼疮之阴虚为本的观点。

(二)辨治方法

沈丕安在传统辨证论治的基础上,开拓创新,主张辨病论治、辨证论治、对症治疗等多种辨治方法结合,提出特效药治疗、结合实验室指标和药理研究,引入中药药理理念的新观点、新思维模式。

沈丕安认为辨证论治是宏观的,方向性的。将系统性红斑狼疮辨为热瘀痰毒滞积,卫气滞留内伐,先天真阴不足,邪毒肾损,肾阴亏损,阴虚内热。沈丕安将系统性红斑狼疮病机高度概括为 4(热毒瘀痰)+1(肾阴虚),据此制定治疗原则为养阴清热、凉血化瘀为主,重补肾阴以治本,清热凉血解毒、祛瘀化痰通络以治标,标本兼治。

1. 重视辨病　沈丕安研读经典发现辨病论治和辨证论治自古有之,《伤寒论》《金匮要略》的篇章以病来统篇名,如《伤寒辨太阳病脉证并治》《中风历节病脉证并治》。同时随着现代疾病谱的不断更新,沈丕安认为单用传统的辨证论治不能解决现代的临床疾病,需不断更新知识结构,与时共进。

沈丕安在六十余年的临床中,深谙辨病论治的重要性和实用性,临床重辨病,认为系统性红斑狼疮是热痰瘀毒和肾阴虚致病,以红斑汤为基本方治疗系统性红斑狼疮,并创制了一整套经验方治疗该病及其合并症、并发症。

2. **结合实验室指标和药理研究** 随着现代诊疗技术的发展,辅助检查成为临床工作中评估病情、判断预后和治疗的有效手段。沈丕安大胆提出辨查论治这一全新观点,即根据实验室指标和药理研究结果施以治疗。此无疑是新医学模式下的中医思维模式的创新,符合日新月异医学发展的需要,尤其适用于有诸多免疫指标和系统检查异常的系统性红斑狼疮。

系统性红斑狼疮的指标异常不一定伴有阳性症状(如红斑、关节痛、口腔溃疡等),诸如单纯的抗体异常、IgG 的升高、补体的下降、无浮肿和腰酸的蛋白尿、无尿色改变的血尿、无乏力的轻度贫血和血白细胞的减少、无症状的肝酶异常、无胸闷及胸痛的心包积液和胸腔积液、无胸闷的轻度肺动脉高压、无咳嗽及气急的轻度肺间质改变与激素的并发症如高血脂、高血糖等,可尽早干预以免错失治疗良机。辨查论治的另一层意义在于临床医生可通过辅助检查评估疗效,拟定下一步的治疗措施,抢占治疗时机。

系统性红斑狼疮的病理基础是弥漫性栓塞性血管炎,既有微小血管的内皮炎症,又有血管内的免疫复合物沉积所形成的不完全性栓塞。沈丕安辨病时科学地认识到系统性红斑狼疮的病理特点,以中药功效和现代中药药理两大理论为基础来筛选中药,以期获得最佳疗效。在凉血活血药物中选用具有抑制抗体作用的中药如生地黄、莪术、苦参、金雀根、虎杖等抑制免疫,选用具有抗血管内皮炎症和抗血管内栓塞作用的中药如生地黄、水牛角、莪术、赤芍、牡丹皮、郁金等抗血管炎。

3. **抓对症治疗** 沈丕安认为对症治疗亦为中医传统必不可少的有效手段。中医有许多治法皆为对症治疗,如止痛、止血、止泻、止咳药、退热等。这些在包括免疫病在内的各种疾病的中医治疗中、对症治疗普遍存在。

沈丕安研习《丹溪心法》《本草纲目》,发现大篇幅记载发热、恶心、咳嗽、头痛等症状的治疗,提示中医也讲究症状治疗。在系统性红斑狼疮的施治中,沈丕安合理地使用对症治疗,诸如针对浆膜炎、浮肿、发热、咳嗽、腹泻、腹胀、恶呕等症状,筛选并制定了一系列常见症状治疗的经验用药和经验方(包括蠲饮汤、石膏退热汤、三石退热汤、固泻汤、刀豆子等)。

4. **觅特效药物** 《瘟疫论·论气所伤不同》曰:"万物各有所制""能知以物制气,一病只有一药之到病已,不烦君臣佐使品味加减之劳矣""夫物之可以制气者药物也"。沈丕安致力于疑难问题的特效药物探索,临床大胆探索生半夏、生天南星、山豆根、商陆治疗顽固性蛋白尿,商陆治疗顽固性血小板减少,取得实效。

5. **特色方药** 据此创立一系列治疗系统性红斑狼疮及其并发症的经验方如红斑汤、紫斑汤、清肾汤、三黄苦参汤、石膏退热汤、地黄升血汤等。

(1) 红斑汤:生地黄 30 g,生石膏 30 g,忍冬藤 30 g,黄芩 30 g,苦参 30 g,莪术 30 g,郁金 12 g,金雀根 30 g,羊蹄根 12 g。沈丕安辨系统性红斑狼疮为阴虚为本,热瘀痰毒为标。红斑汤作为基础方主要针对系统性红斑狼疮阴虚和热毒瘀,养阴清热、凉血活血,用于治疗低热、红斑、口腔溃疡、关节痛等症。方中生地黄养阴凉血清热,生石膏清热泻火,忍冬藤清热解毒通络,黄芩清热解毒、泻火燥湿,苦参清热解毒燥湿,莪术破血行气、消积止痛,郁金行气化瘀,金雀根祛风活血,羊蹄根清热解毒泻火。

(2) 紫斑汤:生地黄 30 g,水牛角(先煎)30 g,牡丹皮 12 g,赤芍药 12 g,郁金 12 g,莪术 30 g,羊蹄根 18 g,鬼箭羽 30 g,甘草 3 g。沈丕安针对系统性红斑狼疮的阴虚和热瘀毒,用紫斑汤养阴清热,凉血化瘀以治疗红斑、紫斑、瘀斑、雷诺现象、肺动脉高压等。沈丕安辨系统性红斑狼疮为阴虚为本,热瘀痰毒为标。方中生地黄养阴凉血清热,水牛角清热凉血解毒,牡丹皮清热凉血、活血行瘀。赤芍清热凉血、活血化瘀,莪术破血行气、消积止痛,郁金行气化瘀,羊蹄根清热解毒泻火,鬼箭羽行血通经、散瘀止痛。紫斑汤的凉血化瘀作用强于红斑汤。

(3) 清肾汤:生地黄 30 g,生石膏(先煎)30 g,黄芩 30 g,接骨木 30 g,金雀根 30 g,山豆根 18~30 g,秦皮 30 g,天南星 30 g,莪术 30 g,郁金 12 g,牡丹皮 12 g,制半夏 12 g,甘草 3 g。用清肾汤清肾化痰、化瘀解毒以治疗狼疮性肾炎的蛋白尿。沈丕安辨狼疮性肾炎为肾阴虚为本,热瘀痰毒为标。方中生地黄养阴凉血清热,生石膏清热泻火,黄芩清热解毒、泻火燥湿,牡丹皮清热凉血、活血行瘀,接骨木祛风利湿、活血止血,金雀根祛风活血,山豆根清热解毒、消肿利咽,秦皮清热燥湿,天南星燥湿化痰、消肿散结,半夏燥湿化痰,金雀根清热凉血、活血化瘀,莪术破血行气、消积止痛,郁金行气化瘀。清肾汤的特点是在养阴清热解毒化瘀的基础上加用化痰湿之药。

(4) 三黄苦参汤:生地黄 30 g,黄芩 30 g,黄连 9 g,苦参 30 g,秦皮 30 g,莪术 30 g,金雀根 30 g,虎杖 18 g。用于治疗系统性红斑狼疮患者自身抗体如抗双链DNA阳性,抗核抗体等。沈丕安用考虑自身抗体的升高与热瘀毒相关,选用药理上具有抑制的中药生地黄、黄连、黄芩、苦参、金雀根、虎杖等组成三黄苦参汤,清热解毒、燥湿化瘀,以抑制自身抗体的升高。方中生地黄养阴凉血清热,黄芩、黄连清热解毒,泻火燥湿,苦参清热解毒燥湿,秦皮清热燥湿,金雀根祛风活血,莪术破血行气,虎杖利湿退黄、清热解毒、散瘀止痛。

(5) 石膏退热汤:生地黄 30 g,生石膏(先煎)60～90 g,黄芩 30 g,金银花 30 g,青蒿 30 g,知母 12 g。沈丕安辨系统性红斑狼疮发热为阴虚和热毒,热毒为甚。沈丕安重用生石膏清热泻火,生地黄养阴清热凉血,黄芩清热解毒燥湿,金银花清热解毒,青蒿清热解暑,知母滋阴降火。方中所有药物均为寒凉药,共奏清热泻火凉血之效。

(6) 地黄升血汤:生地黄 30 g,熟地黄 30 g,山茱萸 30 g,制首乌 30 g,莪术 30 g,金雀根 30 g,虎杖 18 g,鹿角片 9 g,炙龟甲 9 g。沈丕安辨系统性红斑狼疮致白细胞减少,血小板减少为精血亏虚,用补肝肾、益精血的治法改善血细胞的减少。方中生地黄养阴清热凉血,熟地黄滋阴补血、益精填髓,山茱萸补肝肾,制首乌补肝肾、益精血,金雀根祛风活血,莪术破血行气,虎杖利湿退黄、清热解毒、散瘀止痛、抑制抗体,龟甲滋阴潜阳、益肾养血,鹿角片补肾阳、益精血、阳中求阴。

(陈薇薇)

心得三

银屑病关节炎是一种与银屑病相关的慢性炎症性肌肉骨骼疾病,主要表现为外周关节炎、附着点炎、指(趾)炎和脊柱关节炎。本病属中医"痹证"范畴,尤其是与尪痹、历节病、骨痹和肾痹等较为相似,其皮肤损害则相当于"白疕""蛇虱""白屑风"等病种。沈丕安行医 50 多年,擅长风湿免疫性疾病的临床诊治与科研工作,对风湿病的治疗有着丰富的临床经验,现将沈丕安治疗银屑病关节炎经验分享如下。

(一) 病因病机

明清前众多医家认为银屑病多由风、寒、湿等外邪致病。《诸病源候论》谓"风湿邪气,客于腠理,复值寒湿与气血相搏所生。若其风毒气多,湿气少,则风邪入深,为干癣也",《外台秘要》谓:"病源干癣但有匡郭……皆是风湿邪气客于腠理",认为邪气侵袭肌体,气血运行不畅,瘀滞日久为病。《医学入门》曰:"疥癣皆血分热燥……致风毒克于皮肤……浮浅者为疥,深沉者为癣。"王清任在此基础上提出痹证病因为瘀,瘀滞不通,不通则痛。现代医家也有认为引起银屑病的诸多因素皆可导致脏腑功能失调,而生"痰饮"。董燕平认为银屑病关节炎多先发皮疹,病程迁延损伤关节,总病机为"肾阴亏虚,火热内蕴",认为本病多因肾阴不足,虚火内生,或复感外邪、饮食不节,或五志化火、火热伤津,初期皮肤病变以皮损色红、瘙痒,久则侵及关节。张鸣鹤认为风、热、毒、瘀是银屑病关节炎的根本病机,或因情志内伤,或饮食失节伤脾胃,致郁热内生,复感风热毒邪、内外相合而热毒深入血分,致瘀致痹出现皮肤鳞屑、红斑,关节痹阻红肿疼痛,甚则变形强直。沈丕安在长期临床实践中观察到本病与自身免疫性相关,又与紫外线不敏感有关,多辨证为热瘀风毒。

(二) 辨治思路

1. 辨证论治　沈丕安认为辨证论治是朴素、宏观、方向性的,《内经》提出阳病治阴、阴病治阳、寒者热之、热者寒之、坚者削之、客者除之、劳者温之、损者益之等诸多中医药治疗原则,《神农本草经》指出:"治寒以热药,治热以寒药……饮食不消以吐下药、痈肿疮瘤以疮药……风湿以风湿药,各随其所宜。"皆体现出宏观的辨证论治法则。沈丕安在临床上重视辨证,认为若以西医思维方式仅根据中药药理研究成果来选用中药,可能会因对中药的片面理解而用药不当。例如,性温之人参、黄芪可提高免疫力,附子、肉桂可提高内分泌功能,若不辨证,气虚阳虚者服后当有效,而阴虚内热者服之愈不舒,相反,生石膏性寒凉,对于年长骨质疏松内热重者既达清火作用又可补钙,而对于阳虚畏寒之体服之则更加虚弱。

2. 辨病论治　沈丕安认为辨证论治是将临床表现(证)与中药治疗横向联系,辨病论治则是将临床表现(病)与中药治疗纵向联系,疾、病、疾病和治病的概念都是《内经》提出的,张仲景明确提出辨病脉证并治,辨病辨脉和辨证相结合。曹元芳、孙思邈等针对疾和病治疗,同时也针对证和候治疗。李发枝用凉血祛风汤治疗银屑病关节炎也以辨病为主,从血论治、兼顾血热血燥血瘀、针对热盛化火、动血生风病机,治以清热凉血、祛风散邪。沈丕安认为,辨证更应结合辨病,不同疾病可有相同证候,然疾病发病机制不同,风湿免疫疾病大多西药治疗,例如系统性红斑狼长期大剂量激素治疗后出现厚腻苔,而患者却以阴虚体质为多,治疗上仍应按辨病治疗,以养阴清热为主。

3. 分型论治　沈丕安认为根据银屑病的急性进展活动期、静止或退行期、稳定静止期可分为血热型、血虚型和血瘀型。血热型:临床表现可见皮疹迅速发展,新发疹多色鲜红,多鳞屑,伴点状出血明显,可见同形反应,自觉瘙痒,常伴有咽痛、口渴、大便干,小便短赤、心烦易怒,四肢大小关节红肿疼痛不能屈伸。舌质红绛苔薄黄,脉滑数。相当于疾病活动期,治以清热解毒、凉血活血为主。

血虚型：临床表现为病程日久顽固，新发皮疹少，皮损多呈斑块状、钱币状色淡红，鳞屑附着较紧，关节疼痛畸形，红肿不明显，舌质淡，苔薄白，脉沉缓或细。相当于疾病静止期或退行期，治以活血化瘀、滋阴养血为主。血瘀型：临床表现为皮损融合成浸润斑块，黯红色，浸润明显，鳞屑附着较紧，时有瘙痒，面色黯，唇色青紫，关节刺痛且固定，舌质暗红有瘀点、瘀斑，苔薄白，脉细涩。相当于疾病静止期，治以行气活血、祛风散瘀。

（唐华燕）

心得四

沈丕安是上海市名老中医，从医 50 余年，对风湿病诊治有着丰富的经验。类风湿关节炎作为常见的风湿病，沈丕安对其诊治有其独到的见解和方法，临床疗效颇佳。沈丕安有幸成为沈丕安名老中医学术经验传承人之一。兹将临床随师诊治类风湿关节炎之经验加以归纳整理，介绍于下。

（一）类风湿关节炎的辨治要点

沈丕安认为，《素问·痹论》篇中提出类风湿关节炎的病因病机由风、寒、湿三气所致是正确的，但并不局限于三气，热邪也是很重要的致痹因素。瘀血和痰饮是病理性的，加重了病情。风寒湿热为外邪，痰瘀为内邪，六邪均可化为毒邪，成为七邪。七邪为外邪实邪，而其本为虚证，肾阴不足，久则真阴衰弱，精血亏损，筋骨损伤。因此，类风湿关节炎的病机为"风寒湿热痰瘀毒＋肾虚"，即"7＋1"发病机制。沈丕安根据类风湿关节炎"7＋1"发病机制，提出治疗 RA 应以祛邪为主，包括祛风化湿、清热解毒、温寒化饮、化瘀通络，并结合养阴益肾。由此拟定了治疗该病的有效方剂—羌活地黄汤。药物组成：羌活、生地黄、黄芩、苦参、金雀根、制川乌、白附子、姜黄、白芥子。方中羌活解表寒、祛风湿、利关节，生地黄补肾滋阴、清热生津，黄芩清热燥湿、解毒，苦参清热燥湿，金雀根补气活血止痛，制川乌祛风除湿、温经止痛，白附子燥湿化痰、祛风止痉、解毒散结止痛，姜黄破血行气、通经止痛，白芥子温肺豁痰利气、散结通络止痛。诸药合用，补虚泻实，标本兼顾，共奏养阴祛邪、化瘀解毒之效。

（二）卫气留滞而致痹的观点

沈丕安认为，类风湿关节炎的发病为卫气留滞、卫气内伐所致。《内经》提出

第五章　匠心传承篇

风湿痹病的发生,并非卫气虚弱,而是卫气稽留,卫气实滞,脉道不通,从而发病致痹。《灵枢·口问》曰:"脉道不通,阴阳相逆,卫气稽留,经脉空虚,血气不次,乃失其常。"《内经》尚有"卫气内伐"的观点(《灵枢·营卫生会》)。卫气内伐的意思就是卫气能在体内戕伐自身而致病。至今,这种观点对于风湿病的治疗仍有指导意义。

沈丕安认为,类风湿关节炎的辨证主要是实证,而不是虚证,治疗不是增强卫气功能,不宜使用玉屏风散、补中益气汤等增强卫气的方剂来防治。临床观察长期服用人参或重用黄芪都能促使类风湿关节炎肿痛的病情加重,后又观察到黄芪能促使抗 CCP 抗体滴度上升。这也证实了《临证指南医案》痹篇提出的"人参及温补之药者""恐有留邪之患"的观点。因此,对类风湿关节炎的治疗,沈丕安很少使用人参、黄芪等补气益气类药物。

沈丕安根据类风湿关节炎"卫气留滞、卫气内伐"的致病理论,以及"7+1"的发病机制,提出治疗该病应以祛除外邪、疏通经脉为主,包括祛风化湿、清热解毒、温寒化饮、化瘀通络,并结合养阴益肾。经过多年临床实践,筛选出治疗类风湿关节炎的有效中药,如祛风者,首选羌活;祛寒者,选用制川乌、片姜黄、桂枝;祛湿毒者,用苦参;清热者,选忍冬藤、黄芩、黄连、生石膏;祛痰者,首选葶苈子、白芥子;化瘀者,用莪术、牡丹皮、赤芍;补肾者,用生地黄、熟地黄、鹿角片等。

(三) 不同类型的诊治特点

由于类风湿关节炎病程迁延,病势缠绵,临床表现复杂多变,沈丕安对不同类型的类风湿关节炎均有较深的临床体会,临床诊治有鲜明的特点。按病程分,早中期以关节肿胀疼痛为主,常伴发热,无关节畸形,很少累及内脏损害,治疗以羌活地黄汤为基础祛邪为主,晚期以关节肿胀为主,疼痛较轻,少见发热,常见关节畸形,可累及内脏(肺、心、肾),中医证候常有肾虚表现,治疗以羌活地黄汤为基础兼顾补肾壮骨。按病情属性分,急性期以四肢关节肿痛为主,少有虚损证候,如乏力、消瘦、关节筋骨破坏等,临床表现与奇经八脉更为密切,治疗上不需要考虑内脏之虚损,将七邪消除后,疾病逐渐控制而缓解,慢性期关节肿痛反复发作,关节畸形,肌肉萎缩,久病成虚,累及阴阳气血,脏腑虚损,以肾虚骨损为重。治疗以补肾壮骨为主,同时兼顾温阳祛寒与养阴清热,常用补肾壮骨药有生地黄、熟地黄、川续断、杜仲、骨碎补、接骨木、淫羊藿、肉苁蓉、炙龟甲、鹿角片等。按年龄分,幼儿类风湿关节炎发病时间短,关节肿痛反复发作,常伴发热,实验室检查如 RF、抗 CCP 抗体均阴性,治疗上既要温阳祛寒,又要养阴清热,因常伴发热,需加用清热解毒泻火之品,如金银花、生石膏、青蒿、黄芩等,并加用鸡内金、香橼皮、藿香、白豆蔻等消食和胃之品,老年类风湿关节炎关节肿痛反复发作,关节畸形,肌肉萎缩,以肾虚骨损为重,虚瘀为主,治疗上既要温阳祛寒,又要养阴清热,阴阳寒热,内外虚实同治。

(四)类风湿关节炎用药原则

沈丕安认为,类风湿关节炎具有免疫紊乱、变态反应、炎性肿痛及血管炎性病变的特点,因此临床所用中药需同时具备免疫调节、抗变态反应、抗炎解痛及抗血管炎的作用。根据这一思路,结合多年临床经验,沈丕安筛选出一系列有效中药,如具备免疫调节作用的中药有金雀根、虎杖根、五加皮、徐长卿、苦参等,抗变态反应的中药有忍冬藤、黄芩、黄连、制乌头、白附子、细辛、当归、姜黄等,抗炎解痛的中药有羌活、制川乌、白附子、姜黄等,抗血管炎的中药有生地黄、郁金、牡丹皮、莪术、川芎等。此外,沈丕安还精选出具有抑制血管通透性的中草药,如葶苈子、白芥子、桂枝、桑白皮等。

羌活地黄汤就是根据类风湿关节炎"风寒湿热痰瘀毒+肾虚",即"7+1"发病机制,结合上述用药思路,参考治疗外感风寒湿邪之九味羌活汤,治疗历节病的乌头汤,以及治疗狐惑病的苦参汤等,创制而成新的方剂。由于生地黄滑肠易泻,部分患者应减少用量,或加用生地黄、熟地黄等量同用,或加用炮姜炭、芡实,对于膝关节滑囊积液较多的患者,加用葶苈子、桂枝、莪术,由于羌活地黄汤太苦,长期服用容易损伤脾胃,因此常加用中成药藿香正气胶囊、左金丸等,或者在汤剂中加入陈皮、佛手、白豆蔻、甘草、大枣等,保护脾胃,改善口味,以使患者能够坚持长期服用中药。

(五)类风湿关节炎常见兼证的治疗

类风湿关节炎常并发多种症状,消除兼证,患者治愈疾病的信心也就增强了,因此对兼证的治疗亦显得颇为重要。对于类风湿关节炎临床兼证的治疗,沈丕安也有独到的经验。发热者,加用水牛角30 g、金银花30 g、青蒿30 g;咳嗽咯痰者,加用炙麻黄12 g、苦杏仁12 g、紫菀30 g、浙贝母12 g;胃脘疼痛者,加用黄连9 g、吴茱萸3 g、陈皮6 g、佛手6 g、白豆蔻3 g;纳差者,加用鸡内金9 g、麦芽12 g;寐差者,加用夜交藤30 g、石菖蒲12 g、酸枣仁30 g;口腔溃疡者,加用土茯苓30 g、黄连9 g、蒲黄12 g;头晕者,加用天麻9 g、钩藤12 g、葛根30 g;头痛者,加用白蒺藜30 g、蔓荆子12 g;咽痛者,加用玄参12 g、射干9 g;眼蒙者,加用青葙子 30 g、密蒙花 12 g、秦皮 30 g;腰痛者,加用杜仲 12 g、川续断 12 g;上肢酸痛者,加用桂枝 9 g、桑枝 30 g;下肢酸痛者,加用独活 12 g、川牛膝 30 g;胁肋疼痛者,加用郁金 12 g、柴胡 12 g;口干者,加用生地黄 30 g、乌梅 12 g、芦根 30 g;大便干者,加用生大黄 9 g、虎杖 30 g;腹泻者,加用石榴皮 12 g、芡实 12 g;胸闷心慌者,加用鬼箭羽 30 g、石菖蒲 12 g;脱发者,加用制首乌 30 g、墨旱莲 30 g;皮疹瘙痒者,加用白鲜皮 30 g、地肤子 30 g、苦参 30 g。

(六) 微观辨证用药

沈丕安根据多年的临床经验,总结出不少微观辨"症"的用药经验,疗效显著。肺间质改变者,加用莪术 30 g、牡丹皮 12 g、赤芍 30 g;心包积液、胸水者,加用葶苈子 30 g、白芥子 12 g、桑白皮 30 g;腹水、下肢浮肿者,加用玉米须 30 g、冬瓜皮 30 g、车前草 30 g;转氨酶升高者,加用垂盆草 30 g、鸡骨草 30 g、连翘 30 g;骨髓抑制(白细胞、血小板减少)者,加用熟地黄 15 g、鹿角片 9 g、山茱萸 30 g;尿蛋白升高者,加用山豆根 18 g、接骨木 30 g、金雀根 30 g、制天南星 30 g、制半夏 12 g。

(姚重华)

心得五

原发性干燥综合征损害人体外分泌腺,是以口眼干燥、疲乏、关节疼痛等为主要临床表现的慢性炎症性自身免疫性疾病。患者血清中可呈现出多种自身抗体和免疫球蛋白增高。上海市名老中医沈丕安从事临床工作 60 余年,深谙古代经典,随证感悟并创新发挥,对治疗原发性干燥综合征有着自己独到的思路及见解,现将经验总结如下。

(一) 病名商榷

原发性干燥综合征有口干眼干、皮肤血管炎、皮肤干枯、关节疼痛、乏力等症状,这和喻嘉言在《医门法律》中记载"咽干面尘,身无膏泽……目眦眦疮,则燥病之本于肝"的症状有些类似,与温病学中秋燥证不同,与中医内科杂病里精血下夺或药物引起的燥证也不同,应属于"痹病""燥痹"的范畴。然而古籍中并无"燥痹"这一病名,沈丕安认为此病名其实是比较勉强的,因为原发性干燥综合征主要是以口眼干燥为表现的疾病,关节炎仅在部分患者中发生,并且是非侵蚀性的,大多数患者小关节疼痛持续时间较短,疼痛程度也很轻,容易缓解,难以称之为"痹",但是目前也难以找到一个更为恰当的名称。

(二) "7+1"病机

沈丕安认为原发性干燥综合征与古代中医提出的秋燥证、内科杂病燥证理论不相同。本病一年四季都可能发病,口眼干燥等症状并不会因天气变化而明显改变。同时也并非是全身性的伤津脱液而导致的内科燥证,而是"内燥"。因此沈丕安提出本病的发病一方面是由于肾水亏损,肾阴不足,津液不能上润所致口眼干燥,此为本,另一方面是由于风、寒、湿、热、瘀、痰、毒为患,导致经脉血脉瘀阻,津管液道堵塞,此为标。因此,本病主要是风、寒、湿、热、瘀、痰、毒+肾虚,"7+1"之病机。《灵枢·口问》云:"目者宗脉之所聚也,上液之道也……血与咸相得,则凝……血脉者中焦之道也。"风、寒、湿、热、瘀、痰、毒,七邪复合致病,堵塞上液之道而见目涩、堵塞中焦之道而致舌干口渴。《素问·水热穴论》云:"故其本在肾,其末在肺。皆积水也。"《杂病源流犀烛》云:"唾为肾液,而肾为胃之关,故肾家之唾为病,必见于胃也。"泪液、唾液减少的实质是肾气亏损,肾水不足,难以上润。肺为水之上源,起着宣发、肃降的作用,脾主运化,起着运行输布的作用,因此肺、脾、肾功能的衰弱影响了唾液。这也解释了为什么在治疗原发性干燥综合征时应该肺、脾、肾三脏同时治疗,以益肾壮水为治本,益胃润肺为治标。

(三) 治疗方法

沈丕安认为原发性干燥综合征应综合治疗,以清热化瘀、通络解毒、滋肾养阴、生津润燥为主,决不能仅生津润燥,更不能以养胃生津为主。

1. **清热解毒** 本病眼睛干涩较口干难治,并且起效缓慢,因此需更为重视。针对口眼干燥、腮腺炎等表现,应清热解毒从而开通津道,选用生石膏、黄芩、黄连、秦皮、忍冬藤、苦参、金银花、决明子、密蒙花、青葙子等。黄连为临床常用药,一般剂量为9 g。黄连苦寒,有清热燥湿功效,《本草纲目》记载其可"甚益眼目",用治眼疾、口疮等方面与原发性干燥综合征治疗符合。同时现代药理证明,黄连中的生物碱类化合物具有抗炎、促进唾液分泌、抑制细胞免疫的作用。《本草纲目》记载秦皮"去目中久热",有抑制眼睛炎症、改善干眼症状的功效,是治疗上液之道堵塞的主药,常用30 g,无不良反应。决明子、密蒙花、青葙子同用时增效明显。

2. **凉血化瘀** 免疫疾病由于血脉瘀滞导致津管堵塞,分泌液常排出不畅,因此必须要化瘀才能有效,凉血化瘀药在疏通津道的同时还可以起着间接的生津作用。水牛角、郁金、牡丹皮、赤芍、莪术、金雀根、羊蹄根、虎杖等,具有抑制免疫复合物沉积和改善血管炎的作用,其中以水牛角、莪术效果最佳,常用剂量30 g,郁金、牡丹皮、赤芍、莪术同用能增效。

3. **养阴生津** 治疗中应选用养阴生津功效的中药,养阴但不能生津的中药并不适用,因常常会激活抗体、增强体液免疫,加重病情。可选用生地黄、熟地黄、芦根、南沙参、北沙参、天冬、玄参、知母、玉竹等。地黄、麦冬为滋阴补肾的要药,芦根、玉竹、玄参、天冬、沙参为滋养肺胃的要药,临床用以养阴生津,如鼓应槌。

4. **酸味生津** 酸味的中药都含有有机酸,具有生津的作用。五味子、金樱子、石榴皮、覆盆子、山楂、乌梅等,它们性偏温,但与清热养阴药同用,能够促进津液的分泌,而且酸涩类中药既能酸甘化阴,又可以固涩清热解毒。酸涩及养阴生津这两类中药容易导致大便次数增多和便溏质稀的情况,应及时调整避免服药后可能出现的不适症状。

(四)兼证治疗

1. **腮腺炎** 外邪侵袭,热瘀化毒堵塞颈侧耳后的奇经八脉及津管液道,其病理基础是腮腺堵塞后引起的感染诱发腮腺炎。治疗以祛邪、清热解毒为主,常用生地黄、生石膏、黄芩与板蓝根、大青叶同用为佳,可用30~60 g。如出现腮腺继发感染,可加用金银花、贯众、苦参等。

2. **白细胞减少** 很多患者临床常表现为白细胞减少,此为瘀热毒邪损害精血,只有清除了邪毒,血细胞才可以提升。应选用清热解毒、凉血化瘀的中药。如果单纯使用补气补血中药对于免疫疾病非常不利,因为这些药物多具有增强免疫的作用,会促进抗体增强,在补气血的同时也补充了瘀、毒、热等致病因素,反而使补药增毒、耗血。

3. **肝脏损害** 原发性干燥综合征患者 AST、ALT 容易轻中度升高,这是因为肝内毛细血管损害,导致了肝功能异常。检查抗线粒体抗体(AMA)有助于对自身免疫性肝炎的诊断。连翘、黄芪、黄连、鸡骨草、郁金、虎杖等降酶药物常可以抑制抗体。而铁树叶、黄药子、川楝子等则有较大的肝毒性,如使用则容易延误病情,尽量避免使用。

4. **上干下泻** 患者服药后出现大便稀薄,甚至水泻,主要是因为原发性干燥综合征并不是全身性的津伤脱液,而是局部津亏。使用养阴生津药物后,使大小肠水液增多而至便稀。临床中轻症者可自行缓解,症状较重者沈丕安常使用经验方固泻汤（黄连、炮姜、芡实、石榴皮、金樱子、覆盆子），可较快控制腹泻。不宜使用苍术、白术、半夏等健脾燥湿药物，因为会加重口干，而使患者不适症状加重。

（王不易、夏嘉）

附 篇

一、学术论文

［1］ 江春春,孙鼎,苏晓,等.基于数据挖掘的沈丕安教授治疗干燥综合征用药规律[J].
世界中医药,2022(12)：1759-1764.

［2］ 唐华燕,姚重华,沈丕安.沈丕安名中医重用生地黄在风湿病治疗中的经验撷要
[J].风湿病与关节炎,2022(3)：37-40.

［3］ 王不易,杨旭鸣,苏晓,等.沈丕安治疗原发性干燥综合征的经验[J].上海中医药杂
志,2022(4)：23-25.

［4］ 徐静雯,何文姬,胡燕琪,等.名老中医沈丕安补肾壮督法辨治强直性脊柱炎经验
[J].现代中西医结合杂志,2020(7)：736-739.

［5］ 汤志奇,徐靓萍,沈丕安.沈丕安教授治疗糖尿病肾病经验方解析[J].现代中西医
结合杂志,2019(25)：2781-2783.

［6］ 宣静,沈丕安,姚重华.养阴清热化瘀法结合曲安奈德局部注射治疗口腔扁平苔藓
30例[J].上海中医药杂志,2014,48(4)：53-54.

［7］ 沈丕安.中医卫气理论与免疫性风湿病[J].风湿病与关节炎,2013(3)：41-44.

［8］ 姚重华,沈丕安.沈丕安教授诊治类风湿关节炎经验[J].风湿病与关节炎,2013
(9)：66-68.

［9］ 李玉梅,李海东,陈朝蔚,等.羌活地黄汤对佐剂性类风湿关节炎大鼠滑膜组织
VEGF的影响[J].中国中医骨伤科杂志,2012(3)：1-3.

［10］ 陆瑾.沈丕安治疗白塞病经验[J].河北中医,2012(5)：646-647.

［11］ 沈丕安,陈永强,陈朝蔚,等.沈丕安教授羌活地黄汤治疗类风湿关节炎[J].风湿病
与关节炎,2012(5)：56-59.

［12］ 沈丕安.风湿病中医论治概说[J].风湿病与关节炎,2012(1)：4-7.

［13］ 孙剑,陈朝蔚,虞胜,等.沈丕安治疗银屑病性关节炎经验[J].中医杂志,2012(17)：
1510-1511.

［14］ 杨旭鸣,沈丕安,苏晓,等.沈丕安治疗狼疮性肾炎验方解析[J].风湿病与关节炎,

2012(4)：46-49.

[15] 吕祥,凌昌全.沈丕安治疗幼年特发性类风湿关节炎经验.中医杂志,2011,52(17)：
1453-1454.

[16] 谢芳,沈丕安.沈丕安治疗类风湿关节炎经验[J].中医杂志,2011(3)：194-195.

[17] 宣静.沈丕安治疗干燥综合征经验[J].上海中医药杂志,2011(5)：3-4.

[18] 郑玥琪.沈丕安辨治白塞综合征经验[J].上海中医药杂志,2011(8)：13-14.

[19] 陈朝蔚,孙剑,李玉梅,等.沈氏羌活地黄汤治疗类风湿关节炎随机对照临床试验
[J].中西医结合学报,2010(1)：35-39.

[20] 陈朝蔚、孙剑、李玉梅等：沈氏羌活地黄汤治疗类风湿关节炎随机对照临床试验
[J].中西医结合学报,2010,8(1)：35-39.

[21] 沈丕安,陈朝蔚,苏晓,等.从7+1论治类风湿关节炎[J].上海中医药大学学报,
2010(2)：1-3.

[22] 沈丕安.风湿病免疫病7+1致病与伤阴伤阳的探讨[J].中国中医风湿病学杂志,
2010(3、4)：27-28.

[23] 沈丕安.风湿病免疫病临床肾虚的探讨[J].中国中医风湿病学杂志,2010(3、4)：
17-19.

[24] 沈丕安.风湿病免疫病奇经八脉辨证的探讨[J].中国中医风湿病学杂志,2010(3、
4)：25-26.

[25] 沈丕安.类风湿关节炎中医再认识[J].中国中医风湿病学杂志,2010(3、4)：22-
24.

[26] 沈丕安.《临证指南医案》治痹八法的论述[J].中国中医风湿病学杂志,2010(3,4)：
20-21.

[27] 沈丕安.中医经典人参黄芪治痹的争论[J].中国中医风湿病学杂志,2010(3,4)：
29-31.

[28] 宣静,沈丕安.生芦润燥汤治疗干燥综合征临床疗效研究[J].中国实用口腔科杂
志,2010(12)：739-740.

[29] 陈朝蔚,孙剑,李玉梅,等.羌活地黄汤含药血清对兔关节软骨细胞增殖及 RANKL
mRNA 的影响[J].现代生物医学进展,2009(24)：4660-4662.

[30] 邓剑青.沈丕安治疗免疫性血小板减少性紫癜经验[J].上海中医药杂志,2009
(11)：10,17.

[31] 李玉梅.沈丕安治疗类风湿关节炎用药经验[J].上海中医药杂志,2009,43(1)：2.

[32] 沈丕安.风湿病免疫病7+1与2+1的观点[J].中国中医骨伤科杂志,2009(11)：
198-199.

[33] 沈丕安.风湿病免疫病除法驱法的探究[J].中国中医骨伤科杂志,2009(11)：196-

197.

[34] 苏晓,陈薇薇.中药复方治疗系统性红斑狼疮增效减毒的临床研究[J].中国中医药信息杂志,2009(10):12-14.

[35] 谢芳,陆庆荣,蔡金伟,等.羌活地黄汤对大鼠佐剂性关节炎软骨金属蛋白酶-1,13及基质金属蛋白酶抑制剂-1的影响[J].现代生物医学进展,2009(16):3078-3080.

[36] 戴琪萍,裘敏蕾,沈丕安,等.沈氏降脂补肾方对激素诱导的骨质疏松症骨代谢影响的临床研究[J].中医正骨,2008,20(2):2.

[37] 侯风刚.沈丕安治疗肿瘤用药经验拾零[J].上海中医药杂志,2008(9):8-9.

[38] 马志远,夏懿,沈丕安.沈丕安治疗红斑狼疮蛋白尿经验[J].中医杂志,2008(4):310,312.

[39] 夏海岩,周家俊.沈丕安运用金雀根汤治疗膜性肾炎1例[J].上海中医药杂志,2008,42(1):17-18.

[40] 洪渌,沈丕安.沈丕安治疗干燥综合征经验介绍[J].浙江中医杂志,2006(1):10-11.

[41] 苏晓,洪强,夏菁.红斑汤治疗系统性红斑狼疮30例临床研究[J].中医杂志,2002(5):359-361,365.

[42] 苏晓.红斑汤治疗系统性红斑狼疮82例[J].中国中医药科技,1998(3):178-179.

[43] 苏晓.沈丕安教授治疗系统性红斑狼疮的经验[J].新中医,1998(8):11-12.

[44] 杨旭鸣.沈丕安对皮肌炎的辨证论治[J].上海中医药杂志,1998(3):19-20.

[45] 沈丕安.辨证施治30例类风湿关节炎[J].上海中医药杂志,1980(4):32-33.

二、学术著作

1. 已出版著作

(1)《免疫性疾病沈氏中医治疗学》,个人编著,上海交通大学出版社,2023年。

(2)《中药药理与临床应用》上下册,个人编著,吉林科学技术出版社,2020年。

(3)《〈黄帝内经〉学术思想阐释》,个人编著,上海辞书出版社,2018年。

(4)《风湿病免疫病学术思想与临床》,主编,上海辞书出版社,2018年。

(5)《灵验小药方》,编著,上海科学普及出版社,2017年。

(6)《中华本草》,编著,上海科学普及出版社,2017年。

(7)《养生药膳》,编著,上海科学普及出版社,2017年。

(8)《类风湿关节炎中医临床诊疗》,个人编著,人民军医出版社,2015年。

（9）《〈黄帝内经〉学术思想阐释》，主编，人民军医出版社，2014年。

（10）*ShenPi'an: Shen's Textbook on the Management of Autoimmune Diseases with Chinese Medicine*，DONICA出版社（英国），2012年。

（11）《五高五低与健康长寿》，个人编著，第二军医大学出版社，2011年。

（12）《风湿病中医诊治手册》，主编，人民军医出版社，2009年。

（13）《实用中医风湿病学》（第二版），主编，人民卫生出版社，2009年。

（14）《补益中药的临床运用》，个人编著，第二军医大学出版社，2008年。

（15）《中药不良反应与临床》，个人编著，第二军医大学出版社，2007年。

（16）《家庭常用人参事典》，个人编著，上海文化出版社，2006年。

（17）《中药药理与临床运用》，个人编著，人民卫生出版社，2006年。

（18）《红斑狼疮中医临床研究》，个人编著，繁体字版，台湾知音出版社，2005年。

（19）《现代中医免疫病学》，主编，人民卫生出版社，2003年。

（20）《红斑狼疮中医临床研究》，个人编著，人民卫生出版社，1997年。

（21）《实用中医风湿病学》，副主编，人民卫生出版社，1996年。

（22）《虚弱的药补与食补》，个人编著，人民卫生出版社，1996年。

2. 参编著作

（1）《上海市名中医学术经验集》，参编，人民卫生出版社，2006年。

（2）《临床中医内科学》，参编，北京出版社，1994年。

（3）《痹病论治学》，参编，人民卫生出版社，1989年。

（4）《中国食疗学》，参编，上海科学技术出版社，1987年。

（5）《临床胃肠病学》，参编，上海科学技术出版社，1981年。

（6）《实用抗癌药物》，参编，上海科学技术出版社，1978年。

3. 影像制品（碟片）

（1）《科普新说·营养健康之药食与养生》（10集），上海市科技发展基金会，山东广播电视台，上海科学普及出版社，2013年。

（2）《科普新说·中华养生之灵验小药方》（38集），上海市科技发展基金会，山东广播电视台，上海科学普及出版社，2013年。

三、科研项目

（1）上海市中医药管理局课题，"上海市名中医沈丕安学术经验传承创新提质升级项目",2023年。

（2）上海医学创新发展基金会未来计划课题，"清肾颗粒治疗狼疮性肾炎（阴虚血瘀型）的临床疗效评价",2023年。

（3）上海中医药大学课题，"复方生地合剂治疗系统性红斑狼疮的临床前研究",2021年。

（4）上海中医药大学课题，"羌活地黄颗粒治疗肝肾阴虚型类风湿关节炎的临床前再评价",2021年。

（5）上海市卫生健康委员会课题，"沈氏生芦润燥汤治疗干燥综合征的临床随机对照研究",2020年。

（6）上海市卫生和计划生育委员会课题，"沈氏羌活地黄汤治疗强直性脊柱炎的临床研究",2018年。

（7）国家自然科学基金项目，"从 TLR-NF-κB 信号通路探讨复方生地合剂调控 Th17 细胞/Treg 细胞平衡治疗 SLE 的机制",2017年。

（8）上海市卫生和计划生育委员会中医药三年行动计划制剂项目，"复方生地合剂治疗系统性红斑狼疮（阴虚内热型）的临床有效性和安全性再评价",2015年。

（9）上海市卫生和计划生育委员会中医药三年行动计划制剂项目，"复方生地合剂治疗系统性红斑狼疮（阴虚内热型）的临床有效性和安全性再评价",2015年。

（10）国家自然科学基金课题，"基于 VHL/HIF 信号通路探讨羌活地黄汤抑制类风湿关节炎滑膜血管生成及骨破坏机理",2014年。

（11）上海市卫生和计划生育委员会课题，"复方生地合剂治疗系统性红斑狼疮（阴虚内热型）的临床有效性和安全性再评价",2014年。

（12）上海市自然科学基金课题，"羌活地黄汤抑制类风湿关节炎滑膜血管生成及骨破坏机理研究",2014年。

（13）上海市卫生和计划生育委员会中医药三年行动计划项目（重大研究），"复方生地合剂治疗系统性红斑狼疮（阴虚内热型）中西医结合治疗方案的研究",2012年。

（14）上海市科委课题，"羌活地黄汤治疗类风湿关节炎的研究",2010年。

（15）上海市科委课题，"沈氏复方地黄颗粒治疗系统性红斑狼疮的研究",2008年。

（16）上海市卫生局课题，"红斑汤治疗系统性红斑狼疮的临床研究",

2004 年。

（17）上海市卫生局课题，"养阴清热法治疗狼疮性肾炎的临床研究"，2004 年。

（18）上海市科委课题，"舒肝祛脂胶囊治疗脂肪肝的研究"，1998 年。

（19）上海市卫生局课题，"养阴清热法治疗系统性红斑狼疮的临床研究"，1991 年，第一。

四、国家发明专利

（1）国家发明专利：治疗风湿性骨关节病的中药制剂，授权号：ZL01131932.1。

（2）国家发明专利：治疗脂肪肝的中成药，授权号：ZL00125717.X。

（3）国家发明专利：降脂减肥茶制剂，授权号：ZL01126364.4。

（4）国家发明专利：治疗红斑狼疮的中药制剂，授权号：ZL01126428.4。

（5）国家发明专利：皮肤除斑增白的中药制剂，授权号：ZL200510024471.7。

五、科研获奖

1. 获奖科研成果

（1）羌活地黄汤治疗类风湿关节炎的研究，获中华中医药学会科学技术三等奖，2013 年，排名第一。（证书号：201303 - 01LC - 61 - R - 01）

（2）风湿病辨证论治系列方药的临床及开发研究，中华中医药学会科学技术二等奖，2007 年，排名并列第一。（证书号：200702 - 07LC - 41 - R - 04）

（3）舒肝祛脂胶囊的研究，与方心研究所合作，获上海市高新技术成果 A 级奖，2001 年；百佳奖，2004 年(037)。

（4）舒肝祛脂胶囊治疗脂肪肝的研究，与方心研究所合作，获国家科技部技术创新奖，国科发计字(2000)167 号，2004 年（编号：030975）。

（5）东方牌上海健茶的研究，获经贸部科学技术进步一等奖，1992 年，排名第一。（证书号：0930043）

（6）宁红减肥茶的研究，获国家科学技术委员会新产品金奖，1990 年，排名第一。

2. 著作奖

（1）《风湿病免疫病学术思想与临床》，获 2020 年上海中医药科技奖著作奖三等奖。

（2）《中药药理与临床应用》，获 2019 年上海中医药科技奖著作奖一等奖。

（3）《实用中医风湿病学》，获 2010 年中华中医药学会学术著作奖二等奖。

（4）《现代中医免疫病学》，获 2005 年中华中医药学会科技著作奖优秀奖。

（5）《实用中医风湿病学》（第一版），获 2003 年国家中医药管理局基础研究成果三等奖。

六、个人荣誉

（1）上海市中医医院名中医终身职，2022 年。

（2）上海市名中医，2004 年。

（3）获旧金山市政府由市长威利·布朗签署的荣誉市民称号，以表彰在风湿病免疫病中医临床研究方面所取得的成就，1999 年。

（4）赴美国旧金山与斯坦福大学讲学会诊，聘任美国旧金山中医学院客座教授，1999 年。

（5）国务院政府特殊津贴专家，1996 年。

主要参考文献

［1］ 张娜,沈丕安,陈薇薇.鹿角壮督汤治疗强直性脊柱炎的临床观察[J].上海中医药大学学报,2023,37(3)：30-34.

［2］ 姚重华,张娜,顾明珠,等.沈氏清肾汤对阴虚内热型狼疮性肾炎患者尿蛋白及血清BAFF的影响[J].西部中医药,2022,35(12)：129-132.

［3］ 赵镇玺,沈丕安,陈薇薇.7+1理论合沈氏羌活地黄汤辨治类风湿关节炎[J].辽宁中医杂志,2022,49(11)：39-43.

［4］ 江春春,孙鼎,苏晓,等.基于数据挖掘的沈丕安教授治疗干燥综合征用药规律[J].世界中医药,2022,17(12)：1759-1764.

［5］ 王不易,杨旭鸣,苏晓,等.沈丕安治疗原发性干燥综合征的经验[J].上海中医药杂志,2022,56(4)：23-25.

［6］ 唐华燕,姚重华,沈丕安.沈丕安名中医重用生地黄在风湿病治疗中的经验撷要[J].风湿病与关节炎,2022,11(3)：37-40.

［7］ 唐华燕,姚重华,苏晓,等.沈丕安辨治银屑病关节炎经验[J].吉林中医药,2021,41(10)：1309-1311.

［8］ 张娜,苏晓,沈丕安.沈氏生地红藤汤治疗湿热蕴结型急性痛风性关节炎的临床观察[J].上海中医药杂志,2019,53(9)：60-63.

［9］ 陈薇薇,沈丕安,苏晓.沈丕安从痹辨治系统性红斑狼疮学术经验[J].上海中医药杂志,2018,52(4)：2-5,1.

［10］ 陈薇薇,苏晓,沈丕安.沈氏生地芩连土茯苓汤联合沙利度胺治疗白塞病的临床观察[J].上海中医药杂志,2018,52(3)：51-54.

［11］ 李玉梅,陈永强,樊天佑,等.羌活地黄汤对佐剂性类风湿性关节炎大鼠血清TNF-α、IL-1β、IL-6的影响[J].中国中医骨伤科杂志,2014,22(2)：12-14.

［12］ 姚重华,沈丕安.沈丕安教授诊治类风湿关节炎经验[J].风湿病与关节炎,2013,2(9)：66-68.

［13］ 沈丕安.干燥综合征的病因病机与治疗探讨[J].风湿病与关节炎,2013,2(6)：42-45.

［14］ 沈丕安.中医卫气理论与免疫性风湿病［J］.风湿病与关节炎,2013,2(3)：41-44.

［15］ 沈丕安,陈永强,陈朝蔚,等.沈丕安教授羌活地黄汤治疗类风湿关节炎［J］.风湿病与关节炎,2012,1(5)：56-59.

［16］ 杨旭鸣,沈丕安,苏晓,等.沈丕安治疗狼疮性肾炎验方解析［J］.风湿病与关节炎,2012,1(4)：46-49.

［17］ 孙剑,陈朝蔚,虞胜,等.沈丕安治疗银屑病性关节炎经验［J］.中医杂志,2012,53(17)：1510-1511.

［18］ 沈丕安.风湿病中医论治概说［J］.风湿病与关节炎,2012,1(1)：4-7.

［19］ 李玉梅,李海东,陈朝蔚,等.羌活地黄汤对佐剂性类风湿性关节炎大鼠滑膜组织VEGF 的影响［J］.中国中医骨伤科杂志,2012,20(3)：1-3.

［20］ 洪强,沈丕安.温经散寒除湿法治疗原发性高尿酸血症 36 例［J］.上海中医药杂志,2011,45(9)：44-45.

［21］ 唐华燕,沈丕安.沈丕安辨治狼疮性肾炎经验［J］.上海中医药杂志,2011,45(2)：1-3.

［22］ 谢芳,沈丕安.沈丕安治疗类风湿关节炎经验［J］.中医杂志,2011,52(3)：194-195.

［23］ 宣静,沈丕安.生芦润燥汤治疗干燥综合征临床疗效研究［J］.中国实用口腔科杂志,2010,3(12)：739-740.

［24］ 沈丕安,陈朝蔚,苏晓,等.从"7+1"论治类风湿关节炎［J］.上海中医药大学学报,2010,24(2)：1-3.

［25］ 谢芳,陆庆荣,蔡金伟,等.羌活地黄汤对大鼠佐剂性关节炎软骨金属蛋白酶-1、13及基质金属蛋白酶抑制剂-1 的影响［J］.现代生物医学进展,2009,9(16)：3078-3080.

［26］ 郭纪涛,沈丕安.沈丕安治疗痛风性关节炎经验［J］.辽宁中医杂志,2009,36(2)：177-178.

［27］ 马志远,夏懿,沈丕安.沈丕安治疗红斑狼疮蛋白尿经验［J］.中医杂志,2008(4)：310,312.

［28］ 沈丕安.中医抗病毒感染的治法和体会［J］.世界临床药物,2007(11)：646-650.

［29］ 沈丕安.中医治疗支气管哮喘经验介绍［J］.世界临床药物,2006(6)：356-358,363.

［30］ 沈丕安.中医验方治疗冠心病［J］.世界临床药物,2006(4)：229-232.

［31］ 沈丕安.中医治疗慢性支气管炎经验［J］.世界临床药物,2006(1)：35-38.

［32］ 洪渌,沈丕安.沈丕安治疗干燥综合征经验介绍［J］.浙江中医杂志,2006(1)：10-11.

[33] 沈丕安.四参汤、强心汤治疗病毒性心肌炎[J].世界临床药物,2005(10):34-37.

[34] 苏晓,沈丕安,夏菁,等.养阴清热、活血利水为主治疗狼疮性肾炎40例[J].上海中医药杂志,2005(1):9-11.

[35] 洪强,沈丕安,苏晓.红斑汤治疗活动期系统性红斑狼疮32例疗效观察[J].新中医,2002(7):21-22.

[36] 苏晓,沈丕安,杨旭鸣,等.红斑汤撤减激素治疗系统性红斑狼疮30例疗效观察[J].新中医,2002(1):17-19.

[37] 沈丕安.如何看待辨证论治和中药药理对临床的指导作用[J].中国临床医生,2001(9):51-52.

[38] 苏晓,沈丕安.系统性红斑狼疮的药食忌口[J].上海中医药大学上海市中医药研究院学报,1998(2):43-44.

[39] 苏晓,沈丕安.养阴清热法为主治疗狼疮性肾炎60例临床观察[J].上海中医药杂志,1997(10):26-27.

[40] 沈粮,沈丕安.狼疮性脑损害的综合治疗[J].上海中医药杂志,1996(5):7.

[41] 苏晓,沈丕安.中医辨治狼疮性肾炎60例[J].辽宁中医杂志,1996(4):164-165.

[42] 杨文瑞,沈丕安.降脂叶袋泡茶治疗高脂血症53例临床报道[J].上海中医药杂志,1993(12):29-30.

[43] 沈丕安,苏晓,沈粮,等.52例狼疮性肾炎用养阴清热法治疗[J].上海中医药杂志,1990(5):14-15.

[44] 沈丕安,郑淑华,陶瑞翔,等.狼疮性心包炎的中医治疗[J].北京中医,1990(1):18-20.

[45] 沈丕安,邬景祥,陶瑞翔,等.系统性红斑狼疮发热32例辨治[J].新中医,1988(7):43-44,57.

[46] 沈丕安.辨证治疗系统性红斑狼疮22例[J].上海中医药杂志,1985(12):13-15.

[47] 沈丕安.以活血化瘀为主治疗腹腔内炎性肿块2例[J].上海中医药杂志,1981(10):31.

[48] 沈丕安.辨证施治30例类风湿性关节炎[J].上海中医药杂志,1980(4):32-33.

[49] 李玉梅.沈丕安治疗类风湿关节炎用药经验[J].上海中医药杂志,2009,43(1):2.

[50] 陈朝蔚,孙剑,李玉梅,等.沈氏羌活地黄汤治疗类风湿关节炎随机对照临床试验[J].中西医结合学报,2010,8(1):3539.

[51] 沈丕安,陈朝蔚,苏晓,等.从7+1论治类风湿关节炎[J].上海中医药大学学报,2010(2):13.

[52] 侯风刚.沈丕安治疗肿瘤用药经验拾零[J].上海中医药杂志,2008(9):89.

[53] 沈丕安.免疫性疾病沈氏中医治疗学[M].上海:上海交通大学出版社,2023.

［54］ 沈丕安.《黄帝内经》学术思想阐释［M］.北京：人民军医出版社,2014.

［55］ 沈丕安. 虚弱的药补和食补［M］.北京：人民卫生出版社,1996.

［56］ 沈丕安. 红斑狼疮中医临床研究［M］.北京：人民卫生出版社,1997.

［57］ 沈丕安. 家庭常用人参事典［M］.上海：上海文化出版社,2006.

［58］ 沈丕安. 补益中药的临床运用［J］.上海：第二军医大学出版社,2008.

［59］ 王承德,沈丕安,胡荫奇. 实用中医风湿病学［M］.北京：人民卫生出版社,2009.

［60］ 沈丕安. 风湿病中医诊治手册［J］.北京：人民军医出版社,2009.

［61］ 沈丕安. 五高五低与健康长寿：亚健康重在治未病［M］.上海：第二军医大学出版社,2011.

［62］ 沈丕安. 风湿病免疫病学术思想与临床［M］.上海：上海辞书出版社,2018.

［63］ 沈丕安. 免疫性疾病沈氏中医治疗学［M］.上海：上海交通大学出版,2023 年.

［64］ 沈丕安. 现代中医免疫病学［M］.北京：人民卫生出版社,2003.

［65］ 沈丕安. 中药药理与临床运用［M］.北京：人民卫生出版社,2006.

［66］ 沈丕安. 现代中医免疫病学［M］.北京：人民卫生出版社,2004.

［67］ 中医研究院中药研究所. 中药制剂手册［M］.北京：人民卫生出版社,1975.

［68］ 沈丕安. 中药不良反应与临床［M］.上海：第二军医大学出版社,2007.

［69］ 南京中医学院. 伤寒论教学参考资料［M］.南京：江苏人民出版社,1959.

［70］ 沈丕安. 类风湿关节炎中医临床诊疗［M］.北京：人民军医出版社,2015.

［71］ 沈丕安. 灵验小药方［M］.上海：上海科学普及出版社,2017.